中国近现代中医药期刊续编

第一辑

中医疗养专刊

王咪咪◎主编

2019年度北京市古籍整理出版资助项目

北京科学技术出版社

图书在版编目（CIP）数据

中医疗养专刊 / 王咪咪主编. —北京：北京科学技术出版社，2020.3
（中国近现代中医药期刊续编. 第一辑）
ISBN 978 - 7 - 5714 - 0672 - 1

Ⅰ. ①中… Ⅱ. ①王… Ⅲ. ①疗养学—医学期刊—汇编—中国—近现代 Ⅳ. ①R49-55

中国版本图书馆 CIP 数据核字（2019）第300094号

中国近现代中医药期刊续编 · 第一辑　中医疗养专刊

主　　编：王咪咪
策划编辑：侍　伟　白世敬
责任编辑：侍　伟　白世敬　陶　清　刘　佳　王治华
责任印制：李　茗
责任校对：贾　荣
出 版 人：曾庆宇
出版发行：北京科学技术出版社
社　　址：北京西直门南大街16号
邮政编码：100035
电话传真：0086-10-66135495（总编室）
0086-10-66113227（发行部）　0086-10-66161952（发行部传真）
电子信箱：bjkj@bjkjpress.com
网　　址：www.bkydw.cn
经　　销：新华书店
印　　刷：北京捷迅佳彩印刷有限公司
开　　本：787mm × 1092mm　1/16
字　　数：224千字
印　　张：27.5
版　　次：2020年3月第1版
印　　次：2020年3月第1次印刷
ISBN 978 - 7 - 5714 - 0672 - 1/R · 2726

定　　价：680.00元

《中国近现代中医药期刊续编·第一辑》编委会名单

序

2012年上海段逸山先生的《中国近代中医药期刊汇编》（下文简称“《汇编》”）出版，这是中医界的一件大事，是研究、整理、继承、发展中医药的一项大工程，是研究近代中医药发展必不可少的历史资料。在这一工程的感召和激励下，时隔七年，我所的王咪咪研究员决定效仿段先生的体例、思路，尽可能地将《汇编》所未收载的新中国成立前的中医期刊进行搜集、整理，并将之命名为《中国近现代中医药期刊续编》（下文简称“《续编》”）进行影印出版。

《续编》所选期刊数量虽与《汇编》相似，均近50种，但总页数只及《汇编》的1/4，约25000页，其内容绝大部分为中医期刊，以及一些纪念刊、专题刊、会议刊；除此之外，还收录了《中华医学杂志》1915—1949年所发行的35卷近300期中与中医发展、学术讨论等相关的200余篇学术文章，其中包括6期《医史专刊》的全部内容。值得强调的是，《续编》将1951—1955年、1957年、1958年出版的《医史杂志》进行收载，这虽然与整理新中国成立前期刊的初衷不符，但是段先生已将1947年、1948年（1949年、1950年《医史杂志》停刊）的《医史杂志》收入《汇编》中，咪咪等编者认为把20世纪50年代这7年的《医史杂志》全部收入《续编》，将使《医史杂志》初期的各种学术成果得到更好的保存和利用。我以为这将是对段先生《汇编》的一次富有学术价值的补充与完善，对中医近现代的中医学术研究，对中医整理、继承、发展都是有益的。医学史的研究范围不只是中国医学史，还包括世界医学史，医学各个方面的发展史、疾病史，以及从史学角度谈医学与其关系等。《续编》中收载的文章虽有的出自西医学家，但提出来的问题，对中医发展有极大的推进作用。陈邦贤先生在

《中国医学史》的自序中有“世界医学昌明之国，莫不有医学史、疾病史、医学经验史……岂区区传记遽足以存掌故资考证乎哉！”陈先生将其所研究内容分为三大类：一为关于医学地位之历史，二为医学知识之历史，三为疾病之历史。医学史的开创性研究具有连续性，正如新中国成立初期的《医史杂志》所登载的文章，无论是陈邦贤先生对医学史料的连续性收集，还是李涛先生对医学史的断代研究，他们对医学研究的贡献都是开创性的和历史性的；范行准先生的《中国预防医学思想史》《中国古代军事医学史的初步研究》《中华医学史》等，也都是一直未曾被超越或再研究的。况且那个时期的学术研究距今已近百年，能保存下来的文献十分稀少。今天能有机会把这样一部分珍贵文献用影印的方式保存下来，将是对这一研究领域最大的贡献。同时，扩展收载1951—1958年期间的《医史杂志》，完整保留医学史学科在20世纪50年代的研究成果，可以很好地保持学术研究的连续性，故而主编的这一做法我是支持的。

以段逸山先生的《汇编》为范本，《续编》使新中国成立前的中医及相关期刊保存得更加完整，愿中医人利用这丰富的历史资料更深入地研究中医近现代的学术发展、临床进步、中西医汇通的实践、中医教育的改革等，以更好地继承、挖掘中医药伟大宝库。

李经纬 九十老人

2019年11月于中国中医科学院

前　言

《汇编》主编段逸山先生曾总结道，中医相关期刊文献凭藉时效性强、涉及内容广泛、对热门话题反映快且真实的特点，如实地记录了中医发展的每一步，记录了中医人每一次为中医生存而进行的艰难抗争，故而是中医近现代发展的真实资料，更是我们今天进行历史总结的最好见证。因此，中医药期刊不但具有历史资料的文献价值，还对当今中医药发展具有很强的借鉴意义。

本次出版的《续编》有五六十册之规模，所收集的中医药期刊范围，以段逸山先生主编的《汇编》未收载的新中国成立前50年中医相关期刊为主，以期为广大读者进一步研究和利用中医近现代期刊提供更多宝贵资料。

《续编》收载期刊的主要时间定位在1900—1949年，之所以不以1911年作为断代，是因为《绍兴医药学报》《中西医学报》等一批在社会上很有影响力的中医药期刊是1900年之后便陆续问世的，从这些期刊开始，中医的改革、发展等相关话题便已被触及并讨论。

在历史的长河中，50年时间很短，但20世纪上半叶的50年却是中医曲折发展并影响深远的50年。中国近代，随着西医东渐，中医在社会上逐步失去了主流医学的地位，并逐步在学术传承上出现了危机，以至于连中医是否能名正言顺地保存下来都变得不可预料。因此，能够反映这50年中医发展状况的期刊，就成为承载那段艰难岁月的重要载体。

据不完全统计，这批文献有1500万～2000万字，包括3万多篇涉及中医不同内容的学术文章。这50年间所发生的事件都已成为历史，但当时中医人所提出的问题、争论的焦点、未做完的课题一直在延续，也促使我们今天的中医人要不断地回头看，思考什么才是这些问题的答案！

中医到底科学不科学？中医应怎样改革才能适应社会需要并有益于中医的发展？120年前，这个问题就已经在社会上被广泛讨论，在现存的近现代中医药期刊中，这一类主题的文章有不下3000篇。

中医基础理论的学术争论还在继续，阴阳五行、五运六气、气化的理论要怎样传承？怎样体现中国古代的哲学精神？中医两千余年有文字记载的历史，应怎样继承？怎样整理？关于这些问题，这50年间涌现出不少相关文章，其中有些还是大师之作，对延续至今的这场争论具有重要的参考价值。

像章太炎这样知名的近代民主革命家，也曾对中医的发展有过重要论述，并发表了近百篇的学术文章，他又是怎样看待中医的？此类问题，在这些期刊中可以找到答案。

最初的中西医汇通、结合、引用，对今天的中西医结合有什么现实意义？中医在科学技术如此发达的现代社会中如何建立起自己完备的预防、诊断、治疗系统？这些文章可以给我们以启示。

适应社会发展的中医院校应该怎么办？教材应该是什么样的？根据我们在收集期刊时的初步统计，仅百余种的期刊中就有五十余位中医前辈所发表的二十余类、八十余种中医教材。以中医经典的教材为例，有秦伯未、时逸人、余无言等大家在不同时期从不同角度撰写的《黄帝内经》《伤寒论》《金匮要略》等教材二十余种，其学术性、实用性在今天也不失为典范。可由于当时的条件所限，只能在期刊上登载，无法正式出版，很难保存下来。看到秦伯未先生所著《内经生理学》《内经病理学》《内经解剖学》《内经诊断学》中深入浅出、引人入胜的精彩章节，联想到现在的中医学生在读了五年大学后，仍不能深知《黄帝内经》所言为何，一种使命感便油然而生，我们真心希望这批文献能尽可能地被保存下来，为当今的中医教育、中医发展尽一份力。

新中国成立前这50年也是针灸发展的一个重要阶段，在理论和实践上都有很多优秀论文值得被保存，除承淡安主办的《针灸杂志》专刊外，其他期刊上也有许多针灸方面的内容，同样是研究这一时期针灸发展状况的重要文献。

在中医的在研课题中，有些同志在做日本汉方医学与中医学的交流及互相影响的研究，这一时期的期刊中保存了不少当时中医对日本汉方医学的研究之作，而这些最原始、最有影响的重要信息载体却面临散失的危险，保护好这些文献就可以为相关研究提供强有力的学术支撑。

在这50年中，以期刊为载体，一门新的学科——中国医学史诞生了。中国医学史首次以独立的学科展现在世人面前，为研究中医、整理中医、总结中医、发展中医，把中医推向世界，再把世界的医学展现于中医人面前，做出了重大贡献。创建中国医学史学科的是一批忠实于中医的专家和一批虽出身西医却热爱中医的专家，他们潜心研究中医医史，并将其成果传播出去，对中医发展起到了举足轻重的作用。《古代中西医药之关系》《中国医学史》《中华医学史》《中国预防思想史》《传染病之源流》等学术成果均首载于期刊中，作为对中医学术和临床的提炼与总结，这种研究将中医推向了世界，也为中医的发展坚定了信心。史学类文章大都较长，在期刊上大多采用连载的形式发表，随着研究的深入也需旁引很多资料，为使大家对医学史初期的发展有一个更全面、连贯的认识，我们把《医史杂志》的收集延至1959年，为的是使人们可以全面了解这一学科的研究成果对中医发展的重要作用。《医史杂志》创刊于1947年，在此之前一些研究医学史的专家利用西医刊物《中华医学杂志》发表文章，从1936年起《中华医学杂志》不定期出版《医史专刊》。（《中华医学杂志》是西医刊物，我们已把相关的医学史文章及1936年后的《医史专刊》收录于《续编》之中。）这些医学史文章的学术性很强，但其中大部分只保存在期刊上，期刊一旦散失，这些宝贵的资料也将不复存在，如果我们不抢救性地加以保护，可能将永远看不到它们了。

上述的一些课题至今仍在被讨论和研究，这些文献不只是资料，更是前辈们一次次的发言。能保存到今天的期刊，不只是文物，更是一篇篇发言记录，我们应该尽最大的努力，把这批文献保存下来。这50年的中医期刊、纪念刊、专题刊、会议刊，每一本都给我们提供了一段回忆、一个见证、一种警示、一份宝贵的经验。这批1500万～2000万字的珍贵中医文献已到了迫在眉睫需要保护、研究和继承的关键时刻，它们大多距今已有百年，那时的纸张又是初期的化学纸，脆弱易老化，在百年的颠沛流离中能保留至今已属万分不易，若不做抢救性保护，就会散落于历史的尘埃中。

段逸山、王有朋等一批学术先行者们以高度的专业责任感，克服困难领衔影印出版了《汇编》，以最完整的方式保留了这批期刊的原貌，最大限度地保存了这段历史。段逸山老师所收载的48种医刊，其遴选标准为现存新中国成立前保留时间较长、发表时间较早、内容较完备的期刊，其体量是现存新中国成立前期刊的三分之二以上，但仍留有近三分之一的期刊未能收载出版。正如前面所述，每多保留一篇文献都是在保留一份历史痕迹，故对《汇编》未收载的期刊进行整理出版有着重要意义。北京科学技术出版社秉持传承、发展中医的责任感与使命感，积极组织协调本书的出版事宜。同时，在出版社的大力支持下，本书入选北京市古籍整理出版资助项目，为本书的出版提供了可靠的经费保障。这些都让我们十分感动。希望在大家的共同努力下，我们能尽最大可能保存好这批期刊文献。

近现代中医可以说是对旧中医的告别，也是更适应社会发展的新中医的开始，从形式上到实践上都发生了巨大的改变。这50年中医的起起伏伏，学术的争鸣，教育的改变，理论与临床的悄然变革，都值得现在的中医人反思回顾，而这50年的文献也因此变得更具现实研究意义。

《续编》即将付梓之际，恰逢全国、全球新冠肺炎疫情暴发，在此非常时期能如期出版实属难得；也借此机会向曾给予此课题大量帮助和指导的李经纬、余瀛鳌、郑金生等教授表示最诚挚的感谢。

王咪咪

2020年2月

目　录

中国近现代中医药期刊续编·第一辑

中医疗养专刊

提要　王咪咪　解博文

内容提要

【期刊名称】中医疗养专刊。

【创　　刊】1939年。

【主　　编】秦伯未。

【发　　行】中医疗养院。

【刊物性质】中医养生刊。

【办刊宗旨】内容并重疗养，文字惟求切实，集合多方面之专长，为一般人士说法。

【现有期刊】第1、2期。

【主要撰稿人】秦伯未、谢利恒、刘民叔、蔡陆仙、陈存仁、盛心如、尤学周、唐吉父、张赞臣、许半龙、蒋文芳、包天白、程门雪、章巨庸、吴克潜、朱小南、张汝伟等。

该刊主编秦伯未在“导言”中言：“竭吾力以谋医界事业之发展，用吾心以促人群幸福之增进，毋负所学而已。疗养院之成立，承同志以精神相赞助。疗养专刊之编印，又承同志以心血相灌溉。知我爱我，永不敢忘。”既表明了秦老创立该刊的初衷，也说明了《中医疗养专刊》发行的背景。

从新中国成立前中医期刊的扫描件来看，尽管当时这些期刊的出版地不同、主编不同、筹办背景不同，但基本宗旨、基本栏目、所涉内容有很多相似之处，而该刊却有其独特之处。

秦伯未说："世人明于治疗，昧于摄养，厥弊有四：一疾病易起，二既病难愈，三愈而复病，四酿成痼疾。所以然者，有病之时贵乎疗，无病之时贵能养也。故本刊编辑之标准，内容并重疗养，文字惟求切实，集合多方面之专长，为一般人士说法。"这也是该刊创刊的目的及宗旨。

该刊登载了多篇有关疾病治疗的学术文章，如《霍乱治疗专辑》《论温热久郁不退治宜解毒》《中风温故论》《暑天之泄泻》《喉痧与白喉症状之辨别》《伤寒用下与肠出血之研究》《疟疾病理之中西观》《痧疹通论》《疥癣之根治》《疟疾与脾寒》《秋温与秋燥》等。此外还有许多有关食物养生、药物养生的文章。食物养生类文章如《湿温病之代茶品》《食养之研究》《夏令食养》《湿温食物谈》《小儿痧子期中饮食讨论》《有益血症之果类》等；药物养生类文章如《小儿肠胃病与鹧鸪菜》《病人之粥菜问题》《病中饮食之宜忌》《黄芪煮服法》《藿佩之清暑功能》《补血止血活血破血药之浅说》等。这些文章从中医疗养这一主题切入，与其他刊物有明显不同。

除了前面所说各类文章，该刊还特别提到了急救法、防疫法、某些疾病的摄生法。相关文章将病人在医疗之外的衣、食、住、行，以及一些疾病的预防法、自疗法和民间补品的使用都考虑在疾病治疗后的恢复之中，拓展了疾病治疗行为的范围。

秦老总结该刊曰："中医疗养专刊发行，有四善焉：一全部为治疗与调养之实际活用知识，均言之有物，无空言主张及浮泛理论；二文字浅显而庄重，无众非独是之故态；三文内未见五行之说，亦无硬牵六经之语；四取材注意近世实在流行之病症，无架空不合应用之处。阅之观感一新，实为中医界转变风气之新作。"

"中医历史之长，地位之高，文献之富，人才之盛，声誉之隆，吾皆不愿言。吾所知者，屏浮言，戒高论，埋头苦干，将真实不虚之疗养法则，开诚布公以贡献社会，完成吾习医之怀抱与责任，而所以酬报知我爱我之厚意亦在是，诸惟明哲教之。"这段话充分体现了秦老对中医事业发展的高度责任感。借着《中医疗养专刊》的发行，秦老也再一次为中医人呐喊："人谓中医界如散沙之不能搏聚，如朽木之不可雕饰，吾浮沉医海二十载，阅历渐深，窃谓中医界中，无人不存上进之心，无时不在开展之中，试计数全中医界之建设事业，不蠲细小，汇而齐观，或假定其合而成一，则在医校未尝非一最大之学府，在医院未尝非一极大之场所，在杂志未尝非一至大之刊物，力量之伟，恐越一切。然则散沙乎，朽木乎，病在无坚强之团体，亦乏领袖之人物为之统率耳。于是人有所为，不足称道，人有所长，不能表现，而逐视中医界无人，岂真无人哉。虽然无能知之，而心从有余，吾能言之，而力有不足，则惟有埋头苦干，以待将来，人人能埋头，人人能苦干，中医前途光明，深信近在目前。”

王咪咪　解博文

中国中医科学院中国医史文献研究所

中醫療養專刊

秦伯未主編

第一卷第一期

民國二十六年五月

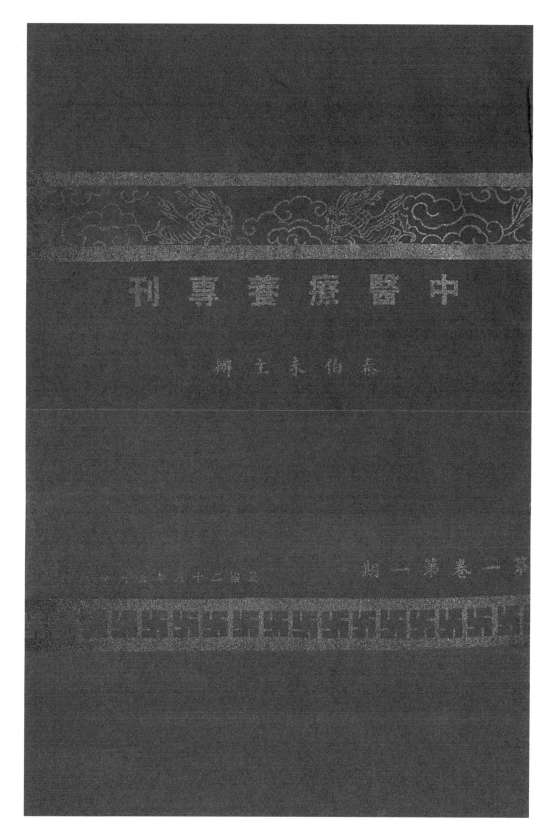

乾隆御方

九九還童酎

至尊補品

禮記云『天子飲酎』在昔封建時代，酎爲帝王所御用，除恩賜功臣鉅卿外，民間絕少釀製，綜此以觀，可知「酎」爲瓊漿玉液，斷非尋常酒醴可比。九九還童酎係遜清乾隆帝御方，經由太醫院御醫切實研討，及御藥房吏目縝密精製，允爲補品中之至尊，按此酎乃採集珍貴上選藥品，共九九八十一味，配合而成，取大小奇偶之劑，配君臣佐使之用，成變理陰陽之數，處方周密，用藥權衡，悉有法度，修合炮製，皆遵諸神農本經，精微玄妙，不可思議，用以調治元陽衰弱，諸虛百損等症，服之莫不立奏奇效，功能大補元陽，壯氣血，添精神，調營和衛，舒筋活絡，推新陳代謝之機能，祛風寒溼三氣之痺結，舉凡久病後，戒煙後，以及產後，身體虛弱，欲求恢復健康，尤宜飲服，如年邁陽衰乏嗣者，常飲此酎，雖老亦能舉子，且藥性王道，醇和適口，補力純正，絕無流弊，久服其功益彰，較之市上一般補品，誠不啻天淵之別也。

主治

陽痿早洩　遺精健忘
腰背痠楚　筋骨疼痛
氣血虛弱　羸瘦乏力
精神萎頓　未老先衰
戒煙退癮　產後體虧
子宮寒冷　不易成孕
老年陽虧　諸虛百損
等症功難盡述

服法

每日三次，每次一小杯，于飯前飲服，並能增進食慾，如不善飲，可將此酎一小杯，和二倍之温開水調飲，陽虛無能者，睡前應服二小杯，此酎四季可飲，寒暑不忌，男婦咸宜。

大瓶每瓶四元

小瓶每瓶一元二角

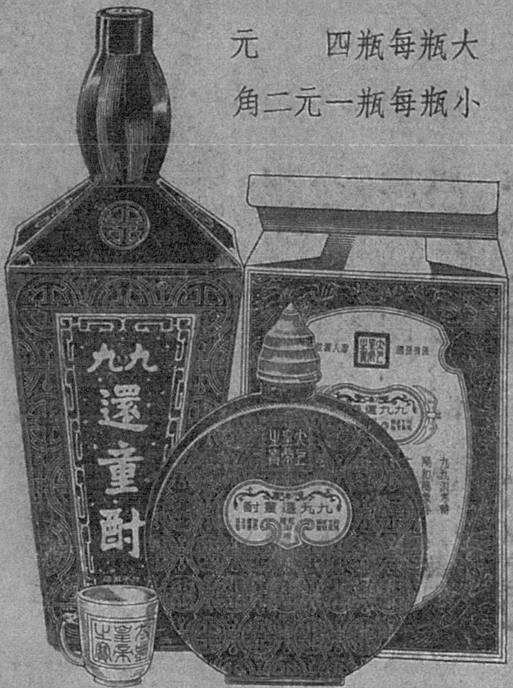

上海河南路拋球場　北平藥局監製　電話一五九八九號

永安·先施·新新·大新四大公司參燕部及中國國貨公司均有出售

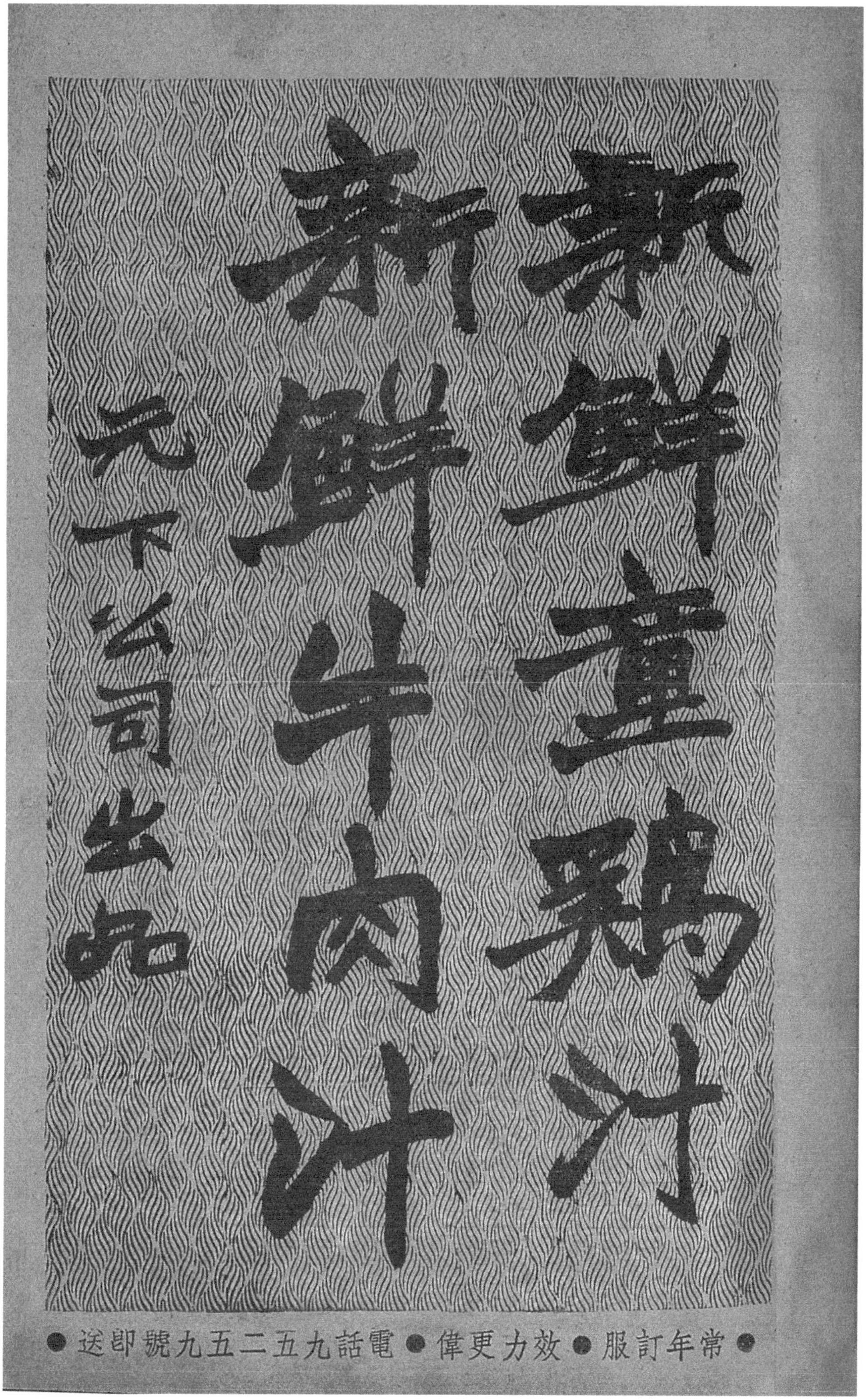
新鮮童雞汁
新鮮牛肉汁
元下公司出品
常年訂服 效力更偉 電話九五二五九號即送

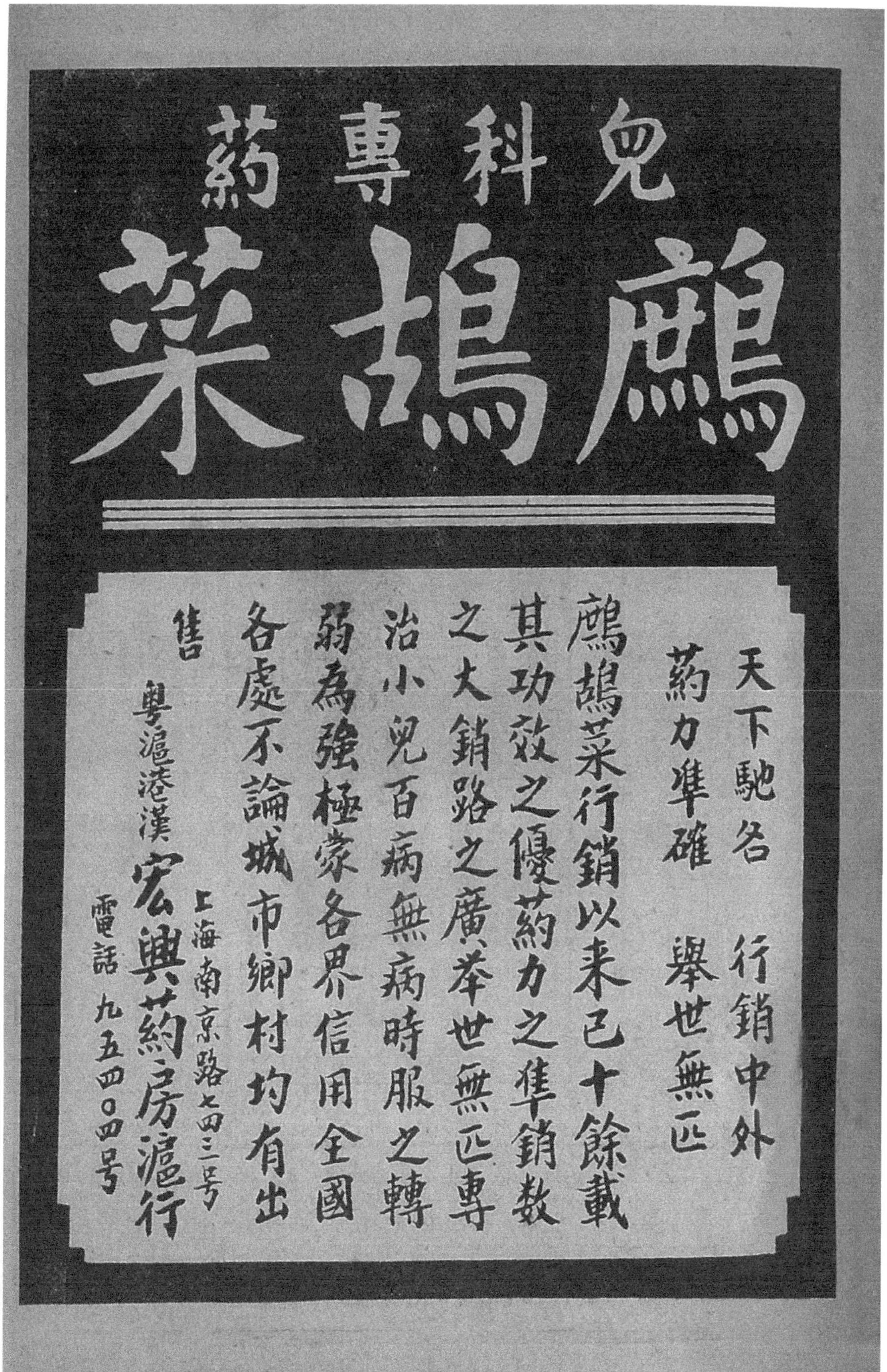
兒科專藥
鷓鴣菜
天下馳名 行銷中外
藥力準確 舉世無匹
鷓鴣菜行銷以来已十餘載
其功效之優藥力之準銷数
之大銷路之廣舉世無匹專
治小兒百病無病時服之轉
弱為強極蒙各界信用全國
各處不論城市鄉村均有出
售
粵滬港漢宏興藥房滬行
上海南京路七四三号
電話 九五四〇四号

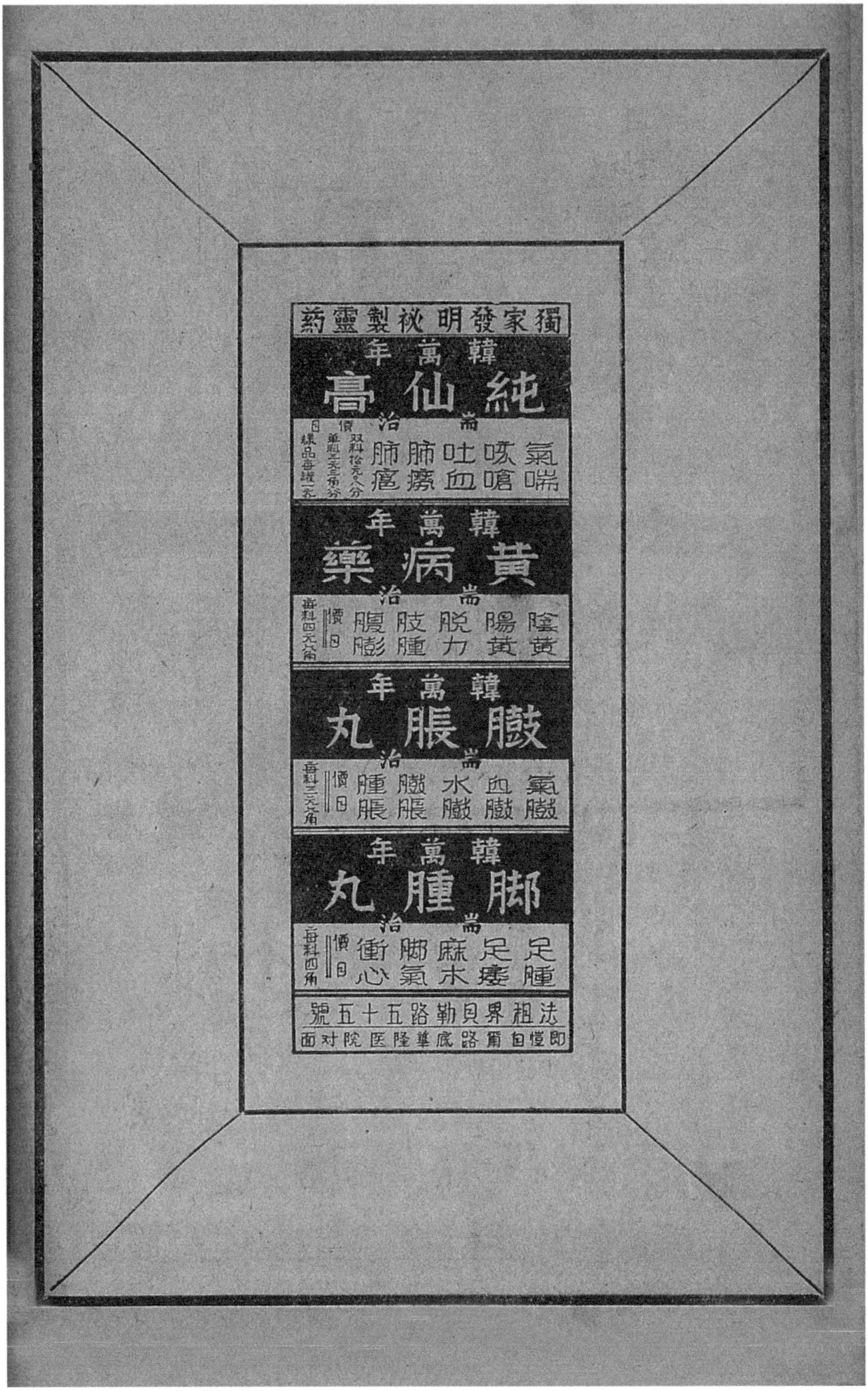
獨家發明祕製靈葯
韓萬年
純仙膏
專治
氣喘 咳嗆 吐血 肺癆 肺癌
價目
樣品每罐一元
韓萬年
黃病藥
專治
陰黃 陽黃 脫力 肢腫 腹膨
價目
每料四元六角
韓萬年
臌脹丸
專治
氣臌 血臌 水臌 臌脹 腫脹
價目
韓萬年
脚腫丸
專治
足腫 足瘰 麻木 脚氣 衝心
價目
每料四角
法租界貝勒路五十五號
即愷自爾路底華隆医院对面

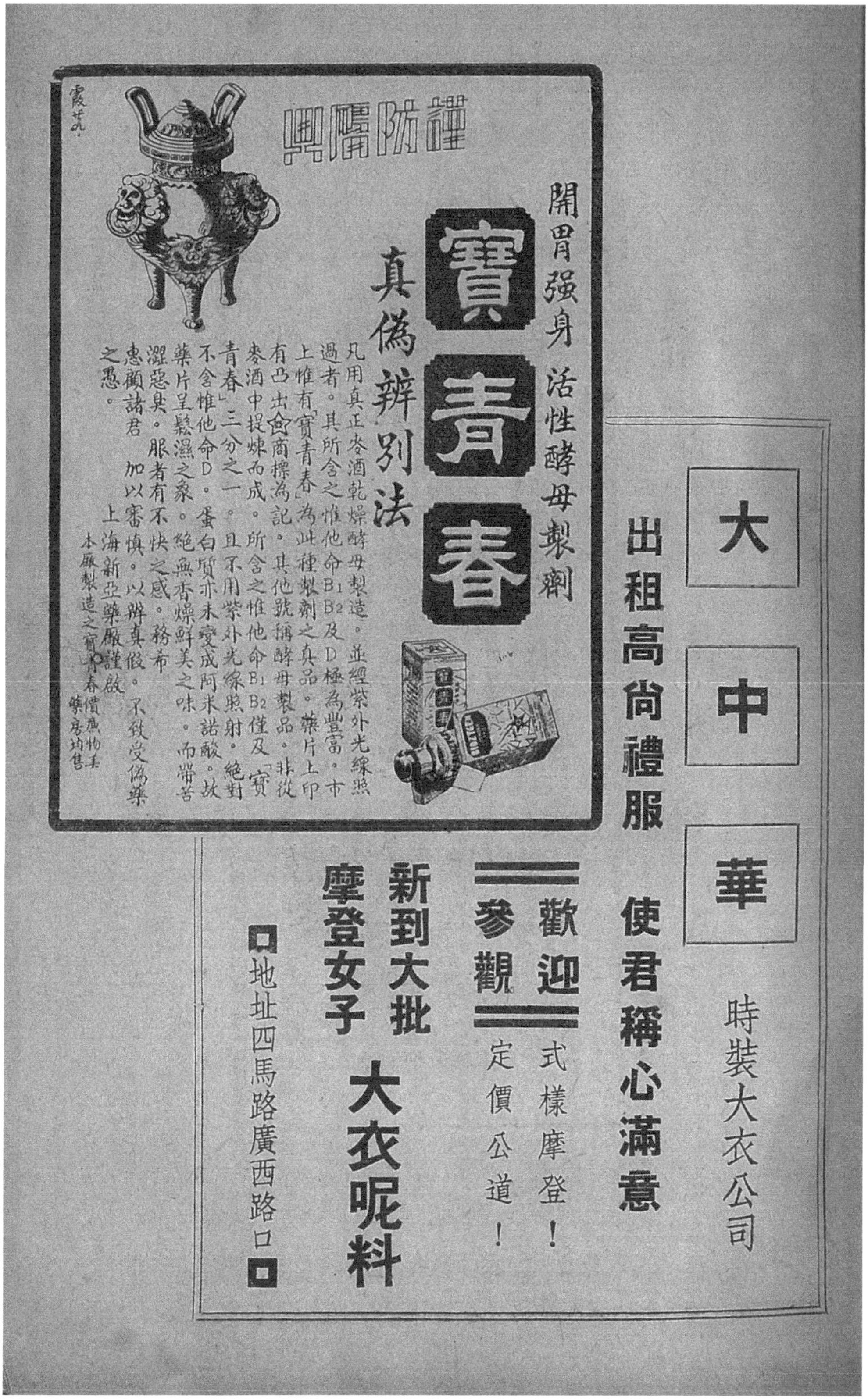
禮防膺興
開胃强身 活性酵母製劑
寶青春
真偽辨別法
凡用真正麥酒乾燥酵母製造。並經紫外光線照過者。其所含之惟他命B1 B2及D極為豐富。市上惟有「寶青春」為此種製劑之真品。藥片上印有凸出☆商標為記。其他號稱酵母製品。非從麥酒中提煉而成。所含之惟他命B1 B2僅及「寶青春」三分之一。且不用紫外光線照射。絕對不含惟他命D。蛋白質亦未變成阿米諾酸。故藥片呈鬆濕之象。絕無香燥鮮美之味。而帶苦澀惡臭。服者有不快之感。務希惠顧諸君 加以審慎。以辨真假。不致受偽藥之愚。
上海新亞藥廠謹啟
本廠製造之寶青春 價廉物美 藥房均售
大中華
時裝大衣公司
出租高尚禮服
使君稱心滿意
歡迎參觀
式樣摩登！
定價公道！
新到大批
摩登女子
大衣呢料
地址四馬路廣西路口

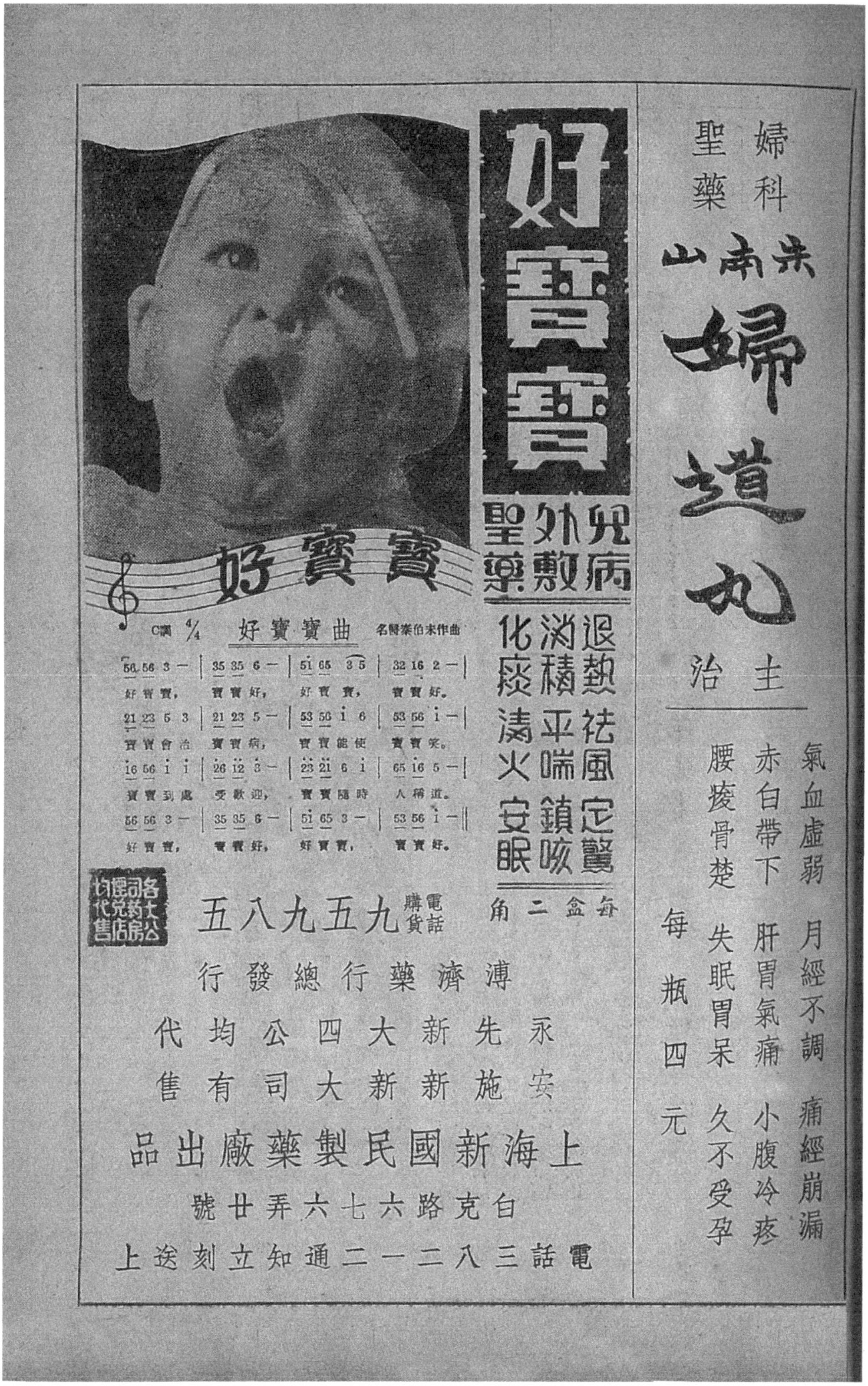
好寶寶
兒病外敷聖藥
退熱祛風定驚
消積平喘鎮咳
化痰清火安眠
好寶寶
C調 4/4 好寶寶曲 名醫朱南山作曲
好寶寶，寶寶好，好寶寶，寶寶好。
寶寶會治寶寶病，寶寶能使寶寶笑。
寶寶到處受歡迎，寶寶隨時人稱道。
好寶寶，寶寶好，好寶寶，寶寶好。
每盒二角
電話購貨 九五九八五
溥濟藥行總發行
永安 先施 新新 大新 四大公司均有代售
上海新國民製藥廠出品
白克路六七六弄廿號
電話三八二一二通知立刻送上
婦科聖藥
朱南山
婦道丸
主治
氣血虛弱 月經不調 痛經崩漏
赤白帶下 肝胃氣痛 小腹冷疼
腰痠骨楚 失眠胃呆 久不受孕
每瓶四元

內兒科專家章巨膺發明

痧子外治噴霧療法

痧子外治噴霧圖

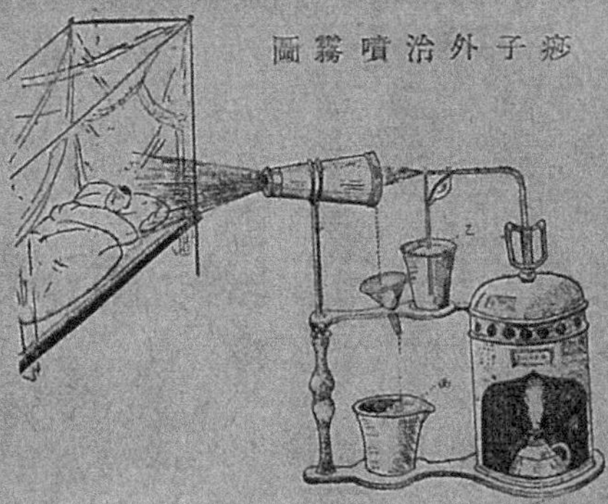

章巨膺醫家擅治小兒痧疹瘄痲感覺病孩服藥爲難痧子不易透發往往病變危險積十數年之經驗發明外治噴霧療法配合中西藥劑用西法之噴霧器將藥水向病孩之床帳內噴吹國藥透發性幫助痧子之透發有扶正托邪之功能西藥揮發性幫助肺臟之呼吸有吸養排炭之作用藥性成霧瀰漫床帳氣味芳香辟除空氣之穢濁蒸氣溫潤免除空氣之燥冷皆合痧子之病理數經噴用痧子即易透發用法簡易而功效卓著始創發行甫十數日治愈出痧子病孩數以百計均經各家簽字證明印有詳細說明書備索

中西醫界名流
上海市國醫公會
神州國醫學會
上海市國醫學會
中華國醫學會
證明有效

病家需用
電話通知
派員送上
指導用法

□ 痧子前驅證　發熱咳嗽應用噴霧療法痧子發得快

□ 痧子常型證　痧點不多當用噴霧療法痧子發得透

□ 痧子病變證　氣急鼻扇急用噴霧療法免成肺炎證

□ 痧子下陷證　大便泄瀉急用噴霧療法痧子不下陷

□ 痧子白面證　面白唇青急用噴霧療法痧子透得出

◉ 兼治　咳嗽 肺炎　小兒百日咳嗽 老人痰飲喘咳　另行配製藥水 同用噴霧器械

痧子外治 **噴霧藥水** 每瓶二元 可用三日

肺炎外治 **噴霧藥水** 每瓶二元

痧子外治 **噴霧器械** 向本醫室租用 每日租費二角

每日所費不足一元 保險痧子安全無恙

發行所 牯嶺路人安里 章巨膺醫家 電話九〇六七七號

章巨膺醫家診例

時間：門診上午九時至二時
出診下午二時後（午前掛號）

診金：門診一元二角
出診五元（路遠酌加）

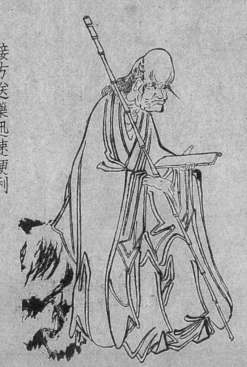

中醫療養

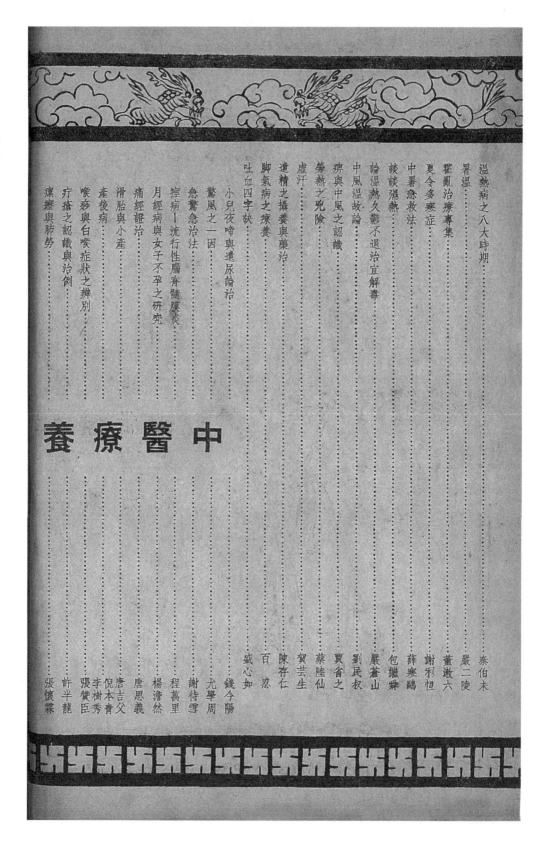

專刊目錄

中醫療養院

本院療養純用中國醫藥爲原則除精神病急性傳染病不收外關於流行時症如傷寒温病暑病瘧疾痢疾及雜病如虛癆咳嗽吐血小兒肺風婦女調經等中醫本擅特長住院尤爲適宜創辦以來倏經年餘幸社會人士之贊助得以日益發展除原有院址外更求空氣設備等之優越新闢西院並爲孤島人口激增便利貧病計分設門診部多處俾便就近診治

總院院址：
上海呂宋路七十八號
（愛多亞路南首）
電話：八四六〇六

西院院址：
上海姚主教路安邨
（霞飛路轉角）

院長秦伯未氏

印有詳章備索

總院門診部：
內科 外科 婦科 幼科 眼科
咽喉科

西院門診部：
內科 婦科 幼科 咽喉科

東區門診部：
內科 婦科 幼科
上海南京路慈淑大樓五樓五二三號
（大陸商場）

中區門診部：
內科 外科 婦科 幼科 針科
咽喉科
上海威海衛路五〇二弄廿號
（同孚路西首）

西區門診部：
內科 婦科 幼科 咽喉科
上海憶定盤路四二六號
（愚園南首）

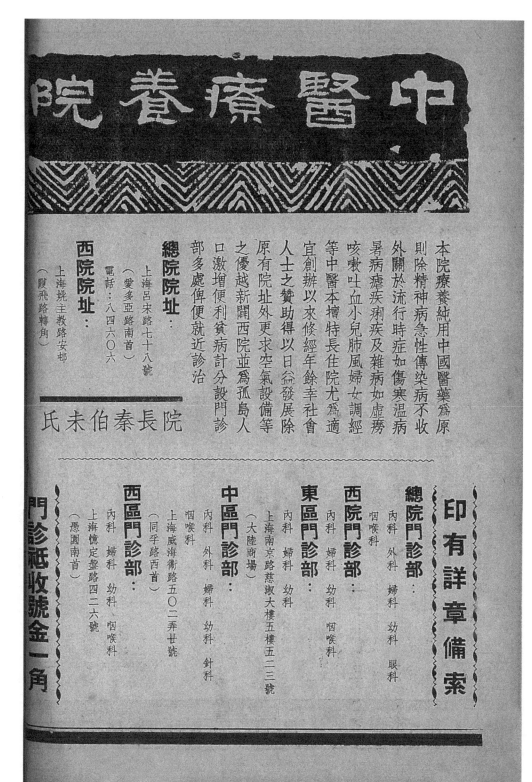

門診祗收號金一角

中醫療養專刊導言

（秦伯未）

中醫療養院成立之一年。組織出版部。編印中醫療養專刊。非欲多事也。亦非不殫煩也。竭吾力以謀醫界事業之發展。用吾心以促人羣幸福之增進。毋負所學而已。療養院之成立。承同志以精神相贊助。療養專刊之編印。又承同志以心血相灌漑。知我愛我。永不敢忘。

世人明於治療。昧於攝養。厥弊有四。一疾病易起。二旣病難愈。三愈而復病。四釀成痼疾。所以然者。有病之時貴乎療。無病之時貴能養也。故本刊編輯之標準。內容並重療養。文字惟求切實。集合多方面之專長。爲一般人士說法。

中醫歷史之長。地位之高。文獻之富。人才之盛。聲譽之隆。吾皆不願言。吾所知者。屏浮言。戒高論。埋頭苦幹。將眞實不虛之療養法則。開誠佈公。以貢獻社會。完成吾習醫之懷抱與責任。而所以酬報知我愛我者之厚意。亦在是。諸惟明哲教之。

温熱病之八大時期

秦伯未

惡寒期　化熱期　順傳期　逆傳期
傳陰期　發疹期　痙厥期　死亡期

世人之病温熱者多矣。症情之變化。療治之複雜。不亞於傷寒。就吾所學。積吾之經驗。頗思有以整理之者。亦久矣。昔葉香岩謂衛之後方言氣。營之後方言血。吳鞠通仿仲景書演爲三焦篇。漸具眉目。未盡愜意蓋不能融會貫通。殊覺支離蕪雜也。夫温病之原因。有外感伏氣。温病之種類。有風温暑温濕温冬温。要知外感而起。固屬新邪。伏氣之發。率由新邪引動。外感之傳變緩。伏氣之傳變捷。其治非盡異也。温病之來無不屬熱。挾風挾濕者。稱風温濕温。發於夏發於冬者。稱暑温冬温。風而化火。濕而化燥。夏而不涉暑。冬而不涉寒。其治亦非盡異也。故吾以爲可以分。分之則詞多複。可以合。合之則理易明。明於條辨縷析。而昧於提綱挈領。此昔人之失。而後學之障也。今就大處着眼。亦從大處着筆。劃爲八大時期。曰惡寒期。曰化熱期。曰順傳期。曰逆傳期。曰傳陰期。曰發疹期。曰痙厥期。曰死亡期。

一．惡寒期　凡初起惡寒者均屬之

温邪上受。首先犯肺。外主皮毛。內司清肅。凡見微惡風寒。身熱午後較熾。頭痛欬嗽。自汗或未汗出。口乾或未渴飲。舌苔薄白。脈浮滑動數者。即屬温病初期。宜辛涼平劑。銀翹散主之。具宣肺疏表清温退熱之功。而無大汗傷陽辛温助火之弊。胸膈滿悶者。加鬱金枳殼。痰濕阻滯者。加貝母藿香。咳甚者加杏仁。渴甚者加花粉。有一劑而解者。有數劑而始解者。此時須認定惡寒一症。有一分惡寒。即有一分表症。治以輕清宣散。爲要。暑温初起。惡寒發熱。右脈洪大。左脈反小。面赤口渴。不汗出者。新加香薷飲主之。亦以疎解爲先。

【附方】翹銀散：銀花　連翹　豆豉　荆芥　薄荷　桔梗　牛蒡　竹葉　甘草

新加香薷飲：香薷　銀花　厚朴　連翹　鮮扁豆花

二·化熱期　凡惡寒罷而熱不退者均屬之

惡寒已罷。身熱不解。頭痛欬嗽。自汗口渴。脈象滑數。苔色轉黃。或小溲短赤。或大便閉結。温邪鬱肺。已露化熱之機。疎表之藥。即宜減少。而宣透之法。仍在必用。蓋仍在上焦氣分。惟有輕而揚之也。桑菊飲主之。翹荷湯亦主之。二方同爲辛涼輕劑。服後邪不解。熱勢反增者。酌加黃芩花粉山梔青蒿之屬以清之。凡温病至此。率在六七日之間。變化最多。或入營分。或傳陽明。但仍望其從表透達。故沉寒滋陰之品。切忌浪施。其挾濕者。兼呈胸悶泛嘔等症。則加藿香朴花之芳化。鬱金橘紅之舒散。兼入赤苓通草之淡滲佐之。暑温化熱而但欬無痰者。清絡飲加桔梗杏仁麥冬知母。口渴汗多者。銀翹散去牛蒡元參荆芥。加杏仁石膏黃芩

【附方】桑菊飲：桑葉　菊花　薄荷　連翹　杏仁　桔梗　甘草　葦根

翹荷湯：連翹　薄荷　山梔　菉豆皮　桔梗　甘草

清絡飲：鮮荷葉邊　鮮銀花　西瓜翠衣　鮮扁豆花　絲瓜皮　鮮竹葉心

三·順傳期　凡邪傳中焦而成胃熱胃實者均屬之

惡寒化熱二期。俱屬上焦。上焦不解。順傳中焦。中焦者。胃即傷寒之陽明病也。傷寒於陽明病之惡熱面赤。口渴汗出。脈洪大。熱而不實者。用白虎湯。潮熱譫語。腹堅便閉。舌苔老黃。甚則黑有芒刺。熱而實滿者用

大承氣湯。温病亦然。惟傷寒初傳陽明之經。有葛根湯法。以自表而裏。仍擬從表而解。温病直傳陽明之腑。另立減味竹葉石膏湯及三石湯法。以自上而下。注意清上爲要。傷寒於津涸者。有蜜煎導法。温病於陰虛者。出增液湯法。增液湯以補藥之體。作瀉藥之用。既可攻實。又可防虛。爲後人開闢一大法門。殊多價值。其他如下後數日。熱不退。或退不盡。口燥咽乾。舌苔焦黑。脈沉有力者。可與護胃承氣湯。應下失下。正虛不能運藥。可與新加黃龍湯。喘促不寧。痰粘壅滯。右寸實大。肺氣不降。可與宣白承氣湯。左尺牢堅。小便赤痛。時煩渴甚。可與導赤承氣湯。津液不足。無水舟停。間服增液。仍不下泄。可與增液承氣湯。隨其變化適應而用之可也。夫温邪之傳中焦。一團火氣。勢成燎原。清滌攻下。所以去實。即所以存陰。特必有可下之症而下之有可下之症而必無可下之禁而下之。庶不僨事。昔人謂温病下不嫌早。未許深信耳。至若濕温之蟠踞午後。熱加胸悶不飢。耳聾面晦。小溲短赤。大便或溏或結。蒼朮白虎湯三仁湯甘露消毒丹選用之。發黃者梔子柏皮湯茵陳蒿湯選用之。胃爲温熱之藪。脾屬濕濁之鄉。故濕温巢穴。多在中焦。糾纏膠結。最難清解。務須斟酌濕熱二氣之孰輕孰重而善調之。

【附方】白虎湯：石膏　知母　粳米　甘草

大承氣湯：大黃　芒硝　枳實　厚朴

減味竹葉石膏湯：竹葉　石膏　麥冬　甘草

三石湯：滑石　石膏　寒水石　竹茹　銀花　金汁　通草

增液湯：元參　麥冬　生地

護胃承氣湯：元參　生地　麥冬　知母　丹皮　大黃

新加黃龍湯：生地　麥冬　元參　人參　當歸　海參　薑汁　大黃　芒硝　甘草

宣白承氣湯：石膏　杏仁　蔞皮　大黃

導赤承氣湯：生地　赤芍　黃連　黃柏　大黃　芒硝

增液承氣湯：增液湯加大黃　芒硝

蒼朮白虎湯：白虎湯加蒼朮

三仁湯：杏仁　蔻仁　苡仁　厚朴　半夏　滑石　竹葉　通草

甘露消毒丹：藿香　黃芩　滑石　菖蒲　茵陳　川貝　薄荷　豆蔻　射干　連翹　木通

梔子柏皮湯：山梔　黃柏　甘草

茵陳蒿湯：茵陳　山梔　大黃

四·逆傳期　凡邪傳心包而神昏譫語者均屬之

邪熱蘊肺。不傳陽明。而竄心包。乃由氣入營也。命曰逆傳。初見寸脈大。舌絳而乾。法當渴。今反不渴。卽宜清營湯之鹹寒苦甘。失治則神昏譫語。甚則舌蹇肢厥。急與牛黃丸紫雪丹之芳香清泄。當此時期。心腦受熱。凶危可畏。與傷寒之因胃熱燔灼者不同。故彼用攻下以釜底抽薪。此必有賴開竅清神以撥亂反正。卽有胃實見症。亦宜牛黃承氣湯治之也。若濕温具此。必時明時昧。乃濕熱滀邪熏蒸。使清曠之鄉。成雲霧之地。就清化方中。參入菖蒲鬱金之屬。熱重者酌用至寶丹神犀丹。無取乎沈寒鎮靜。

【附方】清營湯：犀角　生地　元參　麥冬　丹參　黃連　銀花　連翹　竹心

牛黃丸：牛黃　犀角　冰片　麝香　眞珠　雄黃　硃砂　鬱金　黃連　山梔　黃芩　金箔

紫雪丹：羚羊　犀角　滑石　石膏　寒水石　磁石　元參　沉香　木香　丁香　升麻　炙草

牛黃承氣湯：牛黃丸　大黃末

至寶丹：犀角　硃砂　琥珀　玳瑁　牛黃　麝香　安息香

神犀丹：犀角　菖蒲　黃芩　生地　銀花　連翹　板藍　玄參　花粉　香豉　紫草

五·傷陰期　凡津傷陰涸者均屬之

留得一分津液。便有一分生機。此治温病者之眞言也。但温熱之邪。有傷津傷陰之分。決不容混。傷津者主重在胃。傷陰者主重在腎。在胃則口乾舌燥。五汁飲。益胃湯。或肺胃俱燥。沙參麥冬湯。味取甘寒。其正治也。在腎則咽乾齒黑。唇裂舌光。復脈湯。或心腎同困。連梅湯。雜取甘潤酸苦。亦正治也。倘不識此。一遇温病口乾。卽與生地元參麥冬石斛輩。既未辨其所傷之部分。更不辨其所傷之程度。因此而遏邪。纏綿不解。因此而助虐。變化百出。濕温症之神糊發疹。更往往由此釀成。彌足戒也。要之口渴而須生津養陰。必在化熱之後。症見引飲舌乾。其渴不欲飲者。渴欲熱飲者。決非津傷陰涸之候。多有痰飲濕濁相雜。惟審屬損耗。不與清養。在胃卽有燥實之患。在腎卽有痙厥之險。治療之際。其細辨之。

【附方】五汁飲：梨汁　勃薺汁　麥冬汁　藕汁　鮮葦根汁

益胃湯：沙參　麥冬　生地　玉竹　冰糖

沙參麥冬湯：沙參　麥冬　玉竹　花粉　扁豆　甘草

復脈湯：炙草　地黃　白芍　麥冬　阿膠　麻仁

六・發疹期　凡見痦疹發斑者均屬之

痦疹斑毒。每見於温病。或以為温病必有之階段。而不知其為壞病也。邪鬱於營。發汗而汗不出者。多見之。點點如硃者為疹。片片如雲者為斑。疹初起。清心湯。甚則清宮湯。斑初起。化斑湯。甚則犀角地黃湯。若至神昏譫語。牛黃紫雪之屬。均可酌用。所應辨者。斑為肌肉之病。疹係血絡中病。其在肌肉。則宜清陽明之勝熱。佐鹹寒以救腎水而濟心火。其在血絡。則宜清營分之鬱熱。佐辛涼以透絡而解肌。所應戒者。忌用升散。升散則衄欬痙厥。亦忌壅補。壅補則昏煩霿亂也。更有白痦。多見於濕温症中。晶瑩飽綻。先佈兩頸。漸及胸腹。再遍四肢。胸膈必悶。嘔噁頻作。劇者亦神糊煩躁。但宜辛涼淡法。薏苡竹葉散。自製氤氳湯主之。若見枯燥不澤。即屬氣陰耗甚。亟佐生津扶元。助其透泄。洋參石斛參鬚天粉之屬。勢在必用。十中可救七八。又有紅疹白痦。同時並發者。乃氣營兩燔。須入丹皮赤芍銀花等。清血泄毒。亦有一發再發。至七八次而始熱退身涼者。乃邪鬱極深。一時不能畢宣。正如剝繭抽蕉。層出不窮。審察正氣未衰。不足畏也。

【附方】清心湯：黃連　連翹　生地　山梔　黃芩　歸尾　黃柏　丹皮　甘草　赤芍　菊花　川芎　燈芯

清宮湯：元參心　蓮子心　竹捲心　連翹心　犀角　連心麥冬

化斑湯：石膏　知母　犀角　元參　甘草　粳米

犀角地黃湯：犀角　生地　赤芍　丹皮

薏苡竹葉散：薏苡　竹葉　滑石　通草　茯苓　連翹　豆蔻

自製氤氳湯：豆卷　藿香　佩蘭　山梔　連翹　滑石　通草　鬱金　青蒿　菖蒲

七·痙厥期　凡動風痙厥者均屬之

温病至動風腎臟之眞陰必傷水虧則木強浸假而累及厥陰也故熱邪深入下焦脈沉數舌乾齒黑手指但覺蠕動急防痙厥二甲復脈湯主之若熱深厥甚脈細促心中憺憺大動三甲復脈湯主之若旣厥且噦脈細而勁小定風珠主之若神倦瘛瘲脈氣虛弱舌絳苔少時時欲脫者大定風珠主之大法以滋潤育陰介類潛陽與傷寒厥逆之用薑附回陽大相逕庭雖然痙厥神昏舌短煩躁若見寸脈大口氣重顴赤目睛赤壯熱等手少陰症未罷者先宜牛黃紫雪等開竅搜邪再與復脈三甲存陰潛陽蓋厥陰證有手經足經之分在上焦以清邪爲主在下焦以存陰爲先也而一切熱厥之治更可約之爲三邪犯心包而陽明症少者當芳香開竅邪在陽明而上衝心包者當攻下瀉實邪傳下焦而肝腎陰涸者始用育陰潛陽常須識此勿令倒亂

【附方】二甲復脈湯：復脈湯加生牡蠣　生鱉甲

三甲復脈湯：前方再加生龜板

小定風珠：雞子黃　阿膠　龜板　淡菜　童便

大定風珠：白芍　阿膠　龜板　地黃　麻仁　五味　牡蠣　麥冬　甘草　鱉甲　雞子黃

八·死亡期　凡溫熱病至絕望時者均屬之

內經曰熱病七八日脈微小溲血口中乾一日半而死脈代者一日死又熱病已得汗出而脈尙躁喘且復熱喘甚者死又熱病不知所痛耳聾不能自收口乾陽熱甚陰頗有寒者熱在骨髓死不可治又熱病已

得汗而脈尙躁盛。此陰脈之極也。死。又熱病脈躁盛而不得汗者。此陽脈之極也。死。又熱病汗不出。大顴發赤噦者死。又熱病泄而腹滿甚者死。又熱病目不明。熱不已者死。又老人嬰兒熱而腹滿者死。又熱病汗大出嘔下血者死。又熱病舌本爛。熱不已者死。又熱病欬而衄。汗不出。出不至足者死。又熱而痙。腰折瘛瘲。齒噤齘者死。又病温者。汗出輒復熱。而脈躁疾。不爲汗衰。狂言不能食。病名陰陽交。交者死也。此皆温熱病之死亡期也。夫温病死狀百端。大綱不越四條。一曰肺之化源絶者死。二曰心神內閉。內閉外脫者死。三曰陽明大實。腎水不濟者死。四曰肝腎陰涸。厥陽升逆者死。故温病之治。亦不越四法。一曰清熱。二曰瀉實。三曰養陰。四曰潛陽。危矣哉。微矣哉。神明運用。存乎其人。

■暑温

嚴二陵

暑温一症。爲夏令最多之時病。其症爲頭痛壯熱。煩渴喘促。或形寒無汗。或漫熱自汗。或身重疼痛。舌紅薄白。或光絳無津。脈弦細。或浮遲。甚則洪大而數。蓋暑爲熱邪。必兼挾濕。再感風寒雜氣。則互相交搏。因病原不一。故症脈各有不同。施治亦隨之差異焉。夫暑兼濕熱。偏於暑之熱者爲暑温。清熱爲主。偏於暑之濕者爲濕温。化濕爲尙。兼感雜邪者。則當以他藥治之。茲將暑温症治之法。分作三焦而論。乃宗先賢吳鞠通之旨也。

暑爲陽邪。感之者。大抵從口鼻而入。肺居最高之位。首當其衝。皮毛又爲肺所主。故與外界空氣無時不在接觸之中。設或內感暑熱之氣。外受非時之邪。發熱頭痛。形寒無汗。脈浮。舌薄。形似傷寒者。治當表散外邪。清利暑熱。方用四味香薷飲合六和湯加減。苟無表邪。純因暑熱。而見一派壯熱口渴。自汗心煩。面赤脈洪。舌苔黃白而乾者。治宜急清肺熱。投用白虎湯。身重者濕也。白虎加蒼朮湯。脈洪大而芤者。虛也。白虎加人參湯。或壯熱惡寒。身重痠痛。手足逆冷。脈弦細芤遲者。治以清暑益氣湯。或汗多脈息散大者。當用生脈散。若暑邪逆入心包。煩渴。舌赤。時有譫語者。則以清營湯為主。如邪氣輕淺。咳嗽痰多。或不渴。或渴不多飲者。治以小半夏加茯苓湯。但咳不嗽。痰濁無者。治以清絡飲加減。夫溫邪上受。首先犯肺。故投治當先清肺。暑為火邪。瀉熱又為不易之法。而上述方藥。亦有偏溫者。非寒邪夾雜。即濕濁留阻而為病也

濕邪內鬱。暑氣外加。暑濕結搏。胃氣不和。濕重者。則氣化失職。痰水滋生。而為陷胸瀉心症者有之。熱重者。則胃液耗傷。燥屎易結。而為承氣湯症者有之。偏於氣分者。法當清肺。偏於血分者。治宜涼心。如脈形洪滑。面赤身熱。舌黃苔滑。渴飲則嘔。胸痛便閉者。此暑溫兼結胸之證也。治以小陷胸湯加枳實。又如脈象滑數。不飢不食。不便。心下痞懣者。此暑溫夾瀉心之證也。治以半夏瀉心湯加減。再如口燥咽乾。面目俱赤。渴飲。舌苔燥黃。便閉。脈沉實者。此暑熱內灼。燥屎留腸之候。法當攻下。投以小承氣湯。用大黃清胃熱。用枳朴導腸滯。並能化未盡之餘濕。此又暑溫兼承氣之證也。若暑溫濕熱。偏在氣分。舌滑微黃者。投用三石湯。清暑利濕。舌絳苔少者。此暑熱之邪。結搏血分。治以清宮湯。神志不朗。內竅蒙蔽者。可先與紫雪丹。此皆取其清心瀉熱之功也。苟舌白胸痞。自利嘔噁。煩渴汗出。溺短者。此乃熱處濕中。濕蘊生熱。交混不清之症。宜一面利濕。一面清暑。杏仁滑石湯。實屬合症之方。切不可概用寒劑。遏鬱濕邪。蓋此為暑溫之中焦症。與暑溫上焦症不同。一則主重在肺。一則着眼在胃。在肺則有表症。如頭痛形寒。身疼無汗。在胃則純屬裏症。如面

目俱赤。身熱不惡寒。自汗便閉。邪在上焦。治之可用外解。熱在中焦。投方只宜內清。故上中二焦之症狀治法不可混淆者也。

暑温久入下焦。消爍眞陰。必以復陰爲主。元氣已傷。又當兼顧其陽。一則陰傷熱熾。防有逆傳心包之虞。一則氣虛邪陷。頗有亡陽虛脫之險。故温邪傳入下焦。必當首顧氣陰。若邪熱熾盛。則當兼瀉其火。不獨暑温一症若此也。如暑邪深入少陰消渴者。宜連梅湯。入厥陰麻痹者。亦可投用此湯。若心熱煩躁。神志昏迷者。法當先與紫雪丹。清心瀉熱。再與連梅湯。生津降火。邪入厥陰而爲舌灰消渴。寒熱。嘔噁吐蚘。下利血水。心胸不舒。甚則聲音不出。上下格拒者。此爲暑温挾濕。內鬱未化。眞元之氣已受耗傷。治用椒梅湯補瀉兼施。温清合法之方也。再如氣陰兩傷之用三才湯。正虛邪盛之用來復丹等等。此皆邪入下焦病久之變法也。由是以觀。暑温一候。其原因於暑熱。治之以清者。正法也。兼濕而清化並用者。合法也。温邪內熾熱傷氣陰。施以補劑者。變法也。上焦病在肺脾太陰。中焦病在腸胃陽明。下焦病在心腎少陰。暑温初起。如有雜感。當去邪爲務。純由暑熱者。當清熱爲主。熱邪耗傷陰津者。當育陰爲急。氣虛者。當兼以益陽。不可概用陰藥。此乃暑温概治之法。與上中下三焦分治之方也。果能細心明辨。隨症施治。決無貽誤之弊。可斷言矣。

■霍亂治療專集

董漱六

上集總論　（1）原因之分析　（2）症候之辨別

下集治法　（1）內治之藥劑　（2）外治之刮擦剌灸諸法

附　集　（1）簡便方　（2）預防及禁忌　（3）結論

上集總論

霍亂爲病。陰陽反戾。清濁相干。陽氣暴升。陰氣頓墜。上下痞膈。眞液奔迫。有吐利汗出肢冷螺癟眼陷肉脫轉筋之危候。决非普通吐利所可同日而語。或問曰同屬吐利。何以霍亂之危險若斯。蓋普通之吐利。乃感而卽發。無其他伏邪在內。霍亂則有寒邪直中。或暑濕內伏。加之口腹不謹。內外觸動。合併暴發。是以脾胃之氣。卒然爲之擾亂。或又問曰吐利之症。四時皆有。何以霍亂之吐利。多發於夏秋之交。良由夏秋交遞之時。暑濕內蘊。金風外束。人感受之。待機併發。是以霍亂之吐利。以夏秋間爲獨多也。或又問曰每年皆有夏秋之季。而霍亂未必年年產生。且發生時何以遍境皆是。曰此乃歲氣使然。與瘟疫之疫氣相近。此其綱領也。

（1）原因之分析

霍亂之因不一。有因風者。有因寒者。有因暑者。有因濕者。有因熱者。有因食者。以其均能蘊伏腸胃。揮霍撩亂。但霍亂多發於夏秋之際。是以暑濕尤爲其主要原因。一待飲食壅塞。內外錮蔽。於是升降顚倒。清濁混淆。而暴吐暴瀉之症成矣。內經曰。太陰所至。爲中滿霍亂吐下。又曰。土鬱之發。民病嘔吐。霍亂注下。此濕土霍亂之徵也。又曰。歲土不及。風乃大行。民病霍亂飧泄。此土虛風勝霍亂之徵也。又曰。熱至則身熱霍亂吐下。此非傷熱之霍亂乎。傷寒論曰。霍亂頭痛發熱。身疼痛。此非傷寒之霍亂乎。又曰。吐利汗出。發熱惡寒。四肢拘急。手足厥逆者。此非寒邪直中之霍亂乎。洎乎後世。或云夏秋感冒。吐瀉霍亂。身熱煩渴。氣粗喘悶。

或吐瀉躁擾者。此非傷暑之霍亂乎。或曰夏秋多食生冷。或飽啖膾炙乳酪冰脯寒漿旨酒等物。以致脾胃水穀不化。發現吐瀉者。此非傷食之霍亂乎。然亦有感受外邪而成霍亂。發現心腹絞痛。不吐不瀉者。此即乾霍亂。俗名絞腸痧是也。按上所述霍亂之原因。大抵均屬於實。然以余所見。脾胃之氣。必素稟不足。蓋邪之所湊。其氣無有不虛之理。故患此者。必有下列之三種原因。否則不成霍亂。而爲普通之吐利症矣。（一）脾胃之氣不足。（二）暑濕之邪潛伏。或寒邪直中三陰。（三）不潔之飲食觸動。知此三種重大原因。可見正虛爲霍亂之遠因。邪實爲霍亂之近因。巢氏曰。霍亂者。由陰陽清濁二氣相干。亂於腸胃間。因遇飲食而驟變云云。此言意義。頗與余合。可謂先得我心。

考西說霍亂。稱爲虎列拉。病源因可買形菌。傳染人體。多從口入。若無下列三點。亦不能發現此症。（一）霍亂菌潛入腸胃。（二）氣候不適於人而適於病菌之發育。（三）人體自身之抵抗力薄弱。不能抗禦疾病。蓋此病菌多附着於飲食。由口腔侵入胃中。不幸未被鹽酸所殺。脫漏入於小腸。繁殖無窮。爲患非淺。其媒介物厥有多端。如河水魚肉蔬菜。以及患者用器與夫蒼蠅等是。惟空氣則無傳染之可能。因其病在腸胃。腸胃皆屬消化器官。邪由口腔而入。與鼻腔之呼吸器官無關也。若無霍亂菌潛入腸胃。而有同等之吐瀉症者。則屬急性胃腸炎矣。中醫以氣化立說。西醫以細菌創論。兩說雖似有異。但同歸於飲食。以及病灶在於脾胃腸部間。則一也。再考西說之病理。謂由霍亂菌潛入腸胃。加之氣候不調。人體抵抗力薄弱。於是脾胃失其效用。上則爲嘔吐。下則爲泄瀉。至於澳汗肢冷。螺癟眼陷。肉脫轉筋等候。純由全身淋巴液。如決堤潰防。温度隨之減低。腺體爲之破壞。腦力虛脫。心臟麻痺而死。若欲求其病理之解剖。則由小腸全部之腸內膜和血管。吸收霍亂菌之毒素。發現紅腫色如玫瑰。間或出血。甚至內膜腐爛脫落。浮於腸道。滲出液中。該部之淋巴管。亦略爲腫脹。按以上所言之腸部。純在迴腸全部之中。尤以迴腸一部爲最甚。此則西醫霍亂病理之解釋也

（2）症候之辨別

霍亂一病。雖有種種症狀。但亦有相當之步驟。漸次發生。茲可約分四步。第一步爲頭昏胸悶泛嘔。第二步則嘔吐泄瀉。並見有先瀉後嘔吐者。有先吐後泄瀉者。有腹痛如絞者。亦有竟不腹痛者。同時其指頭必冷。手脚必覺發麻。第三步則汗出如雨。螺門肉膶。手脚皆冷。手冷恆至肘。脚冷恆至膝。第四步則舌強囊縮。小便全無。語言不清。螺癟眼陷。唇舌及爪甲皆變紫色。手脚抽搐。一二小時。氣絕而斃。此霍亂本症之步驟也。至若兼風者。則惡風有汗。兼寒者。則惡寒無汗。兼濕者。則四肢重著。骨節煩疼。兼暑者。則身熱煩渴。氣粗喘滿。虛者則惡寒戰慄。手足逆冷。或發熱煩躁。欲揭衣被。兼熱滯者。則腹痛作瀉。或利。或嘔。若火熱內閉。或寒氣與宿食交搏。而不吐不瀉。胸腹攪痛者。則名乾霍亂。妊娠而患此症者。則必有胎動下墜。腹痛氣逆等候。名爲妊娠霍亂。產後而得此症者。則名爲產後霍亂。痛若絞腸者。俗名絞腸痧。兩足抽筋者。俗名吊脚痧。螺門下癟者。俗名癟螺痧。此霍亂兼症及其別名之一派也。若以五臟分別言之。氣逆上喘者肺也。神昏舌卷者心也。搐搦頭搖者肝也。聲嘶囊縮者腎也。此霍亂病灶在脾。兼有各臟之症也。醫者苟能靜心細察。則斷症自無謬誤。用藥庶可奏效矣。

凡一症之來。必先有病機。所謂病機者。病未來之先機也。霍亂之症。其發也暴。死亡在於頃刻。故病機尤

中国近现代中医药期刊续编·第一辑

重於他症。苟不明乎此。徒知於病之已至。而治其已然。不知於病之未至。而治其未然。無先事預防之道。卽有追之不及之憂。例如渙汗。是體溫外散。全身皆冷。但此乃係亡陽之最後一步。其前一步。必先有手冷過肘。足冷過膝之證。再前一步。必先有手背足跗不和之象。此不和之朕兆。卽是病機。又如螺癟。亦是水分喪失之最後一步。其前一步。則螺門之肉必縐。再前一步。則指端必先發麻。此麻之感覺。卽是病機。又如眼眶陷塌之前一步。必先洞泄。洞泄之前一步。必先少腹脹滿。此少腹脹滿。卽是病機。又如轉筋入腹之前一步。必有吐瀉。吐瀉之前一步。必見心腹絞痛。此心腹絞痛。卽是病機。是以見有手足不和。指端發麻。少腹脹滿。心腹絞痛各症。卽可以霍亂各方療治。免致渙汗螺癟眼陷轉筋之危候。司命者可不識病機乎。

此外試言西醫之症狀。謂凡病均有潛伏期。霍亂亦不外是。霍亂之潛伏期約二日至八日之久。其前驅症。常爲輕度泄瀉。腹鳴口渴。食慾不進。倦怠疲勞。手足厥冷。一二日後。霍亂之症狀卽現矣。每日下利數十次。並有劇烈之嘔吐腹痛。大便始呈胆汁色。繼如水樣。其中混有無數之病菌。及腸上之皮。故甚類米泔汁。同時疲乏眩暈。心悸亢進。血液中失去水分過多。循環不良。致口渴眼凹脈微。四肢皮膚乾癟。及體溫下降等。甚至吐瀉之後。立時如中毒狀。發現心臟麻痹而死。其因血液失去多量之水分。而現形容萎頓。面色削瘦。鼻梁隆突。眼球陷入無光。皮膚立起縐紋。手指尤顯。手足現蒼白色。知覺亦不靈敏。此卽中醫所謂癟螺痧者是。其因血液失去多量之水分。以致筋肉之神經受着刺戟。卽起反應。筋肉收縮。痛楚異常。而尤以排腸筋爲甚。故現筋攣狀態。此卽中醫所謂吊脚痧者是。又有初發時。病菌繁殖腸胃。神經感受刺激。現有劇烈之腹痛。此卽中醫所謂絞腸痧者是。按霍亂有腹痛者。有不腹痛者。在西說則謂眞霍亂無腹痛。在中說凡論霍亂。皆有腹痛。二說似不相同。殊不知霍亂初發時。每有痙攣之陣痛。所謂絞腸者。卽痙攣性之痛苦。若在排泄大量米汁狀液體時。病者反往往無痛楚之可感。是知霍亂無腹痛者。係指在排泄米汁狀液體時而謂有腹痛者。則指其最初發作時也。兩說並無抵觸。不過時期先後之別耳。他若霍亂菌毒侵入血液而起中毒。發生紅疹。腎臟炎。卽所謂尿毒症也。孕婦亦有小產之患。此皆不可不知。

下集治法

前賢對於霍亂之治法。大約可分兩派。一以涼解爲主。一以温通爲法。主張涼解者。則謂暑熱內伏。濕滯外加所致。而斥温通者非是。主張温通者。則謂中氣不足。寒滯交搏使然。亦駁涼解者不合。以余所見。兩說均各有所偏。毋以治法分温涼。當以原因別寒熱。隨症用藥。自可兩得其宜矣。但其中標本亦當分別清楚。霍亂之本在脾胃。而霍亂之標。則在所兼各症。處治時。當以脾胃爲主。其有兼症。兼風者則祛風。兼寒者則逐寒。挾暑者則清暑。挾濕者則利濕。熱者導之。滯者消之。虛者補之。實者瀉之。乾霍亂者。先宜達邪。使得有吐瀉爲順。妊娠霍亂者。則當兼顧胎元。產後霍亂。尤當温補氣血。總之不外使其升降得宜。清濁分定。此卽古人所謂撥亂反正之意也。至於丸藥方劑。以及急救各法。可分內外。茲特一一採列於左。

（1）內治之藥劑

成藥 霍亂熱證須備者 臥龍丹 立效丹 開關散 速效丹 甘露消毒丹 玉樞丹 紫金丹 行軍散 千金丹（卽平安散） 紫雪丹 碧雪丹 絳雪丹（卽紅靈丹） 煉雄丹 飛龍奪命丹

霍亂寒證須備者 三聖丹 蟾酥丸（四方） 霹靂散 回陽膏

湯液 霍亂熱證之湯劑 黃芩湯 黃芩加半夏生姜湯 梔子豉湯 葱豉湯 白虎湯 白虎加人參湯 竹葉石羔湯 桂苓甘露飲 六一散 四苓散 平胃散 正氣散 半夏厚朴湯 六和湯 香薷飲 黃連香薷飲 左金丸 黃芩定亂湯 燃照湯 連朴飲 蠶矢湯 解毒活血湯 駕輕湯 昌陽瀉心湯 麥門冬湯 致和湯

霍亂寒證之湯劑 五苓散 理中丸 厚朴生姜半夏甘草人參湯 四逆湯 通脈四逆加猪胆汁湯 附子秫米湯 吳茱萸湯 漿水散 冷香飲子 大順散 神香散 來復丹 桂枝湯 異功散

杜絶霍亂之湯劑 梅花丸 資生丸

（2）外治之刮擦刺灸諸法

刮法 刮之一法。無非使其氣血和暢。營衛勻調。邪氣得隨之而減。至於刮法。可在肩頸背脊以及胸前脅肋兩肘臂兩膝灣等處。取用綿紗線或苧麻繩或青錢或瓷碗口。蘸菜油自上向下刮之。以紅紫色綻方止。景岳曰。毒深病急者。非刮背不可。以五臟之系。咸附於背之故。

擦法 擦法亦爲急救之一。有用食鹽在其長項下及大小腹輭肉處擦之。背部亦可。亦有用燒酒一斤。樟腦四兩和之。以白苧蔴蘸酒。摩擦病人手足心及前後心。酒盡病散。百治百效。或用高粱酒一碗。用老姜切斷。蘸酒渾身重擦亦佳。此亦是使其血脈流暢。邪得隨擦而散之理。

刺法 刺法之道。甚於刮擦多矣。刺之得法。病可立除。刺不得法。亦可速死。施針以前。必先將病人扶起。男左女右。用力將其手臂從上捋下。使其惡血聚於指頭。以油頭繩紮住寸口。用尖銳銀鍼。在大指甲向裏。

如韭菜許刺之擠出毒血即鬆。重者兩手並刺。若神昏不醒。刮刺不鬆者。爲邪入心包絡。須撑開之病人口。看舌底有黑筋三股。男左女右。用竹箸嵌瓷鋒刺出惡血一點。兩臂灣名曲池穴。兩膝灣名委中穴。以手蘸温水拍之。露出青筋紅筋。若肌膚白嫩者。則露紫筋。皆痧筋也。用銀鍼刺出紫黑毒血。其腿上大筋切不可刺。刺亦無血。反令人心煩。腿兩邊硬筋上。亦不可刺。刺之恐令人筋吊。反致惡候。今將其所刺之穴及所在之部位。一一述之如下。

頭暈者。刺素髎。 穴在鼻柱上端。鍼入一分。極多二分

頭痛者。刺風府。 穴在項後。入髮際一寸。大筋內宛宛中。鍼入五分。

偏痛者。刺風池。 穴在耳後顳顬後。腦空下。髮際陷中。鍼入五分。可斜透風府一寸三分。

腹痛而吐者。刺上脘。 穴在臍上五寸。鍼入二寸五分。

腹痛而瀉者。刺下脘。 穴在臍上二寸。鍼入二寸五分。

腹痛而欲吐不吐。欲瀉不瀉者。刺中脘。 穴在臍上四寸。鍼入三寸。

以上三穴。須用手極力提起其皮而刺。切記勿忘。

以上六穴。並不出血。

手痪者。刺商陽。 穴在手次指內側。去爪甲如韭葉。出血立已。

足吊者。刺厲兌。 穴在足次指之端。去爪甲如韭葉。出血而愈。

刺承山。 穴在腿肚下分肉間。但此穴頗難尋着。非精明者。不易取也。

刺承筋。穴在脛後足跟上七寸。

牙關緊閉者刺人迎。穴在結喉兩旁一寸五分。大脈動應手處。刺之立開。

灸法 外治各法施用若不見效。則灸法尚矣。蓋灸能回陽在於片刻。並可温中散寒之故。如霍亂已至危急時期。而現汗出肢冷氣促脈沉諸候。此時可用炒鹽塡滿臍中。上蓋蒜片。艾灸二七壯。甚者再灸臍兩旁各開二寸之天樞二穴。臍上四寸中脘一穴。臍下寸半。氣海一穴可也。得使熱氣從臍入腹。逐其錮結之寒邪。同其將脫之元陽。故寒證非用灸不可。若屬熱證。則當用刺法矣。此可舉兩種病情分辨明之。如腹雖痛極而喜得温按。唇口青白者。乃內虛陰寒之病。宜用火灸。切忌鍼刺。若四肢雖冷而苦口渴心煩。苦膩。腹痛雖甚而有晴赤唇紅。或胸痞躁擾等象。此乃熱鬱氣閉之證。急宜刺血。切忌火攻。嘗讀仲聖傷寒論。知病屬陰虛血少者。概不可灸。必陽虛氣弱者。始可用灸。今喻氏復辨陽虛者固宜用灸。若陽虛至於外越者。豈用再灸。是亦發人所未發。可補長沙之不足。觀此可知灸法宜於寒證霍亂。苟屬熱證者。則當用刺法。彰彰明矣。

至若西醫之治霍亂。則以增加水分。強固心臟。爲目的。蓋因霍亂致死。莫不由於水分潰散。心臟衰弱耳。鹽水針爲增加水分之妙法。初起時即宜投用。其收效應若桴鼓。強心針爲強固心臟之良劑。施用鹽水針不及時。即宜注射此針。往往亦有起死回生之功。在中醫則用四逆湯強固心臟。用鹽姜湯鹽萸湯鹽熨法。增加水分。（以鹽治霍亂之法。吾國早有發明。西醫不過改良而已。）可見中西療治。其法無有不同。二者不容歧視。二者並行不悖可也。

附集

（1）簡便方

用生黃豆細嚼不腥者。痧也。或用生芋頭食之。如非痧則生澀難食。若是痧則食之味美。此法非特可以試病。又能解痧毒。此辨霍亂挾痧與否之法也。

神志清爽。嚼姜不辣者。寒證也。反是即屬熱證。此辨霍亂症寒熱之法也。

陰陽水。或蠶砂煎湯予服。此治霍亂初起未辨寒熱之法也。

井水梨肉生藕汁馬蘭根汁萊菔汁。皆可隨證與服。此治霍亂口渴痰壅之諸方也。

用地漿予服。或用生菉豆湯煎飲。此治霍亂之屬熱者。

椒湯姜湯或吳萸砂仁湯。此治霍亂之屬寒者。

單用鹽湯探吐。或用礬水引吐。此治乾霍亂之法也。

用馬矢燒灰與服。或用雄鼠矢二七枚。以陰陽水下。此治乾霍亂之驗方也。

用敗蒲席一握。漿水一盞煎服。或用月經衣和血燒灰酒服。此治霍亂垂危及邪入血分之方也。

用吳萸酒煎服。或用木瓜一兩煎服。加桑葉七片尤良。此治霍亂轉筋之方也。

（2）預防及禁忌

寒熱起居。調養得宜。免有病邪內伏。

設法撲滅蒼蠅。以杜絕傳染之媒介。

注意飲食。凡生冷之物。未經煑沸。或暴露於空氣中。爲蠅所集喋者。以及河水不潔。魚肉蔬菜不新鮮者。均不可食。

夏令不可多進荷蘭水。以冲淡胃液。食冰淇淋。使腸胃受寒。胃中鹽酸減少。不足抵抗外來之病菌。

須與病人隔離。而患者之衣衾器具。亦須嚴密消毒。以防傳染。

病人房內。須燒衛生香。以及一切辟穢之品。

忌米飲。霍亂病在腸胃。治以逐邪爲主。不可驟進米湯。助其客邪。

忌姜糖。姜爲温中逐寒之品。暑熱霍亂。在所必禁。糖爲助濕守中之物。無論寒熱霍亂。均不可用。

忌熱湯酒醴澡浴。因此三者。皆驅寒之法。若屬暑濕伏熱之霍亂。下咽則症勢必重。

忌痧丸痧藥。此等物品。非偏於寒。即偏於熱。均有宣竅逐穢之藥在內。施於亡津刼液之霍亂。無不受害。

結論

綜上所述。可知霍亂之成因。由於暑濕食滯挾雜爲患。或由寒邪直中使然。西醫所謂之急性胃腸炎者。即屬中醫之普通吐利。所謂虎列拉者。即屬中醫之霍亂吐利。仲聖之用四逆理中等湯。治霍亂由於寒邪直中也。王氏之用梔豉連朴者。治霍亂由於暑濕挾滯也。古今學說。雖屬不同。但各有因症投藥之妙。不可厚非。全在醫者明辨之耳。

■夏令多寒症

謝利恒

夏令多熱症。時氣使然也。亦多寒症。人事釀成也。處炎氛之內。求適體之法。納涼於深夜。厠身於冷氣。披襟於電風。取快於冷飲。寒邪外束。濕濁內蘊。衛氣不宣。脾陽被鬱。而寒症雜起。皆人事爲之也。

茲攷昔賢夏令方劑。擇其著者如后。

1. 三物香薷飲——香薷厚朴扁豆　避暑而感寒濕之邪。惡寒頭痛。腹疼吐利。故取辛溫發汗。疏滯和中。
2. 大順散——肉桂乾薑杏仁甘草　暑月內傷飲冷。腹痛下利。四肢懶。脈沉弱。故以溫化爲主。
3. 冷香飲子——附子陳皮草果炙草生薑　陰寒冷濕。客於脾腎二臟。霍亂吐下。故用回陽散寒。溫中化濁。
4. 藿香正氣散——厚朴陳皮桔梗白朮半夏大腹皮白芷茯苓蘇葉藿香甘草　風寒外感。食滯內停。或兼濕邪。或吸穢氣。或傷生冷。寒熱頭疼。胸悶嘔噁。腹痛利下。故集合疏表行氣導滯化濕以並治之。
5. 六和湯——香薷藿香扁豆人參茯苓甘草厚朴木瓜杏仁半夏砂仁生薑大棗　此亦治外感風寒。內傷生冷。而見寒熱下利等症。故表裏兼施。

昔賢清暑之方正多。不涉本題範圍。屏棄不錄。就茲五方而論。可見夏令確多寒症。且其解表之法。與傷寒之發汗同。逐冷之法。與傷寒之回陽同。則夏令寒症之嚴重。更不亞於熱症可知已。

夫冬令有溫病。夏令豈無寒症。昔羅謙甫治商參政與完顏小將軍二案。俱用熱藥。俱不名曰暑病。又吳球治遠行人一案。雖在暑月。直曰中寒。一則恐後世誤以熱藥治暑。一則使後人知盛暑非盡病熱也。至於張潔古創中暑中熱之說。張景岳立陰暑陽暑之名。以動靜判寒熱。人多誹之。不知舉世惑於暑熱。至深若遇暑月寒症。直呼傷寒中寒。未免疑竇滋生。故思有以婉曲而求全之。況其名雖不正。其於夏令之知有寒症。未嘗誤也。凡醫家以辨證爲第一要義。節序有定。歲氣不齊。人事多變。惟辨證能明。自然不惑。而夏令之攝養。從可知矣。

中暑急救法

薛寒鷗

夏月火繖高張。炎熇肆虐。人行日下。每易感犯暑邪。驟然倒仆。昏不知人。發爲腦症。狀甚劇。斯名中暑。因有類於各種厥證。故亦名暑厥。西醫則稱爲日射病。本病之傳染。多在於勞働階級之人。以長夏日中之時。奔馳操作。經過極度猛烈陽光之刺戟。以致全身血管擴張。血液沸騰。而衝激於腦。腦部受火邪之上炎。於是知覺神經及思想中樞。遂失其主宰。而陷於麻痺狀態。蓋人當疲勞之餘。汗津大泄。體力弛懈。則不能抵抗暑邪之侵入。腦爲清空最高之府。絕不受邪。一經血壓增高。腦管壁不勝血潮之震盪。勢必眩暈昏仆。接踵而至。稍一遷延。死亡立待。凡罹此者。無一切自覺症狀。本病昏眩之後。即呈顏面潮紅。身熱汗徹。呼吸促迫。牙關緊閉。或口翕張。吐出涎沫。脈象滑大洪數。甚則反見脈伏。面青肢冷。有熱極似寒之象。但胸次如熾。以爲斷耳。所異於痧症霍亂者。因不兼腸胃性症狀。故無肚腹絞痛。嘔吐瀉痢。四肢無痙攣症。則不見手足抽搐等象。本病與金匱中暑條所列證治。不無異同之處。金匱所述。係暑病中之傷暑。不當出以今名。與近世所見之中暑症候。迥殊。亦猶中風之與傷風。在文義上有輕重緩急。病情之分。此又不得不一辨及也。

本病既論列於前矣。而其治療。當參之急救法一門。曩見此種病症。病家往往易致臨時慌張。徬徨失措。不知急救常識。甚至不及延醫。瀕於危殆。變化之速。莫可言喻。更有窮鄉僻壤。無醫藥設備。猝覯此症。遂致束手乏策。萎頓告斃。可悲孰甚。余按凡見中暑昏眩時。必先主熱因熱治之法。愼不可便與冷物。宜速將病人移置陰涼通風之處。用枕具將頭部墊高。再用冰囊罨定。或以冷水漬注病人頭面。以減低血壓。同時可用臥龍丹搐鼻取嚏。移時可甦。如仍無效者。則以蒜頭二枚搗爛。取道上乾淨熱土一塊。以新汲水攪勻澱淨。去渣灌服蘇合香丸。（單服蒜水亦可）自然清醒。若病起倉猝。不及用醫藥救治。卽以家庭夏令常備之薄荷精油及萬金油等品。開水冲服。亦能刺戟腦神經。使之立甦。蓋大蒜含有揮發性之含硫油。薄荷亦同樣具多量揮發油成分。取其辛辣芳香之性味。強烈開竅有力也。更有一極簡易方法。用布蘸熱湯熨臍及臍下三寸。更換熨之亦效。俟神識稍甦。再用生石膏二兩。煎湯代茶。緩緩呷飲。自可生津清暑。收善後之功焉。本文所述。不過舉急救法之一隅。儻呼吸細微。久久不甦者。又當借重古法鍼灸或推拿。庶幾可以免夭札之虞矣。

◘談談濕熱

包繼舜

濕熱病者。太陰陽明之合病也。濕爲粘膩之邪。熱乃氤氳之氣。濕屬寒性。熱從火化。脾爲戊土屬陰。胃爲己土屬陽。外邪入裏。各以其屬。在陽旺之軀。則邪從火化。而病歸於胃。陰勝之體。則邪隨濕化。而病歸於脾。但當辨其濕勝於熱。或熱勝於濕。或濕熱平衡。以作用藥之標準。如濕勝於熱。則以苦燥爲主。佐以苦寒。熱勝於濕。則以苦寒爲主。苦燥爲佐。如濕熱平衡。則清熱燥濕。亦必須相得。如仲師之蒼朮白虎湯。清熱燥濕兩者兼用。實爲濕熱病主劑。內經謂濕化於天。熱反勝之。治以苦寒。佐以苦酸。濕司於地。熱反勝之。治以苦冷。佐以酸。淡。以苦燥之。以淡泄之。皆濕熱病正治之法也。要之。病機偏於太陰則大便每多溏泄。所謂濕熱忌下者是也。若偏於陽明。則大便又多閉結。則當先以下之。爲是不得拘於濕熱忌下一語也。倘能明瞭於此。則診治濕熱病思過半矣。姑爲條辨如后。

濕熱在表 頭暈寒熱。汗出惡風。四肢痠疼。脈形濡緩。濕熱兼風。逗留肌腠。當從麻黃杏仁薏苡甘草湯化裁。如清水豆卷焦山梔防己蠶砂苡仁枳殼赤苓佩蘭桑葉防風赤芍之類。均可施用。

濕熱蒙上 霧露暑濕。蒙蔽於上。清陽失曠。頭重昏眩。胸脘痞悶。精神疲軟。脈形浮緩。舌苔薄膩。法當芳香宣化。如佩蘭桑菊薄荷枳殼鬱金茯苓穀芽佛手苡仁荷葉等辛涼芳淡。上者上治。亦納藥鼻中之意。

濕熱注下 濕熱積于下焦。或流注股脛。則小溲短赤。或足跗浮腫。或流火疼痛。宜清洩宣痹。如黃柏知母苡仁蠶砂防己猪苓茯苓澤瀉滑石輩。

濕熱蘊中 脾濕胃熱。內蘊中焦。則見胸痞。口苦。苔黃。渴飲。作嘔。頭重。小便不利。宜霍香連翹玉金川連枳殼赤苓澤瀉通艸竹茹橘皮之類。和中清化爲治。倘大便二三日不通。而胸中有痰者。又當與小陷胸合用（再加蔞半杏貝等品）若內連募原。而見乍寒乍熱。耳聾脅痛。欬嗽等狀。有似傷寒之少陽症。而不可誤用柴胡。反致胸脅結痞。鬱遏不宣。此葉氏所謂彼則和解表裏之半。此宜分消上下之勢者也。

濕熱偏盛 內濕素盛。邪熱薰蒸。舌白不渴。胸滿不饑。面色淡黃。午後身熱。身重疼痛。脈弦細而濡。濕重熱輕。偏於太陰。三仁湯爲主。若內熱素盛。挾濕氤氳。舌糙口渴。胸悶氣粗。潮熱溲赤。大便閉結。脈象濡滑而數。熱重濕輕。偏於陽明。苓石湯爲主。劇者可仿承氣例微下之。

濕熱兼勝　如壯熱。口渴。自汗。身重。胸痞。脈洪大而長者。乃太陰之濕與陽明之熱相合並熾。乃屬白虎加蒼朮症。

濕熱交錯　或熱伏於下而濕遏於上。交相鬱蒸。不得泄越。發爲身熱煩悶。頭汗惡風。口乾渴不多飲。舌苔黄白相兼。脈濡細數。小溲熱赤。當用微辛微苦之品以開其上焦。俾伏熱得以透達於表。隨即滲濕於下。如鬱金蔻仁枳殼。開上之品也。梔豉翹荷。透達之品也。六一通蘆。滲濕之品也。倘乍熱乍涼。則爲遏伏三焦募原。宜仿達原意加減也。倘濕伏於下而熱甚於上。濕熱互阻。症見身熱自汗。胸中煩悶。兩腿痠重。小溲短赤。舌黄苔膩。渴不多飲。脈象浮取濡數。沉取較爲細緩。或帶微弦。或無汗。或但頭汗出。與前症適處於上下相反之列。則宜輕揚上宣。滲利下泄。如青蒿佩蘭連翹之宣揚。車前猪苓茵陳之泄利。膠結不解。最易發黄也。世人知濕熱之宜清化。烏知其千頭萬緒有若是哉。

論温熱久鬱不退治宜解毒

嚴蒼山

葉香巖論温熱病。衛之後方言氣。營之後方言血。此古人未達之旨。爲其一語破的。誠有功於醫林也。僕濫竽醫界廿載於茲。曩服務四明醫院時。更多研究之機會。故將所診之病。加以統計。當以時病居多。而時病中又以温熱濕熱爲尤多。所用之藥。凡在衛分氣分。辛涼輕解。汗以取之。如在營分。則用透營轉氣。偏重涼營。倘一入血分。則神昏譫語。甚且痙厥。非用紫雪至寶犀羚等輩不爲功矣。此等治法。備載温熱諸書。苟有學識者。類能用之。毋庸贅及。惟温熱病有纏綿二三旬者。有纏綿一二三月者。視其神識清明。西法華氏體温計。在一百零一度至一百零三度之間。早晚升降不定。既不內傳。亦不輕減。縱遇明道之醫。用法如宣化三焦。濕熱兩解。氣營雙清。曲突徙薪。等亦無所濟。馴至汗下清無法不用。無方不服。服後如石投水。茫無所知。於是醫者束手。病家心慌。此後雜藥亂投。鮮不敗事。委諸天數。豈不悲哉。僕初遇此等病。亦嘗檢遍方書所有良法。無不試用。即涼血如紫雪至寶。亦俱放胆進治。終歸罔效。細思病非敗症。亦無敗象。坐視不救。心何能忍。夫熱久不退。必有所憑藉。究其鬱在何處。而得如此纏綿哉。卒於苦思之頃。豁然而悟。蓋熱者氣也。視之無形。捫之無質。譬諸夏日烈燄當空。舉凡地下穢濁之物。悉蒸騰而成毒。是以疫毒之氣。夏日爲最多。又如南蠻百粵。不毛之地。山嵐瘴氣獨多。並產毒蟲猛獸。即藥物中如草烏烏頭巴豆信石等。其性大熱。則大毒。觀乎此。則病可探驪得珠矣。

王孟英註外感温熱論云。温邪始從上受。病在衛分。得從外解。則不傳矣。不從外解。必致裏結。是由上焦氣分。以及中下二焦者爲順傳。惟包絡上居膻中。邪不外解。又不下行。易於襲入。是以內陷營分者爲逆傳也。又曰。肺胃大腸。一氣相通。温邪充斥三焦。以此一藏二府爲最要。此固前賢已昭示於我矣。故歸納之。邪在氣分。足以久駐者。惟一藏二腑。即肺胃大腸也。肺居上焦。胃居中焦。大腸居下焦。肺如蜂房。胃如窩囊。腸如曲管。其空虛之處。即爲容邪之地。三處之中。以胃中之熱較易肅清。因所服之藥。直接入胃。縱有鬱熱。先受克制。不得久留。惟入於腸。最不易愈。因其迴環曲折。熱入其中。盤旋不去。若用承氣等輩。只能瀉有形之積。不能瀉無形之熱。熱久化火。火久變毒。毒在腸中。刼傷陰絡則便血。腸壁腐爛則成瘻。否則腸液日枯。大便久秘。攻導不去。腹脹氣急。則殆矣。倘若攻入於肺。其愈亦難。因肺體輕虛。狀如蜂窩。熱鬱於內。痰蒙其竅。

則熱氣如烟如霧。迷漫其中。永無出路。久之亦化火成毒。若陽絡傷則吐血成癆。或肺陰燥則咳嗽成痿。肺體腐蝕。亦釀癰膿。若此者。凡屬六氣之邪。一經化熱內傳。久鬱二三旬而身熱不解。神識清明者。其見症皆如同一轍。此即孟英天士所謂氣分也。至前人謂邪入血分。必致神昏。以余積驗所得。實有未盡然者。茲特並及於此。以供同道之研究。蓋神昏爲熱入血分見症之一。謂神昏爲邪入血分則可。謂邪入血分必致神昏則不可。不觀夫梅毒入血。未聞即累及心臟者。血熱妄行。在女人則崩漏。在丈夫則吐血。亦未聞其血熱必有神昏者。良以熱勢鴟張。其來勢急。滿於經。溢於絡。如火上炎。無從外泄。直灼心包。君主無權。腦失清明。則神昏立至。苟其熱勢來緩。雖不減退。亦不增劇。即灼及心包。亦不致神昏。然其熱之鬱於血分。固自若也。因之久而化毒。亦屬有之。惟以女人爲較多。因女人有月經之故。易於傳入故也。然治法亦須涼血解毒爲主。茲將各種治法。分列於后。以清眉目。

程門雪按　以熱勢緩急。釋神昏與不神昏。最爲明徹。凡神昏必係高熱久駐。日夜不退。血熱妄行。直逼心包腦府而然。與經所謂氣之與血幷走於上則爲大厥同意。此所謂急也。若熱緩則進退有時。進雖高亢。其時不久。漸復減退。熱高之時。雖亦血沸上行。欲逼心包。但因無持續力量。未至即退。上而復下。故神不昏。所謂緩也。

温熱通用解毒藥　凡屬熱久化毒。無論神昏與否。皆可採用。

板藍根　甘中黃　人中白　金汁　烏犀角　神犀丹　菉豆　川連（鹽水炒大腸熱毒可用）

熱毒在肺方　見症胸中與腋下熱悶殊甚。或隱隱作痛。按之烙手。或咳嗽或不咳嗽而多粘痰。口乾燥舌絳苔黃。甚或脫液起糜。脈滑數。右寸更鼓指有力。白痦所見。以胸部爲最多。病在三四候以上者。

西洋參　甘中黃　川貝母　鮮枇杷葉　金銀花　鮮生地　鮮石斛　板藍根　冬瓜仁　鮮竹茹　淨連翹　香青蒿　海蛤殼　活蘆根　冬桑葉

加減法　胸中痛者。加絲瓜絡、廣鬱金、桑白皮、黛蛤散。去海蛤殼。見血者。加茜艸炭、活茅根、鮮藕汁、丹皮等。痰臭者。加苡米、丹皮、金絲荷葉等。咳痰不爽者。加全瓜蔞、淡竹瀝等。餘如鮮沙參、生石膏、地骨皮、知母、花粉、山梔、鮮竹葉、滑石、生甘草、嫩白薇、神犀丹、枇杷露、銀花露等。皆可隨意採用。

熱毒在胃方　見症脘中煩熱。按之烙手。口渴引飲。舌黃燥。久則胃液傷。舌脫液。或起糜。脈洪數。間有呃逆。或發瘢疹。病在二三候以上者。

生石膏　肥知母　甘中黃　大青葉　金銀花　鮮石斛　鮮生地　寒水石　板藍根　香青蒿　剖麥冬　鮮竹葉　天花粉

加減法　如衄血者。加茅根、茅花、黑山梔。去石膏、寒水石。如吐血者。加活茅根、鮮藕汁、赤芍、丹皮、仙鶴艸。不止。加犀角、十灰丸等。去石膏、寒水石。如發瘢者。加犀角、赤芍、丹皮。發疹者。加嫩紫艸、白薇、赤芍。舌起糜者。加鮮建蘭葉、薔薇露、香稻葉露。呃逆者。加枇杷葉、鮮竹茹、鹽水炒刀豆子。其餘如神犀丹、金汁、黃芩、鮮竹葉等。均可酌用。惟胃中熱毒。多兼肺腸。宜隨其所兼見症象加減之。

熱毒在腸方　見症日晡熱壯。臍腹熱。按之烙手。有白痦。亦以腹部爲多。大便秘結。或利下熱迫。小便短赤。口渴或不渴。小腹痞滿。有時隱痛拒按。脈滑數。右關沉實有力。舌黃燥厚膩。間見灰垢。病在三四候以上者。

川連炭（鹽水炒） 甘中黃 銀花炭 炒丹皮 炒白薇 鮮生地 板藍根 北秦皮 炒黃芩 肥知母（鹽水炒）
白頭翁（酒炒） 炒赤芍

加減法 如小腹痛者。防下血也。按之痛者。加鹽水炒青皮、焦山查、金鈴子、當歸鬚。如右腹角按之烙手而痛甚者。防成腸癰也。去知母、白頭翁。加米仁、敗醬艸、桃仁泥、冬瓜仁、全瓜蔞等。如果下血。前方去鮮生地、知母、白頭翁。加犀角、地榆炭、槐花炭、大生地炭、秋石、側柏炭、茅根、藕汁等治之。並須安臥勿動。倘因此而血下亡陰。或汗多亡陽。或氣急神昏。危在頃刻。是又不可拘泥成方。宜想隨時急救之法矣

熱毒在血方 見症周身脈絡不舒。肌膚發糙。身熱朝輕暮重。心煩少寐。合眼則夢語如讝。脣紅舌絳口乾不甚渴。間發癡疹。病在三候以上者。

眞犀角 炒赤芍 粉丹皮 嫩白薇 炒黃芩 鮮生地 板藍根 甘中黃 肥知母

加減法 見癡疹者。加大青葉、紫草。無汗者。加青蒿。譫語者。加紫雪丹或神犀丹。舌脫液者。加玄參、鱉甲、黛麥冬、鮮石斛。

凡以上治法皆須多服見效。倘朝令暮改。愈者鮮矣。

■中風温故論

劉民叔

風痹痿厥。奇恆之病也。奇恆者。言奇病也。謂其異於常也。素問分著四論。平載於第十二卷。然此四者。又每相兼病。如風痹風痿痹厥痿厥之屬。然則風痹痿厥可以分可以不分。可以兼可以不兼。分則其常。兼則

其變也。雖然。經義何以必於風痹痿厥分著四論而平載之歟。蓋四者爲同病而異名者也。中於陽命曰風。留於陰命曰痹。絶於下命曰痿。逆於上命曰厥。風與痿近偏於氣分也。痹與厥近偏於血分也。氣出於腦。血出於心。所以四者之同。同其病機。四者之異。異其病狀。智者察同。愚者察異。能識其一。則三者可以隅反。茲就中風而論之。

素問上古天眞論云。『夫上古聖人之教下也。皆謂之虛邪賊風。避之有時。』避之者。謂避虛邪賊風由外中入也。所以靈樞九宮八風篇云。『聖人避風。如避矢石。』金匱要略云。『客氣邪風。中人多死。』中風名病。此其義也。金匱又云。『人稟五常。因風氣而生長。風氣雖能生萬物。亦能害萬物。如水能浮舟。亦能覆舟。若五藏元眞通暢。人卽安和。』『人能愼養。不令邪風干忤經絡。適中經絡。未流傳腑臟。卽醫治之。四肢纔覺滯重。卽導引吐納鍼灸膏摩。勿令九竅閉塞。』所惜者。金匱之於中風。但啓其端。弗竟其說。且未出一方治。若侯氏黑散風引湯等。又皆爲後人所附。非金匱所原有。致令中風一門。羣言淆亂。安得折衷於聖。以定方治於一乎。

陰陽應象大論云。『邪風之至。疾如風雨。故善治者治皮毛。其次治肌膚。其次治筋脈。其次治六府。其次治五臟。治五臟者。半死半生也。』其尤甚者。則靈樞五色篇云。『大氣入於臟腑者。不病而卒死矣。』千金翼論云。『得風之時。則依此次第療之。不可違越。若不依此。當失機要。性命必危。』外臺秘要能知此義。觀其以深師桂枝湯麻黃湯冠於中風及諸風方一十四首之首。乃淺治風中皮毛肌膚之法也。又以卒中風方七首。次於其後。乃深治風中筋脈腑臟之法也。巢氏病源以後。諸家述風。不下數十百種之多。大抵皆素問風論。『風中五臟六腑之俞亦爲臟腑之風各入其門戶所中則爲偏風。』蓋皆善行而數變之雜風也。考孫眞人千金方第八卷云。『夫諸急卒病多是風。初得輕微人所不悟宜速與續命湯。』謂初得急卒病尙輕微切勿游移速服續命爲當務之急也。其後連載九續命湯主治多爲風中五臟之半死生證。觀其小續命湯第一方主治云。『卒中風欲死身體緩急口目不正舌強不能言奄奄忽忽神情悶亂。』又小續命湯第二方主治云。『大風經臟奄忽不能言四肢垂曳皮肉痛癢不自知。』又西州續命湯主治云。『中風入臟身體不知自收口不能言冒昧不識人拘急背痛不得轉側。』細繹諸續命方主治固無所謂六經形證也。乃後世竟倡依六經見證加減治之之說。一若續命諸方謹能淺治中風之表證而不能深及大風經臟之危證者。開人自爲說之弊致令中風危證百不一救。噫始作俑者其無後乎。

至於續命所主奄忽不能言冒昧不識人固有近於厥則暴死之厥也。然厥爲內逆病在血脈。風爲外中。病在神機。神機爲神氣遊行出入之道路。西說謂之神經。雖厥逆亦有涉及神經者而血脈則爲其大本也。中風亦有涉及血脈者而神經則爲其大本也。後人以厥爲內風則名已不正。又有以厥爲外風則言更不順矣。風之與厥判然兩途。然常有會逢其適併發中風厥逆爲風厥者。須知厥與風異。正以其無中風之口目不正舌強不能言拘急背痛不得轉側諸證也。

靈樞壽夭剛柔篇云。『病在陽者命曰風病。』五色篇云。『病生於陽者先治其外。』素問至眞要大論云。『從外之內者治其外。』既爲由外中人之風。汗而發之乃正治也。所以續命九方皆宗神農本草之『麻黃味苦溫主中風。』『發表出汗。』以爲主藥。西州續命方後且明著汗出則愈之效。又千金賊風第三所載之依源麻黃續命湯。則逕以麻黃題名矣。此爲三代秦漢。歷聖相傳之大法。兩晉隋唐。經師相授之驗方。民叔幼而學之。長而行之。用以圖治。治無不愈。愈無不十全。惟此十方之中。人參一品。最遺後患。察用人參者。凡七方之多。豈中風卒病之必用人參哉。徵之傷寒論。桂枝可以配人參。柴胡亦可以配人參。惟麻黃不可以配人參。以桂枝柴胡。非必汗之方。而麻黃則爲發汗之藥。凡病之必須發汗者。斷無配用人參之例。然則既以麻黃爲主之諸續命湯。主治急卒中風。其不應配用人參。理自顯然。乃檢千金方。竟以小續命湯之有人參者。爲諸續命方之冠。而以大續命湯之無人參者。殿於其後。不知大續命湯。實爲宗經之方。而孫眞人忽之也。又檢小續命所附之校註。凡小品。千金翼。深師。古今錄驗。救急。延年。俱未舍去人參。此爲習焉不察之故。晉唐諸師。一間未達。固不僅孫眞人之一人已也。

試詢曾病中風之家。凡久患手擘不能上頭。足躄不能履地者。不是未服麻黃發汗。即是早服人參補益。夫始病爲急卒之中風。未傳爲經年累月之痿躄。然何以有未傳痿躄之後患。則以始治之醫謀之不臧也。是故風與痿異。乃始傳未傳而已。若風之與痹。則靈樞壽夭剛柔篇云『病在陽命曰風。病在陰命曰痹。陰陽俱病命曰風痹』。邪氣藏府病形篇云『陰之與陽。異名同類』。故風痹之不同者幾希。

又考千金續命十方。有用附子者。有用石膏者。有附子石膏同用者。是則素問風論所謂『風之傷人也。或爲寒熱。或爲熱中。或爲寒中』也。

至於治積熱風方。及地黃煎。荆瀝湯等。乃中風門之別證。續命方之變治。即後世俗稱之類中風也。金元以後。標新立異。倡發因火。因氣。因痰之說。不揣其本。而齊其末。古代精義。喪失殆盡。近又有著類中秘旨者。

以厥病爲類中。舍經義。徇俗名。其失也。不過名不正而言不順耳。其後又有用治愈熱厥之驗方。藉以闡發類中秘旨者。不辨眞假。不析疑似。竟至題名爲中風斠詮。力闢續命諸方。斥爲不能復適於用。抑孰知中風之本在神經。與厥逆之本在血脈者不同。所以素問調經論云『肌肉蠕動。命曰微風。』千金方於目瞤動。口唇動。偏喎。諸證。皆須急服小續命湯。摩神明白膏。又於卒然體痙直如死。皆宜服小續命湯兩三劑。試檢漢唐之間。諸家治風。如排風。防風。八風等。皆不能越出續命範圍。此其故。蓋可不言而喻矣。乃中風斠詮。既溷風痹痿厥於不分。復淆內外上下於不別。則其失也。豈僅指鹿爲馬。行將正治中風之法。泯沒無遺。不度德。不量力。不自知其方效論錯之非。工於責人。拙於省己。是以君子深惜其未能取法乎上也。

或問預防中風之法。則金匱要略有云『房室勿令竭乏。服食節其冷熱。苦。酸。辛。甘。不遺形體有衰。病則無由入其腠理。』此言愼房室以固先天。節服食以培後天。上古天眞論云。『精神內守。病安從來。』攝生之士。其勉之哉。

□痹與中風之認識

賈省之

金匱云。『夫風之爲病。當半身不遂。或但臂不遂者。此爲痹。脈微而數。中風使然。』故痹亦風類。脈亦相近。病在大腦中球。則對側之半身不遂。病在頭髓胸髓之一側。則本側之上肢不遂。病在腰髓之一側。則本側之下肢不遂。是故半身不遂之風。病在大腦。但臂不遂之痹。病在脊髓。風撤於上下。故半身不遂。痹閉於一處。故但臂不遂。以此見風重而痹輕。風動而痹著。陽者爲風。陰者爲痹風寒濕三氣雜至。合而成痹。可知痹都屬於陰症。雖有熱痹之名。亦必外感陰邪所致。內經云。風氣勝者爲行痹。歷節疼痛。游走不定。其脈必浮。治當散風爲主。而以除寒祛濕佐之。參以補血之劑。所謂治風先治血。血行風自滅也。寒氣勝者。爲痛痹。俗謂痛風。其脈必濇。治當散寒爲主。而以疏風燥濕佐之。參以補火之劑。所謂熱則流通。寒則凝滯。不通則痛。通則不痛也。濕氣勝者。爲著痹。肢體重著。或爲疼痛。或爲麻木不仁。其脈必緩。治當燥濕爲主。而以祛風散寒佐之。參以補脾之劑。蓋土旺則能勝濕。氣足自無頑麻也。三痹各有所勝。故用藥以勝者爲主。

又有五合之痹。筋痹。血痹。肉痹。氣痹。骨痹是也。以春遇之爲筋痹。以夏遇之爲脈痹。以至陰遇之爲肌痹。以秋遇之爲皮痹。以冬遇之爲骨痹。在骨則重而不舉。在脈則凝而不流。在筋則屈而不伸。在肉則不仁。在皮則逢寒則急。逢熱則縱。筋痹爲病。應乎肝。肝痹者。夜臥則驚。多飲數小便。上爲引如懷。宜活血以補肝舒氣以温腎。脈痹爲病。應乎心。心痹者。脈不通。煩則心下鼓。暴上氣而喘。嗌乾善噫。厥氣上則恐。或懷熱太盛。或寒入於經絡。或濕犯於榮衛。因而血搏。遂成其咎。或左右偏枯。或上下不能制尅。千證萬狀。皆失血也。宜補血活絡。肌痹爲病。應乎脾。脾痹者。四肢解惰。緩而不能收持。發欬嘔汁。上爲大塞。宜節飲食。安起居。皮痹爲病。應乎氣。即肺痹也。氣奔喘滿。皮膚無知覺。貫於舌則不能言。遺於腸則不能溺。宜節思慮以養氣。慎怒以全眞。骨痹爲病。應乎腎。腎痹者。善脹。尻以代踵。脊以代頭。骨重不可舉。傷於腎也。宜滋陰益腎。

總之痹者閉也。陰邪也。陰邪之來。無不凝滯氣血。故金匱針以引陽。湯以蠲痹之類。通治一切痹症。不外補助眞元。宣通絡脈。使氣血流暢也。

中風分眞類二途。眞中有中腑。中臟、中血脈、中經絡之不同。中腑者在表也。卽仲景所稱之中風症、治與傷寒仝、中臟者乃風邪直入於裏。不語中心。脣緩中脾。鼻塞中肺。目瞀中肝。耳聾中腎。而入手須先分閉脫。閉者牙關緊閉。兩手握固。宜疎通開竅。熱閉牛黃清心丸。甚則三化湯。冷閉橘半姜汁湯。脫者口張脾絕。目合肝絕。手撒心絕。鼻鼾肺絕。遺尿腎絕。以及髮矗直視。搖頭上竄。面赤如妝。汗流如珠。法當溫補元氣。急用大劑附子理中湯。若痰液壅盛者、加袪痰之品。中血脈中經絡者。其症口眼歪斜。半身不遂。言語澀蹇。宜養血疎風。大秦艽湯主之。偏於左者屬血。佐用四物湯。偏於右者屬氣。佐用四君子湯。左右俱病者合八珍湯。

類中風者。李士材分火中。虛中。濕中。寒中。暑中。氣中。食中。惡中。等與中風相類。而實非中風也。火中者河間所謂癱瘓。良由將息失宜。火盛水衰。卒然昏倒。宜瀉南補北。可用地黃飲子等。虛中者卽東垣所謂猝中昏憒。皆因氣虛痰壅。宜六君子湯。濕中者卽丹溪所謂痰中也。濕生痰。痰生熱。熱生風。因而昏冒。宜蒼朮二陳湯。寒中者。手足厥冷。臍腹冷痛。宜溫散附子理中湯。暑中者。面垢暈倒。昏不知人。急用千金消暑丸灌之。醒後以益元散清之。氣中者。七情氣鬱。氣逆痰潮。牙關緊急。極似中風。但中風身熱。中氣身涼。中風脈浮。中氣脈沉。端宜深究病根。權予木香調氣散服之。食中者。醉飽過度。感寒惱怒。胃氣不行。忽然厥逆。先引上吐。次以神朮散和之。惡中者。登塚入廟。冷屋棲遲。邪氣侵人。卒然妄言。先灌以姜葱湯。次以蘇合丸和之。

總之眞中風風從外入。類中風風自內生。故凡眞中風之病。必連經絡。多見歪斜偏廢之候。與類中風之由內致病者自是不仝。患眞中之人。幸而得痊者。亦半身不遂。抱疾延年。大抵十年之內。病必再發。再發卽不救矣。蓋由除邪難盡。流連蘊伏也。

綜上所論。痹症有八。風有類眞。痹乃陰寒。風乃陽氣。二者其形彷彿。其實則異。殊有認識之必要。

◻勞熱之凶險

蔡陸仙

在本文未敍述以前。請先爲規畫勞熱二字之範圍。

所謂勞熱云者當含有下列三種意義（1）因勞成熱。（2）因熱成勞。（3）勞熱症。前二者屬於病理的。後者屬於病症的名稱。試再分述之如下。

所謂因勞成熱者。謂因役其心志。勞其形體。動其五志之火。而內熱生焉。大概因勞成熱。其病因有三（甲）房勞傷其陰精。致腎火炎熾。而成種種虛熱。（乙）思慮傷其心血。心血耗損。虛火上炎。而發生種種熱象。（丙）勞倦傷脾。操勞太過。運動而致於疲勞。則脾陰受傷。或飲食太過。致脾胃勞頓。皆能發生虛熱。而消灼其肌肉。因動則生陽。陽亢則陰耗。脾主肌肉。脾傷則肌肉消損也。因熱成勞者。其病因亦可區別之如下。（甲）腎精衰竭。相火內燔。致房慾不已。漸成勞怯。（乙）恚怒不時。肝火橫決。動血耗氣。暗損眞陰。漸成勞損。（丙）心火不能得水相濟。致煩灼過度。耗血傷陰。神志暗損。積久成勞。（丁）烟酒辛熱。厚味膏粱。均能壅熱傷肺。肺傷則吐血咳嗆成勞。（戊）憂思鬱結。致脾氣鬱而成火。火旺則脾陰日傷。不能濡化穀食。而逐漸成虛損。以上皆因熱成勞之病因也。惟上述皆歸於病理方面。尙屬空泛。請再言屬於病症方面之勞熱。俾能研求其治法。而推測其凶險焉。

所謂勞熱二字。屬於一種病名者。蓋概括虛勞發熱症之各方面。而成爲一種專門病的研究也。夫病名勞熱。在病理上當名之爲勞。在病狀上當不出軀體灼熱之範圍。而分別其狀態輕重。以斷其病之由來及變化之凶險焉。關於勞熱症。以鄙見所及。其種類可區別如下。

（一）**骨蒸熱**　骨蒸熱者。謂其熱之由骨髓內蒸發而出。其病狀身熱汗多不解。或無汗而焦灼。或夢寐中盜汗。其熱狀在膚表上不覺其大熱。但以手覆按之。覺按之愈重愈久。其熱勢愈灼愈劇也。其病因爲腎虛火炎。精枯血損。其兼症有咳嗽吐血遺精。形羸消瘦。女子更有經閉不行之徵象。即俗所稱乾血勞者是也。其凶險能使髓涸精枯。血液消盡。形瘦骨立而死。其凶險期間大約不出百日也。

（二）**潮熱**　潮熱者。謂身熱每日當日暮而作。有一定之時間。如潮汛之應期而至。故名潮熱。其病因多由失血後。積瘀未淨。阻其營衛生化之機能。而有乾血死血滯瘀於經絡間也。其兼症有遺精吐血咳嗽。顴頰紅。皮膚乾糙。兩目黯黑等狀。若其病勢演進。其凶險大約亦不出百日左右也。

（三）**往來寒熱**　往來寒熱。其症惡寒時即不身熱。身熱時即不惡寒。寒熱有往有來。故名往來寒熱。其症有類瘧疾。惟瘧疾之往來寒熱。每日休作有定時。往來寒熱則一日數發。其發或早或遲而無定規也。往來寒熱其病因在於營衛不和。在傷寒雜病初起。本無多大關係。惟勞損日久。症再見往來寒熱。延久不愈。是則營衛交虧。氣血兩損。亦多致危殆焉。

（四）**乍寒乍熱**　乍寒乍熱者。寒熱無定。倐發倐止。俗所謂虛寒虛熱。其所異於往來寒熱者。因往來寒熱。必寒熱互爲往來。而乍寒乍熱。則或熱或寒。不必寒熱悉具也。其病因亦由氣血交虧。營衛滯阻而不暢也。此症單獨發見。勢本非重。惟於勞損症見之。久則未有不增劇致變者也。

（五）五心煩熱　五心煩熱者。謂手足心及心中煩擾而亢熱也。其症本屬陰虧火旺。久病及勞損症見之。爲後天水穀之津氣不能濡布而奉心化血之源枯涸也。其危害不亦大乎。

綜上所述虛勞發熱各症。延久不愈。極爲可慮。如再兼見咯血痰嗽遺精泄瀉盜汗。瘦削經閉夢與鬼交。口燥鼻乾頰紅顴赤咽疼失音等症。則勞瘵之勢已成。其凶險不問而知矣。以上各症或先勞熱而見或先見勞熱。後見各症。均屬凶險。至於治法。在勞熱初起或未萌時。按法治之。多能獲愈。若夫勞熱既成。雖名醫且將束手。况治之不得其法者乎。今人於勞熱症初起時。每多忽視。迨延久莫療。又委命歸天。宜其夭枉者多。而藥石之所以無效也。大概勞熱症在初萌時之治法。不外「壯水之源。以制陽光」參以益精養血消瘀化痰之品。隨其兼症斟酌用之。再能同平五志之火。外絕七情嗜慾。調其飲食。適其寒溫。以調治之。雖勞熱至凶險之途。尚能挽救什一。况未雨綢繆。安可必其無效耶。

■虛汗

賀芸生

汗即人身血液中之廢料。從汗腺排泄之液質。可以調劑體温。所以每逢天氣炎熱。衣服多著。勞動太甚。飲酒過量。都能出汗。此乃身體上自然之趨勢。原毋驚奇。然細考其質。則有應出應止之不同。且或惟恐其出而不透。或惟恐其止而不盡。蓋因其形雖同爲汗液。而其質乃分血液之廢料與養身之津液。其果爲血液之廢料者。則惟恐其不出。且惟恐出而不透。其或爲養身之津液。則惟恐其不止。且惟恐其止而不盡。蓋血液廢料所成之汗。則出之無損。留之有害。且能因其暢出而無病。或能因其暢出而愈病。若是養身津液所成之汗。則出之不利。留之有益。且能因其多出而成病。或能因其久出而增病。血液廢料所成之汗。是應出之汗。是有益之汗。故稱之謂實汗。養身津液所成之汗。是應止之汗。是有損之汗。故稱之謂虛汗。茲舍實汗不言。而論虛汗。

虛汗者。體虛而出也。亦出則體虛也。夫人身之肌肉皮膚。經絡臟腑。均須津液滋潤灌養。而人體之表。有固護之能。人體之裏。有攝收之力。若陽不外衛。氣不內守。則津從外奪。而成虛汗。故同屬虛汗。而又分虛在何處。治用何法。亦非一法所能療治各種虛汗也。復不厭詳。分述各種。當亦爲讀者之所願聞乎。

一、心虛汗 此由思慮太過。心臟衰弱。血液不足。別處無汗。獨當心一處汗出。津津。應用養心補血之法爲治。

二、肝虛汗 此由肝氣不足而汗也。應用養血柔肝之法爲治。

三、脾虛汗 此由脾氣不足而汗也。應用健脾益中氣之法爲治。

四、肺虛汗 此由肺虛而自汗也。蓋肺虛則表不能衛。應用補肺固皮毛之法爲治。

五、腎虛汗 此由腎氣不足而汗也。應用補腎助封藏之法爲治。

六、胃虛汗 此由胃氣虛弱。水穀氣散而汗出也。應用補氣運脾之法爲治。

七、陽虛汗 此由陽氣虛而自汗也。蓋陽虛者陰必乘。故身體倦怠。發厥自汗。或因衛外之陽不固。或因脾中之陽衰微。應用固表健中之法治之。

八、陰虛汗 此由陰血虛而自汗也。蓋陰虛者陽必湊。故肌膚澀而發熱。應用滋陰養血之法爲治。

九、盜汗　此卽寐時出而醒時無也。由於平時衛虛。不能鼓其脈氣於外。不能約束津液。當目瞑時。衛氣行陰。血氣無以固其表。故腠理開則汗出。醒則行陽之氣。復散於表。則汗止矣。應用養陰清熱之法爲治。

上述皆是虛汗之症。其或多出不止。則成亡陽亡陰之二大症。亦分述如左。

甲、亡陽　此乃虛汗多出危症之一。由於汗出不止。陰氣上竭。虛陽外越。多見身惡寒。手足冷。肌涼汗冷而味淡微粘。口不渴而喜熱飲。氣微脈空。眞陽亡脫在頃刻之時。若用寒涼藥折之。則其假熱象愈盛。宜大溫大補兼鹹降之品。以俾直達下焦。引其眞陽下降。而汗乃隨止。此與亡陰之汗。大相懸絕。治法截然不同。而轉機在頃刻之間。界限不清。則生死反掌之事也。

乙、亡陰　此亦虛汗多出危症之一。由汗多出而陰液傷。以致肌膚燔熱。汗熱味鹹。心煩畏熱。口渴喜冷飲。氣粗。手足溫。脈實。應用甘寒滋潤以涼心斂肺。而佐以收濇之品。蓋心主血。汗爲心之液。故當清心火。汗必從皮毛出。肺主皮毛。故又當斂肺氣。斯時陽氣未動。故純用陰藥。

芸生乃淺學寡聞者也。就記憶所及。述虛汗種類如右。以應中醫療養專刊之徵意。簡文拙聊。資續貂然於此亦可窺國醫辨病之細。治病之詳。而非潦草塞責者之所可比擬也。尤望病者毋以爲病必須汗。汗必須止。應識其汗之所來。與夫汗之所由而立。其應出應止之法。庶無毫釐千里之謬矣。

■遺精之攝養與藥治

陳存仁

緒言

遺精一症。爲近時青年之通病。患者奇衆。十年前編某報時。外界來函詢問遺精治法者。月必二三百起。拆閱來信。令人訝異萬狀。此症在青年身強力壯者。偶一患之。尚不足爲病。若有夢遺精者。則爲慾念過熾。相火太旺所致。夢遺既久之後。身體漸虛。卽相火並不旺盛。虛火浮越。卽致無夢遺洩。此爲『滑精』症。乃遺精中病勢較重者。由於精遺滑利。腎氣不納。攝護腺失却約束。精關不固所致。略有積儲。卽行滑洩以去。不特虛耗精液。摧殘生機。且使本有之健康。無力維持。於是日臻衰弱。虛象紛呈。如背痠、頭暈、耳鳴、目眩、健忘、思想減退、胃呆、肌瘦、神疲諸象。甚則怔忡、心悸、畏寒、盜汗。循至咳嗽吐血。潮熱而正式成爲癆病。蓋腎陰虧。則虛火上逼。肺陰涸。則易成癆病。甚矣滑精傷身之烈。可不懼哉。滑精之症。且其患病之際。並無痛苦。不若傷寒溫熱痢疾瘧疾諸症。患時不能起身工作。故當人事紛紜。經濟不裕之際。每置若罔聞。絕不切切求治。且治傷寒溫熱等病。易於速愈。服藥有效無效。數日卽見。若治滑精則不然。不特速效難期。且服藥後有效無效。恆非半月一月不能知。有此二因。無力者。無恆者。孰能以長時期貼然就醫。明知涓涓不塞。傷身之源。亦惟有聽其自然所至。一待成癆。悔雖無及。不得已耳。

遺精一症。大別之有遺精、夢遺、滑精、白日滑洩四種。原因各異。病象各異。治法各異。是以常有甲服某方而效驗立見。乙服某方而病勢益劇。此無他。遺精種類不一耳。分別言之如次。

一、遺精

（症象）素秉強壯之未婚青年。絕無虛弱證象者。思想純正。事務紛繁。絕不作狎邪想。或狎邪遊。夜間無夢遺精。次晨起身。毫無異狀。且無其他痛苦。但本症發生頗爲難得。必隔多時。始又發生。且其期似暗有定期。其量亦似暗有定量。或一月一次。或數月一次。此症與夢遺之症較。則遺時無夢。與滑精之證較。則遺時無虛弱狀態。結婚之後。此症即自行消滅。鰥獨之康健壯實者。有時偶亦發生。然統計症象若此者。爲數極少。百人中三四而已。

（原因）本症所以有此現象者。非由於相火之盛。故遺時無夢。亦非由身體之虛。故患者素爲康健壯實之青年。內經有言曰。男子二八（二八言十六歲也）而腎氣盛。精氣溢。康健壯實之青年。儲積既久。漸漸充滿。因而溢損。故本症發生頗爲難得。必隔多時。始又發生。且暗有定期定量也。患者必素秉強壯之未婚青年。所以能充滿而溢。精溢之次日。必毫無異常。或其他痛苦。且患者思想純正。事務紛繁。絕不作狎邪想。或狎邪遊。此所以遺精而無夢。精滿溢。故結婚後本症即自行消滅。鰥獨之壯實康健者。亦有溢精之時。故偶亦有發生本症者。惟爲數益少矣。

（治療）本症係充實滿溢。乃生理上自然之狀態。並非病象。毋庸治療。苟投以湯藥。反生他變矣。

二、夢遺

（症象）夜夢與女子交媾。陽物強舉。精洩莫能自禁。

（原因）此症由於受外界之引誘。慾念昌旺。相火盛熾。日有所思。而後夜有所夢。心理上起幻覺作用。恍惚與婦女交媾。以是而有精遺洩。統計患者。青年發育後十有七八之多。惟次數各有不同。或多或少。少則一年一二次。多則一月四五。大概春夏較多於秋冬。富貴者較多於貧賤。城市中較多於鄉間。在發育後三四年中之次數尤多。

（攝養法）甲、少近婦女。乙、絕止觀覽淫書淫畫。丙、不觀淫蕩戲劇。以及其他足以引起妄念之游藝。丁、常讀高尚小說。研究正當學術。以遷移其思想。戊、禁止吸烟飲酒及其他刺激食品。己、眠時勿過熱。能使用硬被褥者更佳。

（變症）遺精既久。漸成習慣。致遺精時或時有夢。或時無夢。臥時略一受性慾衝動。精即流洩。甚者不受慾念衝動。精亦流出。此則變入『滑精』之狀態。較為耗傷。

（治療法）夢遺治療之法。分治本治標二途。一、治本。即謹守前述之攝養法。清心寡慾。治本之計也。二、治標之法。須用丸藥以泄火止遺。㈠用大補陰丸。此丸為知母、黃柏、熟地、龜版四藥配成。㈡用知柏地黃丸。此丸為知母、黃柏、熟地、山萸肉、山藥、丹皮、澤瀉、雲茯苓八味配成。㈢用封髓丹。此為黃柏、砂仁、甘艸配成。

三、滑精

（症象）患此症者。精自流出。非被逼而遺。故名滑精。不僅未婚青年有之。婚後亦有之。夢遺者必有夢而遺。即無夢之際。但略覺恍惚。精自流出。非如遺精者必身體強壯。絕無虛弱者也。其流出之精。與夢遺之精相同。惟視有夢所遺者。量多而質薄。黏性亦遜。滑精之後。明晨起身。較夢遺者為疲乏。精神亦劣。或竟難於自支。臥床不起。又有最甚之滑精。竟在日中亦自流不禁。本症常兼見腿軟、耳鳴、盜汗、面黃、健忘、畏寒、陽萎、早洩、畏熱、無嗣、腰酸、背痛、頭暈、目眩、肢冷、胃呆、怔忡、心悸、神搖、骨蒸、肌瘦、胸悶、神疲、軟弱等象。次數無呆定。

（原因）此症原因多端。較為複雜。略述如次。

甲、由夢遺積久。精道滑利。漸成習慣。譬諸自來水之開關。歷年既久。滑利異常。水自流出。乙、由身體虛弱不能自攝。丙、由於操勞過度。丁、由於縱慾過度。戊、由於思想過度。己、由於手淫及其他種種非法出精。庚、由於生理的原因（如濕熱蘊蒸。下部、心腎不交等）辛、大病之後。元氣損傷。不能自攝

（變症）精滑不治。則症日加重。頭眩、髮落、神色枯憔、咳嗽吐血、骨蒸煩熱。促人生命。

（用藥）此症遠甚於夢遺。非讀者自己可以治療。當請良醫逐漸調治。否則必肇他變。蓋此症原因多端。變化百出。不可輕忽。惟通常病者。每服濇膩之品。以圖取效於一時。實則治標而不顧本者。必致重發。而其病急且多。愈治愈頻。決不能根本痊愈。故欲求根本痊愈。當以固本為主。攝精次之。關於遺精用藥。今以葉天士、張聿青、丁甘仁、三家醫案遺精用藥錄之如后。因遺精之症。近代為多。清代以前之醫案。治法晦澀。且往往與淋濁混為一類。（如圖書集成等）為崇尚實驗起見。故取葉張之醫藥代表清代。丁師之醫案代表民國用藥及次數。摘錄如次。

藥名上面之數碼。係應用次數。以示用途繁簡。此為統計工作。余取古今醫藥書籍三百種。作縱橫數種統計。以備治學參考之助。此其一小部份也。

甲、葉天士醫案

18剪芡實　17熟地　16湖蓮　15茯神　15五味子　12淮山藥　13茯苓　12遠志　11龍骨　9金櫻子

7桑螵蛸　7山萸　6人參　6覆盆子　4黃柏　4女貞子　4秋石　3麥冬　3龜甲　3牡蠣

3兔絲子　3澤瀉　3草薢　2線膠　2川斛膏　2益智仁　2沙苑　2丹皮　2甘草　2蛇床子

2河車膏　2砂仁　2韭子　1生地　1柏子仁　1穞豆衣　1苡仁　1川連　1青鹽　1旱蓮草

1天門冬 1桔梗 1龍胆草 1淡菜 1胡黄連 1猪苓 1瑣陽 1神麯 1淡蓯蓉 1補骨脂

1川石斛 1知母 1滑石 1白朮 1金櫻子 1炒杞子 1棗仁 1陳皮 1麥芽 1牛膝炭

1阿膠 1金箔 1木香 1當歸 1牛骨髓 1猪骨髓 1鯉魚膠 1魚鰾膠 1羊骨髓 1鹿角膠

乙、張聿青醫案

22沙苑 17山藥 14兔絲子 13於朮 13煅牡蠣 12雲茯苓 11奎黨參 11花龍骨 10補骨脂 10茯神

10厚杜仲 9熟地 9杞子 8山萸肉 8廣皮 8建蓮 7細生地 6白芍 6澤瀉 6淡蓯蓉

6草薢 5金櫻子 5甘草 5蓮鬚 5製半夏 4玉竹 4剪芡實 4棗仁 4穀芽 4生薏仁

4猪苓 4砂仁 3製首烏 3參鬚 3白歸身 3遠志 2巴戟天 2黄耆 2貝母 2天門冬

2麥門冬 2海蛤 2白菓 2竹茹 2大淡菜 2黄柏 2建紬 2枳實 2香附 2淡芩

2阿膠 2大棗 1女貞子 1胡桃 1西洋參 1珍珠母 1扁豆 1龜版 1木香 1火麻仁

1連皮苓 1薑渣 1人參 1川朴 1焦查炭 1焦麥芽 1滑石 1知母 1桂枝 1旋覆花

1代赭石 1白薇 1煨益智 1車前子 1甘草梢 1龍胆草 1白夕利 1穭豆衣 1柏子仁 1地骨皮

1淮小麥 1龜版膠 1線魚膠 1鹿角膠 1都氣丸 1威喜丸 1青蛤散 1猪肚丸 1孔聖枕中丹

丙、丁甘仁醫案

3天門冬 3白蓮鬚 3川黄柏 2潞黨參 2硃茯神 2大砂仁 2前芡實 2左牡蠣 2青龍齒 2生地

1女貞子 1大熟地 1遠志肉 1桑螵蛸 1棗仁 1炙黄耆 1紫石英 1川貝母 1春砂殼 1龍骨

1南沙參 1嫩鈎勾 1象貝母 1穭豆衣 1杏仁 1北沙參 1半夏

（食養療法）此症食物療養品爲下列數種。

甲、蓮心（卽普通蓮子。每日以此煑羹。作爲點心。）

乙、蓮鬚（以新鮮蓮鬚。煎茶飲之。味帶澀頗艮。）

丙、芡實（卽鷄頭。煑羹作點。）

丁、山藥（煑食作點。或製爲泥。或蒸爲餌。均可。）

戊、金櫻子（卽新鮮菓類。）

四、白日滑洩

『見色流精。』已屬滑精症中劇烈狀態。然尙有白日未見色而精自流者。其程序大旨如此。未婚少年。平日好與朋黨聚談色慾狎褻。娓娓不倦。得遺精症。初有夢象。久而精關滑利。無夢而精自遺。繼則精關固攝之權消失。雖白日亦自流。不能自制。精者生之本。令人虛象紛起。無一幸免。於是白日亦致流精。痿弱日進。其人精臟空匱。勢將不起。此時病者每惑於西醫所言神經衰弱。或中醫虛濁之說。猶未知白日流精焉治之之法。較滑精當更進一步。李氏醫書曰『人身之精。貴於金寶。初因相火不寧。久則相火擅權。精元一走而不固。甚則夜失連連。日亦橫流不已。宜坎離丸。』

按有夢之遺精。由於慾念之衝動。日思而夜夢焉。無夢滑精及白日流洩。由於腎虛精關不固之故。前者爲實證。後者爲虛證。其病勢判然有輕重之別也。故有夢精遺。治之極易。雖患之三五年之久。亦無生命之憂。無夢滑精及白日流洩。則入於癆病狀態。每形寒畏冷、神疲肢麻、吐血咳嗽等象。金匱要略謂『虛癆之病。脈浮大。手足煩。陰寒精自出。』又謂『脈弦而大。此名革。亡血失精。』又謂『小腹弦急。陰頭寒。脈動數緊。男子失精。女子夢交。』所謂『失精』者。即金匱形容滑精之象也。治法當與調治全身之虛弱病症固非三五劑所能奏效。病者宜深知之。

附識

遺精之症。近代頗爲流行。攷證曆代醫書。此症記載。比較簡略。且病名亦不一致。攷證如次。

內經病名——『精泄』『流淫』『傷精』『白淫』

金匱病名——『失精』『夢交』『精自出』

丹溪心法病名——『夢精』『夜夢鬼交』『精滑』

直指方病名——『尿精』『漏精』『夢泄』

沈氏尊生病名——『遺泄』

證治要訣病名——『遺瀝』

慎齋遺書病名——『瀝精』

以上皆古書攷得病名。錄之以供參考。近時俗名謂之『走陽』。粵人呼爲『同精』亦附述於此

■脚氣病之療養

百忍

一個疾病的造成。對於「天時」「地理」「人爲」都有莫大的影響。照今後的天時。已將漸入霉季。而上海又地處沿海多澤之區。並且更是食米和水產動物最著的場合。以故對於中西學說脚氣病的成

因都包含着。不是嗎。沿海多濕之區。當然也就是地氣卑濕之鄉。加上一個多濕的霉季。更有日食上白米的（米中毒）缺乏維太命乙。或是多食水產的魚中毒。假使攝養方面再一不留神。這樣的齊管而下。脚氣病焉有不成之理。在最近數日中。作者對於這種病症亦已數見不鮮。如此更加證實上述的各種因素是的確的了。

脚氣的病名在金匱上已經見到。由此亦可知中國古時也早已有這種病患。生在兩漢間稱之謂「緩風」到了晉宋時代方才普遍的呼爲脚氣。雖然中國醫藥上對於這種病的治療率很能應手。但是可惜到現在還沒有更新的發明。

脚氣是新陳代謝和神經系的病症。高原和麥食的區域比濕地與食米的地方少。病患有慢性和急性兩種。乾脚氣和濕脚氣大都屬於慢性。脚氣冲心則是急性的危症。我們療治這種病患。必須詳細辨明「原因」「症狀」再施行適當的療養。那才不致有延重病症的錯誤。

現在先說乾脚氣。是由於血虛兼濕熱的緣故。患這種病的。或是在時症沒有痊愈以後。或是濕熱久鬱於肝胆。輾轉竄入經絡。那時脚部就見到軟弱無力。筋脈踡縮。攣急頑麻等現象。並且不腫。只不過不便轉動吧了。還有的竟是露出神經衰弱的症狀。在病症初起。飲食方面也無特殊影響。因爲乾脚氣的特徵是肌膚不仁。所以又稱爲麻痹性脚氣。治療方面普通總是用「潤血清燥法」另外或者再用簡便的食養做副治。如牛奶、鷄蛋、麵食、肉汁、以及豆穀等爲宜。飲料也以麥湯之類爲合。假使是屬於血虛和濕熱重者應用四物湯——地黃、當歸、白芍、川芎、——加牛膝、苡仁、獨活、蒼朮、木瓜、澤瀉等。如果風濕比較重的。當然要着重於祛風養血的藥物。假使是實症。應用疎肝利濕之法。（金鈴子。延胡索之類。）加黃柏等品。

濕脚氣又名浮腫性脚氣病。患初起的時候很是輕微。而且不大容易覺得。漸漸的就有步履不便。兩足軟弱的進一步徵象。現出那時病人也已得到苦處。並且自跗至膝發生浮腫及麻痹的症狀。用手指去按有凹窅。痕跡很深。好多時候方才可以回復原狀。浮腫不上升的。爲輕。漸漸上升而假使無法制止。爲重。而且有脚氣冲心的危險。這病的成因。由於地氣的卑濕。脾胃失却健運的能力。營養分配不夠。也有的是飲食本身缺乏營養素。（白米之類。）以及寒濕下注等關係。初起的時候用雞鳴散——紫蘇、木瓜、桔梗、檳榔、陳皮、吳萸、生姜——就可以奏效。挾有濕病而見到小便黃赤。口渴者。可以酌加茵陳、知母、黃柏等。如有大便清泄。手足厥冷。口中不渴等寒化現象。那末須要加溫補強壯之劑。如附子、乾姜、肉桂、吳萸等品。總之隨你症狀如何的變化。必不出利濕疎風。行氣祛濕。健脾除濕。溫腎化濕的法門。只不過隨症加減而已。對於飲料方面。也以麥湯等最宜。食品也以牛乳。半生雞蛋。淡泊肉類。豆粉等流動性而且容易消化的適當而有益。

如果脚氣的麻痹和浮腫漸漸的上升。而且病人又見到腹脹、嘔吐、胸悶欲絕等症。這已是踏上脚氣冲心的階段。是由於水濕之毒內傷及腎臟。腎傷之後。水濕即上凌侵犯心臟。更有的是初起失治或者誤治。以致厥氣上逆。濕濁不降。也就是病毒先犯及神經和筋肉。深進一步的侵害心臟血管。因此營養也發生重大的障礙。預防冲心和初起。當用金匱腎氣丸——熟地、萸肉、山藥、茯苓、丹皮、澤瀉、牛膝、車前、附子、肉桂、——也有用半夏湯——半夏、黨參、肉桂、乾姜、附子、甘艸、細辛、蜀椒、——寒重者仍可用附子雞鳴散。虛症可以重用八味丸——熟地、山藥、吳萸、丹皮、澤瀉、茯苓、附子、肉桂、——或四物湯加蒼朮澤瀉等對症藥並。且如已患脚氣冲心不可心亂。須要絕對安靜。施行各種有效治療。食物方面可以用少量的牛乳、肉汁、麵食、鷄蛋、藕粉等。在胸內苦悶呼吸困難的時候。暫時勿必多給東西。他吃飲料也比較用麥類富含惟太命乙的湯水相宜。

患了脚氣以後。主要是賑藥調理。並且多吃富含乙種維太命的飲食。如果大便秘結。不可以濫吃瀉藥。因爲這不是因積而生便秘。是爲了體內缺乏營養因素的緣故。並且還要禁忌刺戟性的香辛飲食茶烟等。過熱過冷的食物不容易消化的食品如醃魚、醃肉等。行動方面也要注意。因爲患脚氣病的人。不能再作激烈運動和工作。以及不合衞生的生活。因爲脚氣病人的心臟比較平常人容易興奮。如果生活越超常軌。並還容易轉變爲脚氣冲心。又有好多人的脚氣是水土不服的關係。經過同返故鄉的轉地療養以後。也可以勿藥而愈的。

缺乏乙種維太命的脚氣病。在吃糙米的人羣中很少見。所以在平時只要注意飲食的適宜。以不缺乏體內任何原素爲原則。預防缺乏維太命乙。只須多吃容易消化而富含維太命乙的食物。米糠酵母製品可以常常購服。餘外用米糠煮水代茶。以及日常食物注重糙米、麵食、豆、蔬菜、水果、蛋、牛奶等。並且對於患感冒熱病或孕婦的人們尤宜注意。因爲這種人對於脚氣有特別的誘惑性。

脚氣病的種種。在上面差不多都已述到。現在再介紹藥療和食養的兩張驗方如下。以供大家參考。

藥療的一張。是秦伯未先生的實驗方。現在將原文錄下。

脚氣——世人治脚氣專事逐理。伯未用下方提氣理濕。功效勝彼十倍。

黄　芪三錢　人　參錢半　白　朮三錢　肉　桂五分　柴　胡三分　防　風一錢

苡　仁三錢　芡　實三錢　陳　皮三錢　木防巳三錢　陳木瓜三錢

食養的一張是作者經過十數次的實驗而證明有效的。是用紅棗和花生米各等分。每日共煑不拘時服。並可當作點心。可和蓮子羹等媲美。現在更將紅棗和花生的成分與醫治作用錄後。由此可以看出紅棗和花生所以能治脚氣的原因來。

紅棗——含有糖質及粘液質等成分。生棗性味涼甘。乾棗則變爲平甘。又有人說是温性。這恐怕是生棗製成乾棗的過程中所受陽光的關係。也就是科學說法的紫外線。有調和營衞。流通氣血。輸佈津液。補養脾胃。潤肺安神。並可治療貧血的功用。紅棗到胃中與胃酸起化學作用而成爲有效的糖素。到腸被腸壁吸收。更再傳達至血液中。使血中的氣化力加增。以致細胞的繁殖力擴大。所以在藥用上常常做緩和強壯劑。再節錄本經和別錄的學說和上述種種互相對照。本經「主心腹邪氣。安中養脾氣。平胃氣。通九竅。助十二經。補少氣。生津液。補身中不足。療大驚。四肢重。和百藥」別錄「補中益氣。堅志強力。除煩悶。療心下懸。除腸癖」其他如大明東垣各家學說也大都相仿。故而不再贅述。紅棗既有如此的功效。所以西說紅棗有甘和滋潤與解血液燃熱的能力。這樣說來中西醫藥對於紅棗的學說也就不謀而合了。

花生——含有甲乙種維太命以及蛋白質、脂肪、炭水化合物。並含礦物質內的鐵、鈣、燐化合物。生花生的時候是性辛而味甘。煑熟以後辛味隨蒸氣而揮發。故而成爲甘平的食物。有潤肺化痰。悅脾和胃。以及滋養功用。能夠促進生長機能。補助穀食的不足。的確是治療脚氣病無上的聖品。

照上面紅棗和花生的成分功能分析看來。對於脚氣病的原因和病象。眞是面面俱到的良劑。既含有滋養成分。尤其是脚氣病主因的維太命乙都豐富的含有着。由於血虛者。紅棗又有治療貧血的可能。而花生中所含的蛋白質又比任何豆類穀類食物優越。對於濕濁方面則又有利水作用。因此我們再可以引證內經上說「飲食入於胃。遊溢精氣。上輸於脾。脾氣散精。上歸於肺。通調水道。下輸膀胱。」由這點上看。紅棗花生的補益脾肺等功用。並且還可以得到利水的結果。按尿由膀胱中排泄出來。是血液中新陳代謝的作用而傳到腎臟。再輸達到膀胱。現在既然可以增多尿的排出量。那末週身的廢物漸可外行。營養機能當然更加可以抗進。但是利水結果的來源也是營養方面加強的緣故。因此脚氣病的種種疾苦。也就可以無形的消滅了。這種自然治疾的妙品。的確是難能可貴的。而更非別種藥物。好比所以希望讀者不要忽視以為他是簡便的東西。而必定亦是無足輕重的才是。

吐血四字訣

——盛心如——

人之生命　以血爲寶　血氣充盈　可耐勤勞　血氣衰弱　難臻壽攷　畢生事業　端賴建造　百年一瞬
浮生草草　自少而壯　自壯而老　不知攝養　早衰之道
血之來源　資生於脾　水穀入胃　化生精微　循環於心　朝宗於肺　肝司儲藏　腎主宣泌　五藏調和
六府分治　榮養百骸　灌溉四肢　聰明才智　惟血是恃
血球流行　安瀾於宅　其帥爲氣　其色乃赤　其質含鐵　其性則熱　心氣和平　周身膏澤　氣衰見貧
氣耗斯竭　血氣耗竭　猶堪補益　或由氣鬱　或由氣逆　鬱逆於上　每致昏厥　厥甦以後　便可調攝
或過於熱　血海騰沸　猝時緊張　血管破裂　絡損於內　上下衝激　循循善導　納於規物　最堪恨者
火衰寒結　涼血動物　無人氣息　危害邦家　民之蠹賊　繩以典型　綱紀庶飭　當今之此　在乎鐵血
鐵血主義　方堪醫國
血病多端　範圍甚廣　茲將吐血　述其要綱　揆厥原因　氣火爲殃　氣隨火升　火燄愈張　火從氣燔
氣勢愈狂　五志之火　從內扇揚　時令之熱　從外披猖　內外相激　血海翻浪　若因憂思　鬱怒悲傷
氣機窒塞　血行失常　泛騰而上　溢於口腔　胸膈作痛　肝胃之恙　脊背隱疼　肺絡受創　逆入於胃
氣迫難當　病之重者　漉漉聲響　盈盆盈盂　勢如潮漲　病之輕者　吐咯有量　或隨痰出　治宜清降
佐以行瘀　除暴安良　犀角地黃　側柏三黃　欬血丹溪　紫苑海藏　旋覆代赭　肝陽上亢　肝氣抑鬱
逍遙之方　十灰止紅　茆根藕湯　引血下行　童便爲長　再從脈搏　仔細參詳　細數陰虛　浮洪火旺
沉鬱火伏　浮散脫防　各視脈證　隨時斟商　可以立愈　恢復健康
病後安全　重於調攝　調攝之法　原難盡述　靜養營養　一解而決　營養之道　補償損失　血海空虛
須求充實　藥補食補　互相供給　藥養脾胃　可以奏績　食宜滋潤　切忌刺激　安心靜養　萬全之策
血動妄行　靜乃寧謐　毋使心勞　毋使形役　蠲忿節慾　煩慮消釋　醫院療養　尤屬妥貼　葆爾體躬
康強逢吉　爲國宣勞　用建勳業

用肺風糖漿
治肺風痰喘

虎虎有生氣

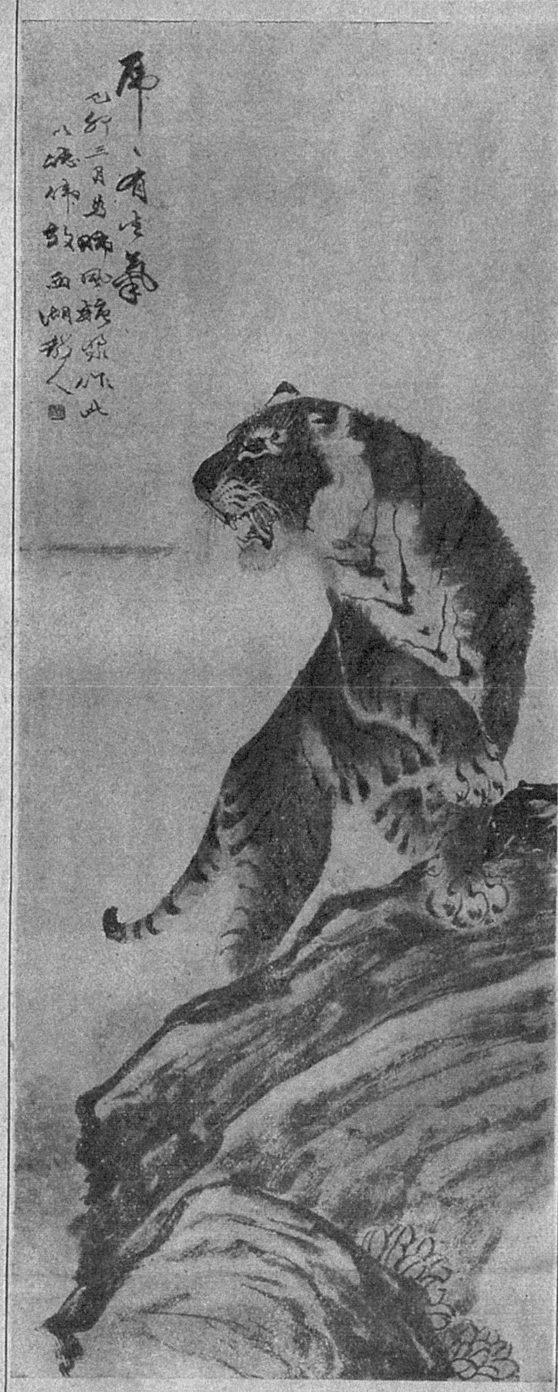

購服便利
效驗奇神
每瓶三回量
實售洋四角

總發行所中醫療養院藥劑部 上海呂宋路七八號 電話八四六〇六號

經售處

中醫療養院西院：姚主教路霞飛路安郁
又東區門診部：大陸商場五樓五二三號
又中區門診部：威海衛路威鳳里二九號
又西區門診部：憶定盤路四二六號
中醫書局：山東路二十六號
萬生堂藥號：曹家渡五角場

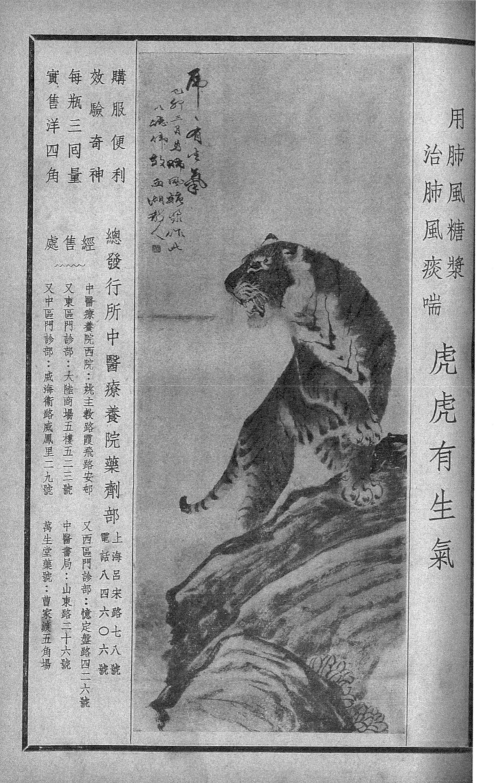

小兒夜啼與遺尿論治

錢今陽

海上中醫療養院。為名醫秦伯未先生所主辦。秦君固著作等身。早已譽滿海內者也。近復有中醫專刊之輯。由該院主任董漱六先生等。助理其事。董君嘗主丹陽民衆醫藥旬刊筆政。亦余神交也。此次得與二君把晤於春申江上。同事於大衆醫社。誠為欣幸。是刊每期取材。先期由秦君命題。廣徵名家執筆。余愧學殖荒落。乃辱以撰述相屬。並不容以不文辭。搜索枯腸。勉成斯篇。匆促寫來。自視膚淺。有望於秦董諸君。及吾道明達之指正焉。

作者識

一、前奏

夫夜啼與遺尿。為有兒之家所常見常聞。其症候尤為治小兒醫者。習見不鮮。但有遷延日久不愈者。明明是失常之病態。往往不求醫藥上正軌之治療。而有用紅紙繕寫。『天皇皇。地皇皇。我家有個夜啼郎。人人走過讀一遍。一夜睡到大天亮。』似歌非歌。似詩非詩之字句。遍貼里衖通衢。吾人於無意之中。閑步街頭。觸目可見。意者道經是處之人。若能人人皆讀一遍。則夜啼之兒可安。更有舊歷除

說霍亂重要性

方愼盦

霍亂命名。具有深意。霍「忽」也。司馬相如賦「霍然雲消」。喻其迅也。傷寒釋為揮霍撩亂。謂其猝起變動。來勢猖獗也。古聖今賢。論之綦詳。而窮源竟委。則飲食不愼。露夜當風。實為造病之因。

霍亂之起。先胸痛者。邪在上焦。吐而不利。先腹痛者。邪在下焦。利而不吐。胸腹俱痛。吐利交作。則邪在中焦。緣三焦為水穀之道。風冷熱邪之氣。歸於三焦。傳於太陰「脾」陽明。「胃」脾胃為病邪所侵則滯。滯則水穀不化。不化則清濁二氣。互相干犯。脾胃虛弱。吐瀉隨之。飲食不消。心腹脹滿。厥為促成霍亂之由。

又有乾霍亂者。腸胃挾實。不吐不瀉。蓋由寒熱搏於腸胃。食物不消。因之腹滿絞痛。意亂心煩。氣短而逆。王孟英論之詳矣。審察病因。責在醫師。寒熱殊途。生死立判。設津枯血止。已成敗

夕。每聞叩門之聲甚急。應聲啓門。即見素不相識之人。謂『送一遺尿郎與汝。』且言且逃。甯不可哂。家有夜啼與遺尿之小兒。而如法履行者。時有聞見。結果則貼者自貼。而夜啼依然。送者自送。而遺尿如故。此輩毫無醫藥常識之徒。其愚誠不可及也。要知夜啼間亦有因調護失宜而起。遺尿容或有由習以爲常而成。究係少數。決非僅憑此心理作用。所可糾正彼失常之病態。故不藥自愈者。未知有也。夜啼與遺尿。既爲小兒所易罹之疾。舍以上所述無謂舉動。而病家欲知本病之原因療養者。當不乏人。秦君所以將二症兩提並論。蓋亦以此。茲本余之所知。分述於下。俾病家得以參考。而知無謂舉動之無補於病機。咸能循求正當療養而已。

二、夜啼

小兒時有啼哭。原非病象。久哭不停。入夜更甚。斯謂夜啼。原因多端。屬於調護失宜者。如被褥之厚薄無度。易致過煖過涼。吮乳之多少不勻。難免時飢時飽。屋內空氣。不能通暢。因此氣分悶滿。高聲驟作。驚恐隨之。神經感受刺激。其有屬於病態者。則有寒熱驚滯之別。寒熱二者。多數受自胎中。兒處母腹之中。其母恣飲生冷。小兒因此

症者。救之尤不易也。針刺之法。主要即在審症。虛實寒熱。毫釐千里。如利任脈之氣。透足太陽膀胱之徑。通手厥陰心包之絡。非先審察入微。未可輕率着手。下級社會。常識不足。危迫慌亂之際。往往以生殺之權。付託於江湖術士。或理髮匠女巫之手。蠻針瞎灸。履入險境。生命之重。等於兒戲。寧不可悲。

要之針灸爲中國醫學上最古之技術。論其施治之法。與現代之細菌學說。似乎不能並容。然春生腕底。確有不可思議之效力。清光緒二十七年。北京霍亂盛行。死亡踵接。猖狂之勢。幾於無法遏止。惟以金針施治。而全活者。卻不在少數。歐美醫師。咸咋舌稱奇。著有論說。刊載於本國之醫藥雜誌。至今巴黎市立二十所之醫院。附設金針一門。若干病症。多以金針治之。(洋見鄙人所著「金針秘傳」及法國醫學博士宋國賓先生之序。)此中神秘。非楮墨所可盡宣。尤非邃於醫道者。萬難窺測其奧妙。故茲

脾胃寒冷。過寒則發。孕婦多食辛辣。胎火必重。胎火重未有小兒心火不重者。過熱則作。至於驚滯。一則因驚後血虛。心氣不足。神安能甯。一則因吮乳不節。滯阻中焦。胃氣不和。臥曷能安。凡此種種。俱足使小兒入夜不眠。啼哭頻聞也。

原因既如上述。當辨其症狀之誰屬。身無熱度。及無其他證狀。偶然而作者。則非寢處之不適。即被褥厚薄之無度。應隨時爲之調整。睡眠方熟。猝然從夢中驚醒而哭者。此神經感受刺激。宜即加以撫慰。面色青白。四肢俱冷。夜深哭劇者。屬於寒也。身熱壯甚。面唇色赤。口中氣熱者。心經煩熱而啼也。身熱便秘。腹飽作脹。直聲叫號者。乳滯中阻所致也。入夜不寐。啼哭少力。驚後體弱。心氣虛也。夜啼十九兼見腹痛之症。啼哭之時。當注意其有無腰曲腿縮臍突之狀。有此見症一二。即爲腹痛之表現。腹痛之來。要不外滯阻不下。氣鬱不行。故夜啼除由於調護失宜。以外因受寒與停滯而作者居多數。所以啼甚於夜者。入夜陰盛故也。審症用藥。不容或混也。明矣。

症狀已明。當進求適當之療法。如因調護失宜而起。原無服藥之必要。爲預防其變遷計。一面當從調護上着想。一面可用蟬衣（下不多贅。免令一知半解之流。因之而轉貽害社會也。

疰夏

奚昌年

時當春末夏初之交。氣候暴暖。凡患頭痛肢軟。食少。體羸。時現倦怠。終日嗜臥。嘔噁煩熱。自汗氣短者。名曰夏疰。俗稱疰夏。疰者不振。意逢夏日而神氣不振。故名之曰夏疰。

究是症之發生。有三大原因在。

一、「脾肺氣弱。」脾者司運。受任於胃。輸精於肺。脾失運化。當爲肺弱之源。時逢夏令。暑氣襲人。暑爲陽邪。而兼風寒燥濕。上患從口鼻入。阻上焦氣分。外患從皮毛入。內侵肌肉。皮毛屬肺。脾主肌肉。今脾肺本弱。更受暑患。肺病則煩熱氣喘自汗。脾病則食少肢軟體羸。以人參黃耆之補氣。當歸白朮之補中。葛根麥冬連翹五味葦根之清暑。當可痊愈。東垣截）三個。鈎籐二錢。煎服。或則僅用蟬衣下截若干。研末。用薄荷湯調服少許。因脾胃寒冷。法以温運。理中丸研末。開水化服少許。或以川芎、當歸、赤芍、木香、生薑、甘草、川楝子、烏藥片、青皮之屬。煎汁時時吮之。因心火而啼。症屬純熱。以導赤（生地、木通、生草梢、竹葉、）爲主。三黃（大黃、黃連、黃芩、）酌用。他如辰砂、茯神、枳壳、鈎鈎等均可加入。由於滯阻不化者。輕則投以保和丸。重則須以枳實、梹榔、烏藥、木香之囫圇者。用開水磨化與服。導滯下行。滯行則兒自安。由驚後心氣虛者。當與天王補心丹。辰砂安神丸之屬。以養心甯神。神安則啼自已。以上所舉之方藥。均爲本症治法之大較。能明其用。思過半矣。

三、遺尿

小便不禁。謂之遺尿。睡中自出。謂之尿床。遺尿之患。考諸古籍。多謂下焦虛寒。下焦虛寒者。陽氣不振。膀胱機能失於健全或衰減也。

遺尿之原因有二。

一爲發育未全。襁褓之兒。機能薄弱。膀胱排洩作用。不能受意志之支配。故遺尿而不自知。不能遽認爲病態也。

有清暑益氣之設。大意相同。因亦爲本弱傷暑而立也。

二、「濕困氣滯」。初夏之期。濕氣浸淫。脾胃位居中州。職司納運。而外受濕困。則內不能運化。內不能運化。即口不能飲食。飲食減退之來。由於濕困所致。故神氣不振。終日嗜臥。嘔噁煩熱等症。現諸於外。治之當以化濕爲主。調達佐之。苓瀉半夏陳皮藊豆滑石甘草神麯蔻仁之類。均可參與。

三、「暑熱氣耗」。夏日土火交旺。金水兩衰之期。金水兩衰。則不能制火。且夏日炎烈。暑熱奔騰。人身受熱氣之熏灼。津液化汗外注。肺胃之氣。因此而過受耗散。肺氣耗散。則不能滋生。胃氣耗散。則不能司納運。因此即成疰狀。當以人參麥冬五味千金生脈散法治之。以滋養肺氣生津去暑爲綱領。若久而不治。熱邪刼陰。即成暑瘵。

右側疰夏之三大病源。當以脾肺氣弱爲最

二爲大腦疾患。常見學齡兒童。亦有遺尿者。以中醫古說。卽爲下焦虛寒。膀胱不約所致。以生理上言之。則爲大腦疾患也。蓋膀胱之收縮括約筋之弛放。有賴於脊髓內之中樞興奮。而中樞興奮又受大腦之約束。二歲以上小兒大腦發育已全。而中樞興奮。亦經訓練較熟。已能受意志之支配。今反遺尿不禁。必屬大腦有病也。遺尿之兒童。資質愚鈍者多。尤爲大腦疾患之明徵。治之之法。可分二途。

一爲藥物療法。1、脬氣不足。小溲頻數。晝甚於夜者。治宜縮泉丸。（天台烏藥。益智仁。等分爲細末。酒煑山藥糊爲丸。）2、腎與膀胱俱虛。冷氣乘之。睡中小便自出不禁者。治宜菟絲子丸。（菟絲子肉蓯蓉、牡蠣、附子、五味子、鹿茸、鷄內金、桑螵蛸、）益智散（益智仁、破故紙、白茯苓、）鷄腸散（鷄腸『一具燒灰存性』牡蠣、茯苓、官桂、龍骨、桑螵蛸。）諸方俱屬適合於遺尿病症。臨床之時。可隨症情輕重。權宜施用之也。3、更有單方。一用桑螵蛸鹽炒。使兒食之。或水煎服。二用鹽炒補骨脂末。冲服。三用棉紙鋪兒身下。俟其尿於其上。將紙燒灰存性。黃酒冲服。上列三方。俱爲民間所習用。一二兩方不外取其補澁之意。第三單方。用者尤夥。有人謂『大約尿中含有某種

遍見。故本弱之人。終較常人易患。雖同屬夏疰。同與暑濕有關。不可不爲分析。

暑天之泄瀉

傅瑞眉

時値暑令。天之暑熱下逼。地之濕氣上升。濕熱之氣。充塞宇宙。人在氣交之中。從口鼻吸受。直擾中州。脾胃失消運之權。清濁不分。上升精華之氣。反下降而爲便瀉。瀉出稠黏。小便熱赤。脈來濡數。或沉滑。面垢有汗。口渴喜涼。甚則板齒焦乾。腸鳴腹痛交作。名曰暑瀉。治宜清涼滌暑法。其脈虛細者。藿香參橘煎。調服六一散。脈洪滑者。木通湯。調服六一散。又有暑毒入於口齒。內傷腸胃。數日間。其邪卽發。或挾食。或挾濕。煩渴尿赤。自汗面垢。腹痛。其瀉如水直注。日夜無度者。宜炒黃連爲君。佐以葛根升麻之屬。或用桂苓甘露飲。暑邪留於三焦腸胃之間。日久成泄。但不如新感之暴迫直注者。宜玉龍丸。暑傷心脾。嘔吐泄瀉。或霍亂轉筋。及浮腫瘧痢者。

分泌物足以調節其排洩機能。』此說雖甚合理。似覺語言不詳。尚有待於藥學家之加以化驗證明耳。

二爲食養療法。遺尿之小兒。宜注意其營養。飲食時間。旣當規定。食品方面亦應限制。佐餐以海味蔬菜爲宜。因海味類皆有滋補腎陰之功。蔬菜多數有增加精力之效。用芡實蓮子和米煮粥。有益脾養胃固精縮便之力也。每日並予以熟白果十數枚啖之。白果有治小便不禁之能。且含有多量之脂肪與蛋白質。亦有益於人體者也。臨睡之前。應減少其飲料。同時注意其夜間遺尿之時刻。先時喚醒。令其小便排洩後。再行入睡。小兒之喜仰面平臥者。最易引起遺尿。可用毛手巾束於小兒腰部背面。作一大結。使兒仰臥感到不適。無形中必自動轉側而睡矣。但此法宜三五歲之孩提。較長之兒童。當以呵責獎勵二者並施。促其自知當心。間或有效。

四、尾聲

夜啼與遺尿原因症狀治法。概論如上。雖不能曰窮其變。似已語其常矣。總之患者旣應服藥。使其機能恢復正常之健全。尤不可忽視食養之調節。故醫者能盡責。病家知宜忌。則易收事半功倍之效。

宜六和湯。暑熱引飲過多。水暑交併而上吐下瀉者。宜解暑三白散。傷暑上吐下瀉而兼心中煩亂者。宜香朴飲子。暑月煩渴引飲過多。脾胃停積冷濕。致成吐瀉者。宜大順散。盛暑外襲陰冷內傷。內外交迫而瀉者。宜連理湯。桂苓丸。縮脾飲之屬。惡心嘔吐。腹痛水瀉者。此胃中有痰而兼受暑也。宜消暑十全飲。瀉而口渴者。宜胃苓散。或連理湯。瀉止仍瀉者。宜春澤湯或縮脾飲。伏暑霍亂。腹痛泄瀉如水。身熱足冷者。宜五苓散下來復丹。瀉而發熱者。宜胃苓散。此皆治暑瀉之法也。茲再錄朱震亨戴思恭李梴等學說于後。以資引證。

朱震亨心法云。暑瀉因中暑熱者。宜胃苓湯。或五苓散。加車前子末少許。

戴思恭證治要訣云。暑瀉由冒感暑氣。或飲啖日中之所晒物。坐日中熱處。證狀與熱瀉略同。宜胃苓飲。或五苓散。加車前子少許。兼進來復丹。凡瀉津液旣去。口必渴。小便多是赤澀。未而無遷延增劇之慮矣。豈僅夜啼遺尿爲然。推論任何病症。亦何莫不然哉。

■驚風之一因

——流行性腦脊髓膜炎——

尤學周

驚風之原因甚多。春季流行之腦脊髓膜炎。亦造成驚風之一因。本病傳染之途徑。由口鼻侵入人體。即由血行而達於腦而病人鼻涕口涎。均雜有病毒。本症多流行於春二三月。如春令應暖而反寒。最合於此病毒之生存與傳播。迨天氣漸熱。即自行消滅。

腦脊髓膜炎之一般證候。在感染後之三四日。突然寒慄。熱度驟高。頭痛頗劇。後腦尤甚。周身知覺過敏。有時觸及皮膚。即大聲呼痛或叫啼者。眩暈嘔嘌。四肢痿困。轉側不便。其脈大都作弦動狀。繼則頭痛增劇。兩耳失聰。四肢麻木。兩腿屈伸不利。頭強不能俯。背脊諸筋。疼痛而不可按。小便赤。大便不暢。更進則眼孔放大。神昏譫語。頭向後仰。脈象勁疾。或浮大。或弦而促數。或歇止。

本病之特徵。爲項強。後腦痛。其疑似之辨別法有四。（一）捧其

可作熱論。的知熱瀉。方用冷劑。不然。勿妄投以致增劇。瀉止渴自止。小便亦能如常。

李梴醫學入門云。暑瀉如水。煩渴尿赤。暴瀉。實者。藿苓湯加車前子。或桂苓甘露飲。虛者六和湯。清暑益氣湯。有潮熱者。柴苓湯。升麻葛根湯。日久宜香連丸。黃連阿膠丸來復丹。

暑月痱子簡治法

陳明德

夏天氣候炎熱。盛暑逼人。皮膚空疏。邪氣易於侵入。鬱久化熱。薰蒸外達。發爲一種暑月最普遍之痱子症。小兒皮肉嬌嫩。感染尤易。所以較成人爲多者。蓋即斯因。此症初起紅點密佈。有類痧疹。但覺奇痒微痛。餘無若何痛苦。雖然症象無關生命。透發甚者。往往亦有引起身熱胃呆煩擾欠寐諸證之可能。是以外治之簡法。同時又有不可不知之必要。茲擇驗方二則。以備患者之採用焉。

（一）方用滑石五錢。菉豆四兩。二味焙乾。研極

頭而輕轉之。或使之俯。皆不可能。因患惱脊髓膜炎者。其項必強也。(二)使患者仰臥。屈其一腿。使與胸接。則其他一腿。能自動屈曲。與屈曲之腿。取一致行動。(三)常人將大腿豎起。與腹部成一直角。則小腿亦可自由豎起。與大腿成一直角。惟患腦膜炎者則不能。(四)兩眼瞳孔大小不一。抓其手心。恆不知瘙癢。

腦膜炎流行之時。來勢頗甚。醫者遇此。竟有措手不及之嘆。急性之腦脊髓膜炎。倉卒生變。尤難挽救。通常治痙之方藥。往往不能中病。故每感技窮。最初於報章上發見朱明初氏及惲鐵樵氏二方。朱氏用紫金錠一錢至錢半。開水送服。日服二三次。或用淡竹瀝一茶碗。生姜汁二湯匙。頓服。上二方小兒皆減半。惲氏方用龍胆草五分。滁菊三錢。鮮生地五錢。犀角三分。歸身三錢。川連三分。回天丸半粒。(按回天丸乃惲氏自製。與牛黃丸同一性質。或逕可用牛黃丸)一般醫家。多仿其意製方。初起用朱氏方。入後則用惲氏方。亦往往得效。

初起頭痛。項強。脈浮緩。尋繹傷寒論所述之病理。謂風寒客于太陽。此則如作太陽經病治。重用藁本。白芷。參入荆芥。防風。玉樞丹。如

細末與肆中所買之爽身粉等分和勻。沐浴後以粉撲之。關節處宜多用之。性味清涼。對於痱子癢痛之症。頗有奇驗。且氣香撲鼻。又能爽身。實足令人可愛。誠治療痱症唯一之末粉。世人切勿尋常目之。

(二)方用苦參四兩。大菖蒲二兩。煎湯代水。以爲沐浴之需。薰洗遍體。三次即愈。但臨洗之時。須入雄猪胆汁少許。浴後宜用乾淨毛巾重擦全身。使藥性貫入皮肉。發現其偉大之效力。切宜避風。不可忽略。因暑天衛氣不充。頗易感染傷暑冒暑之症。此又不可不知。

時病雜談

張伯臾

時病乃外感病之總稱。輕者俗所謂傷風。不藥亦能自愈。但溫病熱病傷寒等。則來勢頗兇。如溫熱病治不得法。往往逆傳心包。即有神識昏迷。內閉外脫之險。治傷寒稍一大意。恆有內

脈沈數或弦數者。不當用疏風藥。宜用平肝之劑。羚羊、石决明、滁菊、鮮生地、川連等。大劑煎服。若怯於用藥。杯水車薪。反張其勢。必致神昏譫語。

腦膜炎一見神昏。實爲棘手。數年前春間。敝鄉腦膜炎甚爲猖獗。死亡相繼。適余掃墓回家。爭相邀治。鄉間人民頗信針法。故每與針灸者相偵詢。以針刺之效驗。謂神昏以後有針刺而醒者。大約較輕之症。尚可挽救。危險重篤之症。祇有委之天命而已。

至於用藥。先以蘇合香丸一粒。化開灌下。須停一小時或二小時。藥力達足。方能開口。更進湯藥。或服蘇合香丸後。即繼服湯藥。湯藥用天竺黃、牛黃、鈎籐、鮮生地、白芍、菖蒲等味。或即服牛黃清心丸。或以牛黃清心丸與蘇合香丸同研先服。皆可。第二節所述惲氏方亦可用之於此時。

神清以後。有即復閉者。有持續至明日再閉者。大約清醒後再閉之症。亦屬少見。而亦最危險。故多不能救。若醒後能持續至五六小時不閉。十中八九可以脫離險境矣。

頭痛脈洪數。用平肝退熱不效。陽明胃腑必有積滯在內。蓋胃有

傳三陰。亡陽厥脫之變。故醫者治時病。常有措手不及之嘆。起病家之疑。其實醫有割股之心。於未變時。非漫不經心也。乃學識經驗不足。對於病之進退。心中茫然。惟以輕劑涼劑。敷衍塞責。及至一旦劇變。亦惟有委之於命。豈不可痛。爰將去年以來臨症所見。摘述一二。以供同道之研究。

戴姓年十八。去秋患濕溫。寒熱。延某醫調治。醫謂無妨。但纏綿難愈。病家信之。經治月餘。表熱漸淡。但不食。神倦多寐。病者之父疑病已轉重。詢之醫。謂君不見寒熱已退乎。欲寐乃病中好現象。多寐即能神旺思食矣。然歷三日後。昏睡。呼之亦不應。遑論神旺進食。病家遂惶急。其友沈君囑其邀余治。余見病者面色慘白。脈沉細有歇止。昏睡。神糊。肢冷。見前醫方。盈疊。大都梔豉、銀翹、芩連、五苓散等出入。自以清熱利濕。已得治濕溫之要。安知病在素體脾陽不足、勞傷中氣。久服寒涼。濕溫之邪。盡從寒化。寒濕日

宿滯積熱不解。與温邪相併。煽動肝火。向上冲激。平肝退熱。猶揚湯而止沸。不用去火抽薪法。火不衰而熱必不能退平也。宜加味葦莖湯合涼膈散。如頭痛頸強。手指振瘛。將入於昏迷之途者。宜加味清瘟敗毒飲。送下牛黃清心丸。大便不通。兼服當歸龍薈丸。余曾治一蕭姓孩。患腦膜炎。神志清醒後。頭痛如劈。脈弦數。用清熱平肝。勢稍挫。少頃又痛。以其大便不暢。再診時加入番瀉葉二錢。下後痛勢雖減。仍未能止。三診再下。四診又下。及積滯去後。熱邪無所憑藉。頭痛乃平。脈亦轉軟。如鼎水沸騰之際。將釜底之薪抽去。則火熄沸止。不必揚湯拂扇。自能冷却矣。

有人以腦膜炎三字。為西醫所稱之病名。中醫書中素所未見。故好就診於西醫。其識淺而見狹者。不問原因。貿然抽脊髓。以致督脈空虛。證情轉重。本易調治之證。反致重篤難救。可嘆可憫。大凡經西醫抽脊後。變為懷證者。當以鹿茸為主。參用狗脊斷肉骨脂之類。余治一人。抽脊髓後。病體終不復原。易醫十餘。形神日漸痿頓。脈微。余前後用去鹿茸五錢附子三兩而愈。

加味葦莖湯合涼膈散 葦莖、[illegible]、石膏、銀花、[illegible]、杏仁、生甘草、山梔、連翹、竹茹、酒大

盛。中陽被遏。陽氣已被湮沒。厥脫即在目前。余辭以不治。病家愕謂前醫曰好現象。何君竟謂不治。余遂將病進垂危之理。詳告之。病者之父祇此一子。堅請立方挽救。勉擬參附理中。參以芳化通竅。重劑服後。稍蘇。連投三四劑後。神始清。參附服至十餘劑。病始減退。亦無熱象等發現。按本症可異者。以毫無醫學智識之病家。尚知業已轉重。而治病之醫生。反尚未知。病家之責難。猶其小事。遺誤病者性命。其罪可逭乎。故醫者治時病。對於病人神情之壯怯。昏睡與眞眠。最宜審愼留意。豈僅可預測病情之轉變。幷可及早療治。以免焦頭爛額之譏。然此非熟於仲聖傷寒論六經進退之機。陰陽變化之理。烏克以語此。

温病自葉天士以三焦立論之說。與吳氏温病條辨繼之。其說乃大昌。海內風行。其於風温春温時病治法。確有可取。對於江南柔弱之質。感受客邪。即所謂温邪上受。首先犯肺。桑菊銀

黃、芒硝、薄荷、黃芩。

如血液停滯。項後拘急不遂者。可酌加三七末、山甲片、桃仁、丹皮。

加味清瘟敗毒飲——生石羔、黃芩、赤芍、連翹、生甘草、犀角、丹皮、生地、知母、竹葉、山梔、川連、桔梗、玄參。

▣急驚急治法

謝待雪

急驚急症也。不可不有急治之法。亦不可不知急治之理。夫急驚二字。已顯至危至險之勢。其性屬陽。陽盛而陰虧。實症居多。起因由偶感風寒。內停食滯。伏而不發。至身有燒熱。大便閉結。小溲短赤。口中氣熱。一旦卒發。外見四肢搐搦。角弓反張。口眼歪斜。面赤唇紅。內則牙緊口噤。神亂昏煩。全係痰熱作祟。熱盛生驚。驚則動風。風動於肝。風因火勢。火借風威。風火相煽。禍不旋踵。往往有措手不及之憾。治法除推拿外。雖有清熱鎮驚湯之清鎮。牛黃丸、至寶丹之宣竅化痰。涼膈散之通泄消導。或參用外治搐鼻取嚏諸法。但因症急病險。終覺鞭長難及。因摭昔賢急治之方。以備萬一之用。

1、小兒急驚。口眼喎斜。搐搦痰盛。用天漿子房去皮生用三枚。乾蠍生用七枚。硃砂一錢研勻。飯丸粟大。每服二丸。荊芥湯下。

翹等方。雖極輕淡。實多奇效。此等症若以傷寒六經法施治。麻桂承氣等湯投。更多誤事。然吾鄉（浦東）瀕海地卑濕重。春夏又晴雨無常。寒暖靡定。農人受寒積濕。伏邪早蘊。及感受時邪而發病。所謂新邪引動伏氣之症。以溫病條辨桑菊等輕方施治。既難獲效。投以六經法之麻桂等。亦輒無功。然用吳又可法。則頗有效。蓋膜原之伏邪。非用朴檳草果之峻烈。實不克破結以驅邪。即如頸項強急之表症。雖麻黃亦不能散邪以奏效。而溫病條辨力詈雄烈味濁之羌活。實為本症惟一效藥。蓋凝滯經脈重濁之邪。非麻黃所能散。而有取乎羌活之雄烈味濁也。故達原飲三消飲等方。若能對症加減而用。治鄉間之伏邪時症。能事畢矣。然自至滬上以來。又可法又嫌峻烈。不適病情。從知病人之體質環境。對於病源治療。大有關係也。

治時病不難。難在能兼治其夾症。如夾食夾痰夾氣夾血等。若對其所夾之症。不能有合法

2、小兒急驚。遠年白田螺殼燒灰。入麝香少許。水調灌之。

3、小兒急驚搐搦。丹砂半兩。天南星一兩泡製。酒浸大蠍三個。為末。每服一字。薄荷湯下。（以上外臺秘要）

4、小兒急驚。吊眼撮口。搐搦不定。代赭石火煆醋焠十次。細研水飛。日乾。每服一錢。煎眞金湯調下。連進三服。（直指方）

5、小兒急驚。青礞石磨水服。（衛生方）

6、小兒急驚。乳香甘遂各半兩。研末。每服半錢。用乳香湯下。童便亦可。（王氏博濟方）

7、小兒急驚。白石膏十兩。辰砂一兩。共為末。量兒大小。蜜水調下。（幼幼近編）

8、小兒急驚。牛黃一粒。杏仁大。竹瀝薑汁各一合。和勻共服。

9、小兒急驚。吐逆作搐。痰涎壅塞。手足瘈瘲。眼睛斜視。枳殼麩炒。淡豆豉等分。為末。每服一字。甚者半錢。薄荷自然汁下。日三服。

10、小兒急驚。鈎籐一兩。硝石半兩。炙甘草一分。為散。每服半錢。溫水服。

11、小兒急驚。涎潮壯熱悶亂。蠍粉硃砂各一錢。為末。每服一字。薄荷

之兼治。則單治時病無功也。故善治時病者。對於所夾何症。有眞確之認識。處方自能絲絲入扣。不同凡響。而奏效獨捷也。

治婦人時症較難。然治產後時症尤難。蓋產後氣血大都虧損。表劑恐過汗傷陽。然非表則不能祛其表邪。於是用桑菊荊芥等輕表。然亦必參用參鬚以扶正。庶免流弊。感風自汗。桂枝自可擇用。但當佐以黃芪皮。更覺合度而有效。惟惡露未止。而有腹痛者。專科多認有瘀而用生化湯以化瘀。然亦有不盡然者。余近治一孫姓婦。病產後寒熱腹痛。按之軟。惡露不多而色淡。祛邪外兼用補血溫養奇經而愈。蓋產後血去過多。血海空虛。奇經失養。亦能作痛。此乃虛痛。與停瘀之實痛迥然不同。若再化瘀。腹痛自必更劇。醫者務須識此。免犯虛虛之弊。更有產於產科醫院。恣食肉汁葷膩。兼感客邪而患病者。病狀寒熱脘悶。納減腹痛。大便溏而不爽。舌苔厚膩而濁。口粘。乃脾胃為葷滯所傷。而積濕

湯調下（以上衛生總微）

12、急驚發時牙關緊閉不醒者。急用艾炷灸兩手中指合而灸之即醒。（幼科全書）

13、小兒急驚灸小谿。（古今醫統）

14、小兒急驚。灸百會穴前一寸。若不瘥。灸兩肩頭及人中各三壯。艾小麥大。（身經通攷）

□痙病——流行性腦脊髓膜炎

程萬里

緒論　小兒疾病中之傳染迅速而最易致命者。除痧子白喉而外。厥爲痙病——流行性腦脊髓膜炎。即簡稱腦膜炎者是也。其最流行之時。爲自寒冷季節。達至初夏。平時雖亦有之。但爲散在性而非流行性。故當此春季氣候漸暖之時。正值本病流行最盛之期。本病乃急性之傳染病。以小兒之被傳染者爲多。尤其是三歲以下之幼兒。更易被本病所侵犯。

病源　本病之病原。由於一種腦膜炎球菌。侵襲至健康人之腦膜而成之急性化膿性腦膜炎。其傳染之路徑。多數由於本病之病

爲患。初起決不可因產後疑虛而涉補。即平胃散亦不嫌峻。余曾治蔡姓婦得本症。用此而愈。若早用補益氣血之品。則必更壅塞膠結濕濁愈難撤化。設用輕劑消導。亦難奏效。能使遷延日久。漸成蓐勞。余治蔡婦用平胃散。佐以二陳砂仁山查肉六神麯等。近二十劑。病始漸愈。舌苔膩濁亦盡化。從可知其膠結之甚矣。

生脈散

楊永釗

生脈散爲人參麥冬五味子三藥合成。功能保肺清心。生津固脫。主治一切氣陰虛弱。喘促多汗。口渴心煩。咳嗽。體倦。脈息散大等症。具益元固氣之能。頗有起死回生之效。世人往往用於病者氣短脈散之時。取其挽回將絕之元氣。恢復渙散之脈體。不知其又爲夏令氣虛液傷之良劑也。

暑爲夏令之氣。最易消灼津液。口渴多汗。爲暑病中之主候。汗多者。暑熱內盛。迫液外出所

原菌。隨塵埃飛入健康人之鼻孔口腔。致鼻腔咽頭粘膜發生加答兒。然後再由淋巴道入於血行。漸次侵達於腦膜。而成本病。

病名 按本病流行性腦脊髓膜炎之名稱。流行至今。殆不過數十年。而我國在千年以前。早即有本病之發現。如錢仲陽所說之「壯熱、驚悸、手足動搖、牙關緊、多睡、頸項急、身反折、強直、目上視、睛斜。」孫思邈之「身熱、臥驚惕、手足動搖、弄舌搖頭、吐利、目上視、口噤、身強直、角弓反張。」以及仲景金匱論首篇所論之「痙病、身體強几几然、脈反沉。」「無汗、小便反少、氣上衝胸、口噤不得語、欲作剛痙。」又「痙病胸滿口噤、臥不着席、脚攣急、必齘齒。」等等。莫不即今日之所謂流行性腦膜炎之症狀也。祇因自來之中醫祇重治療而忽於病名。遂致同一病症。有曰驚風。有曰痙病。乃至今日之一般兒科及民間。猶多沿用驚風之名也。然不論其爲驚風。爲痙病。爲腦膜炎。其治法則皆不脫乎熄風清熱。故曰今日所流行之腦脊髓膜炎。即是昔日之痙病。驚風。誰亦不能予以否認也。

症狀 本病之症狀。可分下列三種。

（1）潛伏期——約三——四日。

致。口渴者。陰津耗傷。水液缺乏使然。肺主皮毛。而司氣化。肺氣虛則表不固而汗出。察其脈象必虛。或洪大無力。心主血脈。而司循環。心血虧則陰液內耗而口渴。甚則心煩。觀此可知暑邪無不傷氣。且陰液亦未有不同時受損者矣。經曰。暑傷氣。又曰。氣虛身熱，得之傷暑等語。均足證明。是以仲景有人參白虎湯。東垣有清暑益氣湯。千用方有生脈散之設也。按三方皆用人參補氣。乃清暑之本法耳。邪熱重者。則用人參白虎。暑濕盛者。則用清暑益氣。若現身熱煩渴。汗多脈虛者。甚則氣短。由於暑邪內犯。氣陰虛虧者。惟有生脈散是賴。人參補氣。所以斂汗。斂汗即所以固脫也。麥冬清心潤肺。滋腎中之水液。瀉胃府之實熱。熱清則陰液自復。津足則邪熱自除。又用五味。益肺生津。收耗散之氣。復已傷之陰。三味合用。乃爲益肺清心之要方。暑傷氣者。益肺則氣足。而暑邪不易侵襲。暑先入心。清心則陰充。而津液不爲耗傷。故夏日暑症屬

（2）前驅症狀——時覺有不舒適。倦怠。眩暈。頭痛等之不定症狀。

（3）一般之症狀——突然發熱。（39°——40°c）。惡寒戰慄。並劇烈頭痛。項部疼痛及強直。不能前俯。同時病者知覺過敏。四肢痙攣。甚則因背部肌肉發痙攣。而致全身強直。成爲角弓反張。與牙關緊閉。目上竄視等症狀。而其中最顯明之症狀。卽爲必有之頭痛。項部強直及角弓反張。於乳兒則更見頭部大顖門膨凸。觸之有很著明之搏動。夜臥更時驚惕。兼見瞳孔散大。其熱度初爲稽留熱。而後多變爲突高突降不規則之弛張熱。

治療 治療方面普通須分虛實兩種。（卽急驚慢驚。）然其主要之治療。皆當側重於熄風清熱。再參照其各種副症加減出入也。

用藥 如診斷其爲本病。當速投下藥。如

羚羊角　小川連　龍　齒　石菖蒲　川羌活　粉葛根

石决明　白夕藜　明天麻　硃茯神　鬱　金　蠍　尾

若同時併發氣急鼻煽。面青無淚之肺炎症者。當加麻黃、杏仁、前胡、紫菀等開肺之品。投之得當。立能起死同生。如爲一種肢冷脈微。虛者。生脈散尤爲適合。屬實者。則宜香薷飲六一散之類。方名生脈者。緣心主脈。肺朝百脈。有絕而復生之功耳。

六一散

陳仁甫

夏日酷熱。炎暑逼人。地氣潮濕。陽光蒸發。人在氣交之中。感受其氣。輕則爲傷暑冒暑。而有口渴欲飲。嘔吐噁心。腹痛水瀉。小溲短赤之證。重則爲中暑暑溫。而見頭痛惡寒。壯熱煩渴。自汗面垢。昏不知人之候。輕者法當清化。數劑卽愈。重者治不得法。往往斲喪生命。故暑天之預防衛生法。有不可不知之必要。

六一散。夏日用以泡茶代飲。功能清暑瀉火。又可利濕解渴。其味甘美。亦屬可口。雜病中之清涼主劑。暑天中預防之無上妙品也。

考方中藥味。爲滑石末六兩。甘艸末一兩。合成。雜病用之。常以絹布包煎。暑病用之。最好外以鮮荷葉包煎。因荷葉具有清暑升陽之作用

嘔吐泄瀉。露睛口張。渴不喜飲之虛弱症狀。則已屬體力虛疲。氣陽將脫。由急驚而轉入慢脾矣。用藥除熄風而外。更當重用附子、桂枝、炮姜、白朮、破故紙等温培濟陽之藥矣。

急救 爰本病來勢迅烈。往往在數小時內。病勢突變緊張。而在哺乳兒更易發爲痙厥。故頃刻之間。頓使父母束手無策。不知所措。雖得醫至。然待立方配藥。至少亦須二小時左右。則當於發覺痙厥之初。急卽使用冰囊及冰枕。同時並立購蘇合香丸一粒。用開水溶化灌服。更宜將病孩安靜臥床。避免諸種刺激。室內之光線。務使淺淡。不宜強烈。飲食須食流動性之食物。再用對症之療法。大約三日之後。病勢漸次減退。至一星期後。乃得熱退全愈。惟在痙厥之時。切勿將病孩抱在懷中。或多使移動。否則多致病愈後四肢變爲強屈。動作失却自然。又多愈後遺留知識障礙。可見本病爲一種劇烈之傳染病。若不速治。每致於不救者多矣。

■月經病與女子不孕之研究

楊澹然

婦女之病。種類繁多。然綜其大綱。不外帶下經病不孕胎前產後

焉。

六一散。又名天水散。主治傷寒中暑。表裏俱熱。煩躁口渴。小便不通。瀉痢熱瘧。霍亂下乳。並解酒食諸毒。蓋滑石氣輕可以解肌。質重可以清降。寒能瀉熱。滑能通竅。淡能滲濕。行水。甘艸宜用生者。瀉心火。健中氣。通州都。解百藥毒。兩味合用。乃清熱利濕之劑。夏令之病。不外濕熱兩字。是以六一散爲暑天最適宜之藥。彰然明甚。

若兼有雜感。挾風者。原方加薄荷。名鷄蘇散。以清導濕熱之方。一變而爲表裏兩解之劑。加青黛。名碧玉散。肝家有熱者宜之。加辰砂。名益元散。心神不安者宜之。加紅曲。名清六丸。治赤痢。加乾姜。名温六丸。治白痢。赤痢屬熱。病在血分。加紅曲者。行血導熱者也。白痢非寒。卽濕病本氣分。加乾姜者。温中除濕者也。藥乃一味之加。而功用則有差別焉。

按上方均係六一散加減而來。所治各症亦

數端而已。普通女子。每以月經爲祕事。羞於告人。實爲大誤。當知月經乃婦女生理上應有之現象。何祕之有。何羞之有。故一旦感覺月經異常之狀態。宜速調治。不可因循。至女子月經初潮之年齡。因風土人種遺傳生活而異。大概温帶女子。平均自十四歲至十六歲。至熱帶女子。於八九歲時。月經卽來。印度及阿非利加之婦人。其月經初潮年齡。以十至十二歲爲多。寒帶女子。月經之來潮則甚遲。平均以十八歲爲多。至北極婦人。則僅以夏季有月經。而冬季則無。因人種之不同。而月經初潮之年齡。亦大相逕庭。吾國婦女。約在十四五歲之間。歐人亦同。而日人較早。黑人最早。同爲歐人。而猶太人種較德國人種約早一年。匈牙利國四族雜居。其婦人之初經年齡。亦各不同。有十三至十四歲者。有十六至十七歲者。又如移居於印度之英人。其初經年齡。與印度人不同。徵諸事實。初經來潮之年齡。其與人種之關係。較氣候之關係爲尤大。個人之遺傳素質。與月經初潮之年齡。亦大有關係。例如晚潮及早潮之婦人。其所生兒女。亦與母體相同。不失其家族原有之狀態。體格營養及精神作用。關係於月經初潮之年齡者。亦甚大。下流社會之女子。其月經初潮年齡。較上

爲夏令最多之病。若將六一散泡茶飲之。旣能預防疾病於未來。又可治療疾病於已發。誠屬暑天之良劑。務祈常人勿輕視之。

氣喘之虛實辨

傅雍言

氣喘一症。虛實懸殊。其原不外乎肺腎二經。肺實者。乃風寒痰火侵襲於肺。壅塞氣道。呼吸不利。急促有聲。胸高肩息。若初病而體力未衰。脈緊數滑實者。可以撤邪。如小青龍湯之治寒。桂枝朴杏之散風。蘇子三仁豁痰。麻杏石甘化火。皆治肺中之實邪。蓋邪氣甚則實也。如老年之元虛。少年之斲傷。腎氣上浮。衝陽失守。亦呼多吸少。不克舉步登高。甚至臥不着枕。則有金匱腎氣丸。或取磁石熟地以納氣。靈砂丹之治上盛下虛。或加人參蛤蚧以歸原。所謂精氣奪則虛也。以上兩端。不可混合而論。然臨症者每遇因外邪犯肺。喘欬頻仍。延久而正虛。不勝猛烈之藥者。最不易治。惟有扶正撤邪。攻補兼施

流社會之女子爲遲。體格強健之女子較體格衰弱之女子爲遲。肉食者較早。素食者較遲。城居者較早。鄉居者較遲。文明國人較早。野蠻國人較遲。風化卑汙區域之女子較早。善良區域之女子較遲。月經閉止之年齡。亦因種種關係而不同。總之與月經初潮之年齡成反比例。其初潮早者。則其閉止期反遲。初潮遲者。則其閉止期反早。通常月經閉止之年齡。爲四十五歲至五十歲。此外曾經受妊者較未曾受妊者。其閉止年齡爲遲。富家婦人較貧家婦人爲遲。茲爲明瞭月經之生理現象起見。略述與月經有關之各藏器。夫女子之子宮。實居女性生殖器系中最主要之一端。有腹膜爲被覆。其形如西洋梨而中空。爲平滑肌之囊狀器官。在小骨盤內。前方爲膀胱。後方爲直腸。長約三吋。闊二吋。厚一吋。分子宮體。子宮頸。子宮陰道三部。體部堅厚。其頂向上隆起。上支兩角。通輸卵管。由於三層體素而組織。外層爲漿膜。中層爲平滑肌肉。內層爲粘膜。有毦毛及管狀液腺。具強大之收縮力。頸部細小。與陰道相連。其下端有橫裂孔。卽子宮外口。子宮陰道段。則甚狹小。其橫斷面呈三角形。輸卵管爲管狀器官。由纖維肌組織而成。長約四吋。由子宮之上角起。向骨盤壁上行。

之。法如人參定喘湯華蓋散選。用再有明知下元不足。脾虛溼甚。而痰涎泛濫。不勝補納者。尤屬難治。則有祛濕滌痰。合於培本方中。如濟生腎氣或六君生脈合導痰湯治之。假使溼勝者。滲溼湯與二陳之類。寒勝者。溫肺湯與降氣之屬。火甚者白虎及左金。氣鬱者逍遙及四七。俱宜參入至於定喘越婢千緡三拗等方。皆可隨機應用。大抵欬久氣浮而喘。與痰火炎逆而喘之二者爲多。餘如水溢脹滿。則宜瀉肺利水。血結脅痛。又當和肝活血也。但其脈來浮而緩或遲者易治。若沉而滑或濇者難治。若見數疾者。雖可補斂。浮大者或能攝納。然而究屬最難。特有脈象如平。動輒帶數。諸法妄效。補瀉難施。老弱衰頽之輩。帶病尚可延年。圖治反促其壽。醫者不可不知。閉嘗聞善於翻山越嶺之人。舉足上行之際。稍側其面。務使接連兩吸而間一呼。卽舉三百步中。有二百吸而一百呼。則行者之氣息。常能保其平順。是以余之步梯登樓。亦行復折向下方。至卵巢而終。為欲使卵子不致誤入歧途。所以接近卵巢之一端。漸近漸大。形如喇叭。名輸卵管漏斗。邊緣如纖。名輸卵管纖。卵巢類似男子之睪丸。為扁平卵圓形之腺狀藏器。司產卵及分泌之作用。在少女時為扁平形。至成熟婦女則特別發育。形如杏仁。長約一吋半。在子宮兩傍。接近輸卵管纖。聯於子宮闊靱帶之後層。卵巢內滿貯卵子。基於新陳代謝之原則。已成熟之卵子。實無長處於卵巢或輸卵管或子宮內之理由。新卵子生生不息。各發揮其機能。終則必游離而至出脫。因此已屆成熟期之女子。每經二十八天或三十天。卵巢臚胞必破裂一次。其有受胎能力之卵子。遂溢出而至輸卵管。更由剪綵之運動。而入於子宮。卵巢因排卵而有卵巢定期變更。同時則子宮亦連合而有子宮周期變化。所謂子宮周期變化者。其顯著表徵。即行經是也。基於上述理論。可知月經實為子宮周期變化之象徵。而子宮周期變化者。原於卵巢定期變更之宰制。一系承垂。殊極分明。月經來潮之時期。為三十年至三十五年。平均約三十二年。在此時期。子宮黏膜發生周期變化。子宮黏膜非常為一定不變之構造。從月經之周期。而生變化。磐瀨氏分子宮黏膜之

此法。氣雖仍急。而咽喉不乾。有問立能答。出至於運用心身。惟有禮佛一法。最為相宜。余抱病數年。先用高墊。漸薄漸低。乃至平地。頂禮由三拜六拜而后十二二十四乃至四十八拜。在二小時間。除唱唸外。可行百數十禮。喘促之狀。反能漸減漸輕。故曰。行五體投地法。亦可以却病延年。

腦出血之預防

劉祥慶

夫腦出血之發生。在於血管硬化。血壓亢進。與毛細血管瘤。究硬化之由來。多半屬於衰老自然傾向。因四十歲以上之人。身體各部機能。逐趨衰弱。新陳代謝機能。自亦退化。因是血液中代謝廢質。沉留於血管內。久則變為硬質。或因患腎臟病等。排洩障礙。不能將廢物濾去而然。更由中毒。遺傳等類。但腦出血雖因血管硬化。屬於衰老自然傾向。然未必絕無預防之法。若頸部粗短。胸寬廣。腹肥胖者。易罹此症。西醫

周期變化爲四期。第一月經前期。卽生長期。或稱建設期。爲月經期之預備歷程。此期約五日。在經前四五日。黏膜著明肥厚。其質鬆粗。呈水腫狀。表面變爲凹凸不平。腺體極爲紆曲。其縱斷面呈鋸齒狀。腺腔著明擴大。至月經前一日。腺腔內發生乳嘴狀突起。腔內藏有分泌物。而全黏膜層宛如蛻膜。可別爲上層之實質層及深層之海綿層。間質細胞肥大。變爲蛻膜細胞狀。血管極度弩張充血核分裂至月經十日前。尚可辨認。此後則難以識別。第二月經期。卽來經期。或稱破壞期。此期約四日。月經前期之強度充血。更進而起組織內出血。破裂黏膜表層。溢血於子宮腔。腺在月經第一日。尚保持月經前之狀態。腺腔充滿血液及分泌物。間質中有血液浸潤。尤以黏膜表層爲甚。到處形成上皮下血腫。血腫既破裂。上皮遂致出血。間質細胞原漿減少。血管猶充血。此等變化。以黏膜表層爲顯著。深層則少變化。至第二日。腺之一部業已萎縮。至第三日。殆全部萎縮。不復迂旋。由血腫而破壞之黏膜表層。僅一部剝離。上皮層之大部分附着於間質之上。第三月經後期。卽復生期。或稱修補期。約時七日。月經後一二日。腺體近於直線。腺腔狹隘。黏膜表面變爲平滑。上皮缺

稱之曰辛中賓。劉河間所謂肥人多中風大厥是也。然頸長身細。前額血管顯出蛇狀者。爲硬化體質。亦有腦出血之慮。此等人。及筋肉蠕動。手足痳痹。頭痛眼花。記憶力減退者。應預防之。宜戒除煙酒。並少食其他刺戟性食品。多進富含滋養料之食物。惟肥人應多吃素菜。少吃脂肪質肉類之食物。多吸新鮮空氣。或服海藻昆布菊花之類。毋操思運動過度。毋縱慾。須避免劇烈情感。及排泄障礙。如大小便不能常通等。睡時枕頭宜稍高。沐浴勿用太熱之水。預防之道。大概如斯。

寒濕之自療法

一儒

濕者。水之化也。水爲氫氧化合之液體。性屬陰寒。寒字从冫。冫古冰字。冰者。水之凝也。逢熱則凍解。於此可徵寒則凝。溫則行之義矣。故知患濕病之體。多係寒。決無熱理。更爲顯然。蘇浙之處。偏近海濱。故濕病者綦衆。由輕而變重。由

損尙可辨認。間質細胞。乏於原漿。核分裂旺盛。血管雖已萎縮而近於黏膜表面之部分。尙可見到處留有血腫。此血腫至月經後第五日。完全消失。第四間歇期。卽休息期。約時十四日。上皮細胞。以漸增殖肥大。腺亦從而迂曲。腺腔漸次擴張。至此期之終。腺體呈栓拔狀。但腺腔內無分泌物。間質細胞之變化。亦不著。上皮與間質。均見旺盛之核分裂。經過此期。又漸入月經前期。由於上述四階段。進行子宮周期變化。循環往復。周而復始。以其每月一行。如潮之有汐。月盈而虧。經常不變。有信而不愆其期。故名月經。又曰月信。其或兩月一行。謂之並月。三月一行。謂之居經。一年一至。謂之避年。一生不至而能孕者。謂之暗經。乃稟賦之異。不足爲病。此指氣血充盛。體無病態。而脈候調和者而言。今人以月經爲天癸。其實似是而非。內經曰。女子二七而天癸至。任脈通。太衝脈盛。月事以時下。故有子。七七任脈虛。太衝脈衰少。天癸竭。地道不通。故形壞而無子也。丈夫二八。腎氣盛。天癸至。精氣溢瀉。陰陽和。故能有子。八八則齒髮去。腎者主水。受五藏六府之精而藏之。故五藏盛。乃能瀉。今五藏皆衰。筋骨解墮。天癸盡矣。故髮鬢白。身體重。行步不正。而無子耳。由是觀之。男女二性。

重而致亡。不勝指計。殊爲慨然。

濕之所由。有外因內因二種。如久居濕地。或遠行涉水。或著汗衣。濕裳。以致皮膚腠理開洩。濕邪浸入。此外因也。卽霧傷皮膝。濕流關節之謂。如高梁之人。嗜食炙煿。或食生冷甜膩之物過度。以致脾陽壅遏。運行失常。此內因也。卽脾虛生濕之謂。

濕之病狀。大凡在上則清陽閉塞。頭重面浮。在中則胸膈不利。痞滿痰悶。在下則足脛跗腫。便履艱難。若重者。必陷於筋骨煩疼。腰脊不得轉輾。四肢痿弱無力。手不能上頭。足不能下地。肌腫膚脹。麻痹。肢節屈伸不利。肺氣上逆而咳。洩溺癃閉不通之境。治之之法。在醫家則不外發汗利小便。在病家亦當知自療。爰述療法三則。以便患者之試。

一方用白附塊。羊肉。或牛肉。加花椒生姜少許。清水濃煎。勿加鹽。（煎足六小時。否則發麻。）用以佐餐。或飲湯。或食肉。或食附塊。毫無異皆有天癸。即現代醫學上。所謂內分泌物。又稱刺激素。(Hormon賀爾蒙)乃腎上腺所分泌之一種黏液在生理發育至相當時期。排泄於卵巢與睪丸。所以催進卵子與精蟲。而爲生殖之準備。女子當天癸至卵巢之時卵巢卽能按時排卵。以達子宮而循環系之血液。亦同時由衝任二脈。而下注於胞與天癸相會合如潮汐之應月。而排泄於體外。一爲生理上新陳代謝自然之機能。一爲兩性間交媾受胎之準備。經脈之本源。乃腎間先天之精氣與脾胃後天水穀之血氣所組合。是故月經之原因在乎卵巢。無卵巢之婦人。卽無月經。月經由卵巢之內分泌而生者。實甚明瞭。少女老婦雖有卵巢而所以無月經者。卽天癸不至之故也。因天癸能使卵巢發生排卵機能。無排卵機能之婦人。不見月經。月經來潮以排卵機能爲必要條件。不排卵。則無月經。大概排卵一次。則月經一見。然亦未可一概而論。蓋月經以排卵爲必須條件。而排卵不必定有月經。例如分娩後授乳之婦人。月經未見一度而更受孕。之類。或有一生月經不至。而亦能受孕。中醫名曰暗經。實卽天癸暗至。排卵之作用正常。特人不之見耳。故能受孕。考賀爾蒙(Hormon)之發明。在西歷一八八七年。

味之難嘗。亦無中毒之弊。病日久能消弭寒濕于無形。且能補益病後之虧損。可謂濕家之對症妙藥也。(考白附塊一名天雄。味辛性溫無大熱大毒之象。勿用黃黑者。以其賦性不厚。黃者力微。黑者尤甚。主治除濕痺。逐水氣。消腫脹。至於續筋骨之絕。救元陽之亡。爲其特長也。)

又方用蠡魚一尾。清燉。加花椒或蒜葱姜等。亦用以佐餐。久而久之。有相當之功績。

又方用赤小豆。黃豆。藊豆。生花生。(去殼衣)各若干。燒爛。酌加赤沙糖不拘多少。以代點心。亦有刈滅寒濕之功效。惟性較緩耳。

小兒青糞論治

陳幼銘

嬰乳童幼。羅疾每多吐瀉。而泄瀉青糞者。尤爲經見。昧者詢知青糞。卒謂驚恐所致。而不他究。夫小兒青糞者。驚恐固爲一因。有所謂驚瀉者。卽屬是例。蓋小兒氣血未充。神氣未實。心腎不足。易致驚恐。因驚恐擊動肝木。木盛則傳尅

Fehling氏對於兩側卵巢剔出之骨軟化症。曾經驗治療有效。而謂卵巢機能對於骨軟化症具有意義。大約此即內分泌學之濫觴。但內分泌學之眞正發達。在十九世紀之初。至最近乃更進步。中醫內經。於天癸之發明。遠在數千年前。惟後人不知加以研究發揚光大。遂使有用之學說湮沒不彰。反驚奇爲他人之新發明。良可慨也。故月經者。實爲卵巢排泄成熟卵子準備受孕之徵報。月經正常。卵巢即能定期排卵。夫婦乘時交合。無不生育。猶之山無不草木。地無不黍稷。人而不能生育。除非爲閹爲石。此乃生理之畸形變態結構之失於健全。男無精蟲。女無卵子。亦猶地之有不毛者焉。草木黍稷。有不蓄不秀者。亦除非山與地之過肥過瘠。所謂有苗而不秀。未有秀而不實者。堪以借喻。人茍形質強壯。男精女血充實無病。精蟲與卵子遇合。未有不結實成形者。經曰。男女媾精。萬物化生。又曰。兩精相搏。合而成形。當夫婦交合之時。男子之精。侵入女子之子宮與輸卵管。與女子之卵子會合。方能成胎。夫女子不孕之原因。雖有種種不同。或由過肥過瘦。或由內熱虛寒。或由性情怪僻。或由缺乏性感。或由子宮畸形。或由帶濁癥瘕。而月經不調。實爲其最大癥結。而婦女

於脾土。土受困則清陽不運。乳食不化。水道不調。胃液下滯。泄瀉遂呈青色。或兼發驚搐。亦有因乳母脾虛受驚。及怒動肝火。兒哺其乳。因以脾陽阻遏。亦致青糞。若此成因。驚恐則一。宜用異功六君加柴胡鈎籐鈎蝎梢之屬。實脾以寧肝胆之氣。慎勿用峻攻之劑。脾氣益虛。肝邪彌甚。甚至抽搐反張。爲勢遂險矣。雖然小兒幼稚無知。驚恐固易致疾。但脾胃脆弱。飲食失節。寒暑不調。六淫侵襲。爲病更易。此長者失察維護失度之咎。無可諉避。是故小兒青糞所成。飲食起居。尤爲主因。設有疏忽。每致傷食或傷生冷。傷生冷。則腹痛利下青白。可與六君子加砂仁木香炮姜治之。冀收補脾調胃溫中之功。傷於食。則吐瀉交作。是因脾虛肝乘。故利呈青綠。或時溏白。則以脾土虛寒。額黑唇青。乃因寒水侮土。睡而露睛。手足指冷。脈見沉遲。是皆胃氣虛極。或因過服尅伐。使清氣不升。濁氣不降。以致氣不通宣而作。宜用五味異功散加升麻柴胡

月經致病之原因。或由行經不愼。或由房事非時。或由產後失調。或由六淫之波及。或受七情之影響。其證狀約言之可分不調與不通二種。而不調不通之中。有兼疼痛者。有兼發熱者。不調之中。有先期而來。有後期而至。有來而過多。有來而過少。有來而色淡如水。有來而色紫兼塊。不通之中。有血虧。有血滯。疼痛之中。有時常作痛。有經前經後作痛。發熱之中。有時常發熱。有經行發熱。凡此種種。胥屬病態。非關稟賦之異。婦女患之。決難受孕。蓋排卵雖不必定有月經。而月經實爲卵巢排泄成熟卵子準備受孕之徵報。未有排卵反常。能使月經調和者。月經既現病態。則天癸先已失其作用。不能催進卵巢發生排卵機能可知。卵子亦失其營養。不得成熟。或致萎悴。或爲蟲蝕。或爲血裹。或爲痰裹。則精蟲無所施其技。雖行夫婦之道。而無毓麟之望。故昔賢有種子必先調經之語也。

■痛經證治

唐思義

女子之經病多矣。色之深淺。量之多寡。期之先後。均能與女界以隱患。初不僅痛經一事也。然而痛經之成。與色時量三者。不無有關。

以升清提中。木香和胃。附子以同陽溫中。由是觀之。小兒青糞。並無專指驚恐一辭。大凡吐乳瀉青色。手足乍冷乍熱者。屬驚。法當平肝補脾。若吐瀉青白。氣不甚臭。手足指冷。或昏睡露睛。是屬虛寒。當法溫補。豈可拘泥驚恐之說。而蹈捨本逐末之誤者。故小兒青糞。不論驚恐。抑爲虛寒。法當首重脾胃。脾胃健和。則根本堅固。糞色轉正。諸症自退也。

小兒腸胃病與鷓鴣菜

董漱六

小兒腸胃薄弱。消化機能遲鈍。設或調護失宜。往往易致停積。在胃則嘔吐乳食。在腸則泄瀉稀糞。是以面黃肌瘦。腹痛作脹。諸症蠭生。因而脾臟消化不良。腸間運輸呆滯。全體營養缺乏。胃火反易熾盛。而現一種貪食不厭之狀態。雜食愈多。積滯錮結。脾臟愈感不足。胃腑更覺有餘。蘊結不化。鬱而生蟲。今世最多之疳積症蓋痛爲神經突受刺激之現徵。神經所以突受刺激而痛者。必有原動力加諸其上。此原動力卽病之因素。因素不同。而作痛之情況亦各殊。先哲以痛在經前。痛而拒按有形跡常度。痛而色瘀量少者。俱爲實症。痛在經後。痛而喜按。綿綿無定。痛而色淡質稀者。皆爲虛症。挾熱者有口渴便秘等熱象可尋。兼寒者。有口和便溏等寒症足徵。此指一般而言也。今就臨診所得。縷析如下。

氣虛血弱症　氣血俱虛。眗濡無能。子宮失其營養。卵巢奪其排卵。卵巢不獲排卵。端由卵珠不能成熟。卵珠之成熟與否。視氣血衰旺而轉移。內經指衝胃二脈爲十二經之海。概可想見。生化不及。卵珠薄弱。行其不健全之月經。經行期內。往往精神萎頓。小有寒熱。食少體怠。腹痛綿綿。此卽卵巢性月經困難。治宜者歸建中。資其生化之源。復其充霈之常。卵巢筋膜。活潑潤澤。自不致相引作痛。痛引陰中也。

氣鬱血瘀症　氣血流行得度。絡脈暢通無阻。過速過遲。卽有沸騰滯着之患。憂思悲結。飲食不愼。多足致此。蓋月經雖爲紫血之破裂。粘膜之分泌。而實賴氣血爲之推盪。氣血瘀滯。卵巢之卵細胞亦

是也。換言之。卽脾弱胃強症也。風行已久。馳名內外之鷓鴣菜。實爲唯一對症之妙品。具健脾導腸之功。奏消食殺蟲之效。關於小兒一切之脾胃病。投服無不立奏其功。今詳述嘔吐泄瀉疳積三大病症之原因。並申說鷓鴣菜療治諸症之原理。竭吾所知。貢獻諸君。不逮之處。尚希識者重加匡正焉。

嘔吐——嘔吐病原在胃。或因乳積。或因寒侵。或由寒食交搏。胃氣上逆而成。症在幼童。均屬於實。治當健脾和胃。增加其消化之能力。或溫中調胃。亢進其抵抗之效用。鷓鴣菜既能健脾消食。又能和胃散寒。脾胃和則嘔吐自止。食積消則氣逆自平。寒邪消散。則中焦之氣。自然和暢。嘔吐原因在是。鷓鴣菜治療嘔吐之原理亦在斯歟。

泄瀉——泄瀉乃一種普通之腸胃病。小兒較於常人爲尤多。蓋因飲食不謹。寒暖失常

由此減少其排卵機能。子宮壁膜紫血欲行復止。逆而上行。引動肝氣。攻衝腹部。子宮遂起劇痛。迨至子宮充血。不能容納。紫血破裂。行亦不暢。治宜烏藥湯失笑散。疎氣導瘀。促其機轉。所謂通則不痛是也。

子臟積寒症　居恆不愼。調攝經行。又復不知自愛。外感風寒。內傷生冷。致傷衝任。氣血凝滯。子宮筋膜。易於拘攣。子宮紫血留滯不行。腹痛拒按。經水成塊。形寒脈緊。治宜溫經湯桂枝桃仁湯藥餌。以外更須溫熨。以促其散寒之作用。

子臟瘀熱症　恣啖辛辣酒漿。或情性失常。或衣着過溫。或染患黴瘡。遂使血熱成瘀。欲行未行之際。子宮充血過甚。子宮筋膜起發炎。反射腹乃暴痛。得熱益甚。口渴涼飲。舌多紅絳。治宜丹梔逍遙加化瘀之品。

痰食敗精症　脂肪過多。醞釀痰濁。多食酸鹹。血脈凝滯。經行入房。敗精竄入。凡此種種。均能堵塞子宮。瘀滯腐爛。不通則痛。甚或大小不利。勢甚危殆。宜二陳虎杖輩分頭迎治。庶幾無誤。

疝瘕瘜肉症　肝之經脈。環循陰器。性喜疎泄。不耐鬱滯。經行之

所致。按胃之下口。卽腸之上口。互相接連。常同爲病。但有偏重之異。如嘔吐病重在胃。法當和胃爲主。泄瀉病重在腸。法宜導腸爲要。然導腸必兼和胃。調胃必兼通腸。一使腸通而中氣不傷。一使胃和而邪有出路。故腸胃之病。不論原因治療。均有密切之關係。病症如此。藥味又何獨不然。由此可明鷓鴣菜除健脾和胃之外。又有導腸之作用。本草謂其「療治小兒腹痛蟲積食之卽下。如神」。此非導腸之明徵乎。

疳積——疳積一症。爲小兒最多之病。其症爲面黃肌瘦。腹脹時痛。貪食不知飽。其原爲濕食搏結。鬱而化熱生蟲。使然其標在於食積。其本在於脾虛。先實後虛。治宜兩顧。一面健脾和胃。助其消化之機能。一面消食殺蟲。驅其疾病之痛苦。不可專用攻伐。徒傷胃氣。對於實際毫無補

際。子宮紫血積貯。循行為之遲緩。而生殖部分經絡皆呈異常充血。腹乃作痛。肝之所以鬱滯。肝絡積有痂瘕也。況復增殖瘜肉。障礙血行。亦為痛經最大原因。治宜散其痂瘕。去其瘜肉。橘核丸琥珀散。相機投用。或更借重器械而施手術療法。

夫痛經成因。首起色時量三者變化。痛經症候。不外寒熱虛實四者差異。別寒熱而知溫涼之治。明虛實而審補瀉之法。症候雖繁。自具條理。此外更有室女痛經。時期頗準。每行必痛者。此屬經道狹窄之故。所謂器械性月經困難。經血流至頸管。妨其外出。子宮筋膜。起劇烈拘攣。藥治鮮效。必待產育之後。子宮頸向大開張。自能痊癒。此其例外者也。

■滑胎與小產

唐吉父

總論 滑胎與小產。原屬一而二。二而一者也。婦女受孕後。在未產之前。名之曰姙娠。於姙娠期內。母體中之衝任二脈。（衝為卵巢任即子宮）藉氣血以營養胎兒。故二經之氣血必羸弱。適以母體不足。一經受孕。則賴不足之氣血以養胎。母體必虛症百出。此時非

益。又不可認作五臟虛損之疳疾。而純用補劑。蟲積不去。病安能愈。鷓鴣菜乃為攻補兼施之無上妙品。益脾虛。化蟲積。所謂扶正又能逐邪。祛邪又不傷正。誠幼科中之良劑也。

澂按鷓鴣菜。為滬上宏興藥房所發明。行銷有年。名震內外。功效顯著。衆人皆知。俗語所謂「事實勝於雄辯」是也。敝人本醫界之立場。擇其藥品確有功效者。力為介紹。決非無謂之宣傳。特此鄭重聲明云。

虛帶症狀

萬志仁

十女九帶。婦女最多者為帶病。惟帶病多作實看。人皆以帶病為實。云濕熱勝也。濕甚者帶下色白。熱甚帶下色黃。然帶症屬實者固多。因虛者亦復不少。今舉其虛者臚述於次。

虛帶之色。以白者為多。次則青赤黃藍紫殷皆有。白帶之虛者。帶下如漿。其來如冲。色乳白。

藉藥力補助。否則必致滑胎或小產。且宜及早設法。益母安胎。常有母體過虛。不足月而生產。有一二月者。有三五月者。有七八月者不等。而尤於一二月爲最多。在一二月者爲滑胎。自三月至八月者。皆爲小產。滑胎毫無痛苦。祇覺行經如崩。小產無異分娩。每多血崩昏厥。凡此皆由母體之元氣不足。或以老少配交所致。如係年齡相等。體格相若。且能清心寡慾。於經淨一星期內與之交合。然後受孕。不但精血充足。所稟獨厚。且胎元壯實。體骨堅滿。母健體康。何用藥爲。他日所產之孩。必體魄魁梧。精神奕奕。若以壯陽弱陰而成孕。則母體無血以蔭胎。胎必自墮。此等懷胎。必藉藥力以滋補。方可足月而產。如以弱男配壯婦。或衰翁與盛女。其貽必隕。苟欲挽回此畸形配偶。必須異床寡慾。心氣和平。加以藥味塡補其不足之精血。候天時晴和之時。於月朗氣清之夜。適在經淨一星期之內。與之配交。或者能成孕。否則不遠房幃。相火易動。頻頻淫亂。精弛陽痿。雖能成孕。亦必半產或夭折。幸而足月。所生之子。骨少肉多。或五遲五軟。勢所必然。又安能望其永年耶。經云陰平陽秘。精神乃治。又曰因而和之。是爲聖度。維願人力能回天。賴藥力以補助之也。醫道可以通神。幸勿

頗多。兼見肢痿骨楚。腰肢若斷。面無華色。精神倦怠。善於抑鬱。動輒惱怒等象。其人虛羸。雖形體肥碩。亦由虛而致。此虛在脾。不能運行津液。約束帶脈。肌肉雖肥而不堅。常有眩暈之疾。不耐煩。脈來細滑少力。

黃色虛帶。稀薄如水。子宮陰冷。腹部時痛。血液枯少。爪甲少澤。毛髮無華。或大便帶溏。黃乃脾之本色。較白帶尤甚。脾虧極矣。必煩悶納呆。四肢痿軟無力。

赤色虛帶。來而不多。淡如血水。時時流出。是爲所欲不遂。抑鬱所致。室女寡婦。每多斯疾。腹部有時疼痛。惱怒失常。脅痛嘔吐。是爲肝陰不足。肝陽有餘。

青藍之帶。血液敗壞。虛羸已極。所出粘液似青似藍。夾雜血液。書云五色之帶。或卽指此。肝陰虛極。神志恍惚。下部痿痛。不能起床者居多。

紫殷虛帶。色瘀帶塊狀。少腹疼痛酸脹。飲食少進。下焦鬱火至甚。苦楚萬狀。夜不安眠。似爲

漫視而忽之。

象徵　凡妊娠後必賴經以養之水以蓄之並藉衝任氣盛以承之。若衝任之氣一虛。必不能約制月經經事應停而反按時而下。名曰漏胎。血盡子死。此謂滑胎。亦有妊娠後母體氣血素盛。經來如常。腹無痛滿腰無痠楚而胎不過動者俗呼為狗兒胎若認為漏胎治之。則胎必墮。聽其自然。其胎亦未必墮。又有脈見滑數。無外感症狀。經行如常。惟較平時略少此因胎小血盛有餘也。俟至三四月或四五月後胎大營養需要亦鉅。其經自止。設為醫不經心見其經來如常。但覺其少施以活血行血之品。必致釀成小產。病者不知往往委之天命可悲也夫。更有常見七八月而生產。人但呼為不足月。其實亦小產也。此孩多數夭折不育。雖育亦常不壽。故遇壯盛孕婦妊娠後。而按月經行者。若無腰痠腹痛胎動不安等象。不須服藥。如有惡阻嘔吐。祇宜和胃安胎。數劑即已。如以孕婦素體羸弱。腰常痠痛。腹中時疼。胎動過甚。按月行經數點。或竟大下如崩此非血有餘也。乃正式漏胎。當防其墮。宜急急為其止漏。否則有如江湖之決堤。不可收拾。漏胎多屬血熱。然亦有氣虛血少。服寒涼藥後。而漏血更多者。

子宮患瘍。此為心腎鬱火。血液枯竭。

治療虛帶。當究其所虛之因。大凡虛帶之患。逐漸而深。患來積年。虛羸日甚。非朝夕所致也。諸如此類虛帶。白兼黃者。補脾為第一。赤者宜養血涵肝。悅其情志。青藍紫殷之帶。必大補氣血為先。然後解鬱火養肝陰。因此症虛弱已極。亟施補法。或尚可挽。否則遲恐不及也。

安胎漫筆

夏振艮

妊娠期內療養方藥之最早見者。為金匱之當歸散與白朮散。當歸散用歸芍芎朮黃芩而近於涼。白朮散用芎朮蜀椒牡蠣而近於溫。一則曰常服。一則曰養胎。則知安胎之要。須識母體之偏盛而調之。

安胎以養血氣。理脾胃為主。但有慣於墮胎之婦女。中氣不調。納食減少。不必養血。先理脾胃。次服補中益氣湯。使氣血自生。

因母病而動胎者。但治母病。其胎自安。安胎多此爲脾虛不能攝血。當宗脈證察之。大概墮胎。如前次在何月者。後必如期。乘其所虛而墮。此由衝任二脈。以母體之虛。至此而始弛。通常安胎各方隨症酌用。須服至七八月後。方可無虞。更宜戒房慾氣惱。勞役操作。並禁食奇禽異獸之肉。煿炙煎熬之味。醇酒煙草。尤非所宜。

受孕一月而即墮者。人皆不知。止覺其爲按月經行。惟較平常略多。不知暗中墮去。嘗見此等婦女。實甚可憫。若不早設法。每多爲人詈其終身不孕。滑胎與流產。即此症也。考此證之源。由於經汎過期。不知爲孕。更多行交合。使慾火沖激胞胎。致胎死胞裂而墮。常見患伯道之憂者。必罹此症。故婦人孕後。最宜靜養絕慾。若再交接。以擾其子宮。其胎一月或三五月必墮。試思驢馬雞犬。有孕牡者欲近其牝。必踢之啄之。名曰護胎。所以絕無小產之患。人乃萬物之靈。不論時日。不辨晦明。遠不如畜。其恥孰甚。可不慎歟。至若勞怒舉重舞蹈跋涉。或浣洗下體。陰戶迫開。皆能令胎墮。三四月後。胎未全成。名曰墮胎。五六月後。名曰半產。俗呼皆稱小產。小產之因。多數由於妊婦體虛。胎元不固。蓋氣虛則提攝不固。血弱則灌溉不周。而爲小產。況

墮於三月分者。每由勞力多慮。心胞絡虛。不能營養。治宜兼制火。用四物湯加黃柏元參白朮條芩。

左脈微弱。身痛腰疼。夜熱而胎不安者。屬血虛。四物湯加杜仲黃芩白朮秦艽。右脈寸關大而無力。似滑而不流利。倦怠懶於言動。屬氣虛。補中益氣湯加山藥杜仲黃芩。兩手脈俱弱。胎常墜滯。屬氣血兩虛。八珍湯加山梔杜仲續斷黃芩。

孕婦忽下黃汁如膠。或如豆汁。胎動腹痛。屬氣虛。用佛手散加黃芪糯米。濃煎服之。腹不痛者。單用芪米下赤汁者。屬血虛。用佛手散加黃芩。或用銀苧酒。即苧根五錢。白銀一兩。水酒各半煎服。亦妙。

取苧根如足指大者一尺。煎服。通治胎動不安。丹溪稱其能補血行滯。實則苧根性涼。直清子宮之火。故胎漏者服之。能止。決非體寒氣虛者所宜也。

婦人妊娠。賴腎以擊胞。而腰爲腎府。腰痛則墮。不可不早爲預計。腰痛不治。必見腹痛。腹痛未久。必暴下黃水。其胎必墮。若水徐徐而下。或可挽回。然十不保一。如漏出之水。其厚如漿。或如赤豆汁者。祇須腰腹無痛。十常可保其五。如已覺少腹陣陣而痛。下牽連肛門。墮痛者。已至不可挽救。

小產與大產完全不同。大產如菓熟蒂落。小產幾如生採。破其皮殼。斷其根蒂。忽略成病者。不在少數。因而致死者。尤不在少數。故產後病屬大產而起者十常一二。因小產而起者。十常八九。以此證始因歛血以成胎。繼因精賴血以長養。終因血不足。精萎而墮。故瘀血甚少。倘腹痛而成形成塊者。多屬血虛氣逆。不可大劑攻逐。最好於温補之中。略參去瘀之品。若一派消瘀破滯。則逆氣愈升。腹痛愈甚。多致不救。戒之戒之。孕婦三月後。尺脈或濇或微弱。此胎必不固。經調治後。如脈能洪盛。胎始不墮。所以脈訣有云。胎脈弦牢滑利安。沉細而微歸泉路。卽此之謂也。要知半產之因。雖皆由氣血不足所致。然亦有稟賦偏陰偏陽。或熱或寒之異。自當憑脈調治。如陰虛內熱。而用温暖之劑。則陰液愈消。如草木之無雨露。自然枯萎。如陽虛內

固胎。飲用當歸白芍熟地各二錢。川芎人參白朮陳皮甘草糯米各一錢。少佐黃連黃柏桑上羊兒藤。能養血益氣。健脾清火。市肆所備十二味頭。偏於辛燥。較此殊遜。

懷孕七月後。可服束胎丸。黃芩酒炒。夏一兩。秋七錢。冬五錢。茯苓七錢五分。白朮二兩。陳皮三兩。爲末粥丸。每服錢半。若至臨月。改服束胎散。方用人參陳皮蘇葉各五分。白朮白芍當歸各一錢。炙甘草二分。大腹皮二錢。卽達生散也。難產之婦。多氣血虛弱。榮衞濇滯。故以養正疎滯爲主。

胎之不安。必有其因。隨因處治。無所謂禁忌之藥。惟藥有耗損眞元極猛者。自宜謹慎。今人於妊娠嘔吐。不敢用半夏。胸悶不敢用枳殼。皆不知安胎之眞理者也。

孕婦有腹中不時作痛。或小腹重墜。名曰胎痛。用地黃當歸湯甚效。熟地之量。三倍於當歸。不應。加人參白朮陳皮必驗。

寒而用涼血之品。則脾胃虛寒。氣血亦弱。猶花果之結。春夏易而秋冬難也。總之三月以前。宜養脾胃。四月以後。宜壯腰腎。五月以後。兼補氣血。佐以順氣清熱。此乃大法。

方劑　凡孕婦元氣壯盛。受胎後。尚有經來幾點。乃血盛故耳。若不腰痛腿痠。不必服藥。如虛羸孕婦。下血不止。或按月來血點滴。名曰漏胎。多因勞而氣血兩虛。或喜食炙煿熱物過多所致。宜禁房事。並服加味補中安胎飲以保全也。

加味補中安胎飲　人參一錢　土炒白朮二錢　酒洗當歸二錢　川芎八分　黃芩八分　紫蘇四分　陳皮四分　碎砂仁四分　炙草四分　生薑一片　水煎服

心脾鬱結。經閉發熱。幷治脾虛不能攝血。致血妄行。又經帶胎漏等。證由於勞傷心脾。發熱體倦。食少不眠。怔忡驚悸等。宜用歸脾湯。或加味歸脾湯。濟生歸脾湯主之。

歸脾湯　附加味歸脾湯　濟生歸脾湯　人參二錢　土炒白朮二錢　茯神二錢　棗仁二錢　龍眼肉二錢　炙黃蓍一錢五分　酒洗歸身一錢　甘草水製遠志肉一錢　木香五分　炙草五分　薑棗引水煎服　加柴胡梔子。名加味歸脾湯。柴胡易丹皮。名濟生歸脾湯。

亦有腹作痛而升動者。可將砂仁二錢炒研末。白湯調服。即時痛止。

胎為跌仆所傷。以逐瘀生新為是。陸氏有傷胎方。頗覺周匝。可取方用當歸三錢。川芎香附黃芩各二錢。升麻一錢。砂仁一錢五分。薑三片。棗二個。

誤服毒藥。傷胎欲墮者。急予甘豆竹葉湯。甘草黑豆淡竹葉各等分。煎濃汁。

懷孕七八月而似欲產者。宜涼血安胎。知母為末。蜜丸。米飲下。過期而不生者。宜補血行氣。四物湯加香附桃仁枳殼砂仁紫蘇。均謂之爽期。爽期者不應期也。

外科脞談

顧筱巖

我國醫學。經五千年之傳統。其間發明與改良。成績克稱盡善盡美。於措置。手術。治療。看護。無不健全。蓋外科患於皮毛肌表。發必腫脹疼痛。潰爛出膿。其痛苦每不能忍。所以外科醫術血虛有火。曾三個月墮胎。宜服尊生安胎飲。並預防五月七月之墮。亦治胎動胎漏。

尊生安胎飲　酒洗歸身一錢　酒炒白芍一錢　熟地一錢　生地一錢　砂仁一錢　阿膠珠一錢　杜仲鹽水炒去絲二錢　土炒白朮二錢　條芩一錢五分　續斷肉八分　川芎五分　陳皮五分　蘇梗五分　水煎服　見血加炒地榆炒蒲黃各一錢　腹痛或下墜。砂仁白芍熟地倍加分兩服之。　棗肉爲丸亦可。

婦人衝任失守。胎元不安。或不固。隨症加減。或間日或二三日服景岳胎元飲一二劑。

景岳胎元飲　人參隨宜　酒洗當歸二錢　鹽水炒斷絲杜仲二錢　酒炒白芍二錢　熟地二三錢　土炒白朮一錢五分　陳皮七分無滯者不必用　炙草一錢　水二鍾煎至七分　食遠服　如下元不固。而多遺濁者。加炒山藥炒補骨脂五味之類。如氣分虛甚者。倍白朮加黃蓍。但蓍朮氣浮。能滯胃口。倘胸膈有飽悶不快者。須愼用之。　如虛而兼寒多嘔者。加炮薑七八分或一二錢。　如虛而兼熱者。加酒炒黃芩一錢五分或加生地二錢去杜仲。　如陰虛小腹作痛。加枸杞二錢。

如多怒氣逆者。加製香附無妨。或砂仁亦妙。　如有所觸而動血者。加製續斷肉炒阿膠珠各一二錢。　如嘔吐不止。加製半夏一二錢　生薑三五片。

婦人血氣兩虛。或肥而不實。或瘦而血熱。或肝脾素虛倦怠少食。

之發明爲最先。原始時代之人。目病症爲災恙。內科祇有祈禱求神。外科却可治療而愈。外科之發明在原始時代。大凡發明愈久。其改革亦愈多。改革愈多。其術愈精。吾國外科。有五千年之歷史。其學術之精審。可謂登峯造極。最爲健全。

外科治病之法。首重外治藥及手術。次及內服。外治之藥。修理補築之法也。內服之藥。所以治其根本。蓋外瘍之發。必由於內。或臟腑偏勝。或氣血蘊毒。或營衞不從。故必須內服藥以治其原因。外科治療之步驟。約可分爲三節。初起。將潰。已潰。初起者要使疏散。勿使其成患。將潰者速予聚毒托毒。使其速膿速潰。已潰者尤需托毒排膿。使膿毒出淨。易於長肉收口。此係指普通癰疽而言。若濕疥瘡瘰。外治宜殺蟲解毒。內服宜清血涼營。疔瘡一症。發來突然之間。治療以聚毒爲上。毒散走黃。必致非命。內服要大劑解毒涼營。瘰癧治法。稍異癰疽。外治始宜屢有胎墮之患。宜用泰山磐石散。因此方平和。兼養脾胃氣血。覺有熱者。倍黃芩。少用砂仁。覺胃弱者。多用砂仁。少加黃芩。更宜戒慾事惱怒。遠酒醋辛熱之物。可永保無墮。

安胎盤石散　人參一錢　黃耆蜜炙一錢　當歸酒洗一錢　川斷肉製一錢　黃芩一錢　白朮土炒二錢　川芎八分　白芍酒炒八分　熟地八分　砂仁五分　炙草五分　糯米一撮　水一鍾半。煎七分。食遠服。但覺有孕三五日。常用一服。四月之後。方無虞也。如傷五七月胎者。須服過七月之後。方妙。　徐東皐曰。婦人凡懷胎二箇月。慣要墮落。名曰小產。此由體虛氣血兩弱。臟腑火多。血自受熱而然。醫家又謂安胎宜用艾附砂仁熱補。尤增禍患。而速其墮矣。殊不知血氣清和。無火煎爍。則胎自安而固。氣虛則提不住。血熱則溢妄行。欲其不墮。得乎。香附雖云快氣開鬱。多用則損正氣。砂仁快脾氣。多用亦耗正氣。況香燥之品。性傷氣血。求以安胎。適反損胎而速墮也。今惟泰山磐石散。千金保孕丸二方。能奪化工之妙。百發百效。萬無一失。故表出之。以為好生君子共知也。

孕婦三月前後。或經惱怒。或行走失足。跌損傷胎。腹痛腰痠。祇須用安胎萬全神應散。一服即安。雖然見血一二日。未離宮者。加一劑自安。倘先三四五月內。已經半產過者。將及前月分。略見腰骨痠脹。服一劑即安。萬全秘傳。不知治愈若干人也。

疏散。膿成提膿兼活血。內服補血化痰。務使經脈流暢。癭瘤結核石疽諸病。書籍之治法林立。其實係局部之機能敗壞。外治宜活血。使四旁肌肉靈活。筋脈流利。勿使蔓延。內服大補氣血。氣血充盈。自然消弭於無形也。

外科之手術。不外於開刀動針。開刀必俟其膿成。下手時尤宜注意。必依其肌肉筋脈之紋理。如橫切豎劃。必致肌肉翻出瘡口。或傷及筋骨。致成廢疾。此臨證之時。必需注意者也。

熱癤

瘦麓

熱癤為暑令小兒最多之一症。未潰疼痛難忍。已潰膿血交流。在此赤日當空。氣悶煩熱之夏季中。患染此種痛苦。實屬厭惡。究其原因。乃由暑熱薰灼。氣血榮衛失其常度。是以凝滯壅結而生熱癤。磠砂膏為外科薄貼之一。對於熱癤具有特效。不論未潰已潰。均可用以消散收口。余家人口繁多。兒童則佔大半。每值暑令必

安胎萬全神應散　當歸酒洗一錢　土炒白朮一錢　條芩酒炒一錢　熟地八分　薑汁浸炒白芍七分　杜仲鹽水炒去絲七分　蛤粉炒阿膠珠七分　茯苓七分　嫩黃耆蜜炙七分　川芎六分　砂仁五分連殼碎　炙草三分　酒水各一碗煎八分。空心服。如急痛將銅鍋煎一鍾即服立止。胸前作痕。加紫蘇陳皮各六分。白帶或紅多。加蒲黃炒阿膠炒地榆各一錢艾葉七分。見紅加製續斷肉一錢　糯米一百粒。

鳳衣散　治三五七月小產。用頭生雞子。抱出小雞之蛋殼。陰陽瓦焙黃研末。如前次小產在何月分。至時預先以無灰酒衝服。可免小產。

苧根湯　治孕婦受胎數月後。胎動胎漏及子懸證。用野苧麻根。孕一月用一寸。加金銀飾物煎湯服之立安。

膠艾安胎散　治孕婦頓撲。胎動不安。下血不止。人參　條芩　阿膠蛤粉炒成珠各一錢　白朮一錢五分土炒　當歸酒洗　熟地各二錢　川芎　艾葉各八分　陳皮　紫蘇　炙草各四分　薑一片　大棗二枚　水煎服

增損八物湯　治妊娠漏胎。氣血兩虛。胎中有熱。下元不固者。人參　白朮土炒　歸身酒洗　白芍　熟地　艾葉　條芩　黃柏　知母　阿膠（蒲黃炒成珠去蒲黃不用）炙草各等分　薑棗引水煎食後服兼用杜仲丸

止漏絕神丹　治胎漏下血。安胎更妙。白朮五錢土炒　熟地一兩　三七根末三錢　水煎服。此方妙在三七末。乃止血神品。故用奏效。

備此膏數盒。治療熱瘡。未潰即散。已潰即愈。百發百中。確是驗方。親鄰戚友。前來索取者。每夏數以千計。然瘡潰之時。貼用此膏。膏背必針刺數孔。使與外界空氣流通。而無浸腐釀膿之弊。考本膏之功用。不外和暢氣血。散結軟堅。又能生肌收口者。乃爲副有之作用。實驗而來。決非空談妄論。患者諸君。不妨一試。

所謂瘋病

楊永璇

今之所謂瘋病。包括古之中風痿痹等而言也。致其原因。或由居處。或由飲食。或由勞頓不節。風寒勿避。或由水濕內淫。思慮過度。影響於筋骨皮膚情志。非一朝一夕所成也。近代醫界。鑒於其病之繁殖。徧於市野。力事探討。將古時之瘋症。參合近代增變之新流行病。殫精畢慮。搜羅無遺。萃於一爐。分類闡發。編著瘋病七十二種。始創瘋病耑科。以補內外科之不逮。諸凡外感內傷。急慢剛柔。一切疾苦。就其部位。察其

以上各方。錄自舊本。常用不獨神效。且萬試萬應。不過須天機活潑。仔乎其人。余行道二十餘年。屢用不爽。惟雅不欲示人。今由秦君伯未編輯中醫療養專刊。屬稿於愚。並賜題爲滑胎與小產。拉雜成文。難脫抄襲窠臼。不求典雅。但求率眞。聊以塞責耳。

產後病

倪本青
李樹秀

小引——產後疾病。大別爲二。一因產後氣血虧耗而引起者。二因產後眞元未復而遭受六淫七情之所傷者。金匱云新產婦人有三病。一者病痙。二者鬱冒。三者大便難。新產血虛。多汗出。易中風。故令病痙。亡血復汗。寒多。故令鬱冒。亡津液胃燥。故大便難。可以明其梗概矣。因體虛而兼他因者。先其所因。兼顧其正。與外感內傷之治法可以相參。因產而直接致病者。乃屬眞正產後病。擁有特殊之治法。吾文所言。卽限於此。

產後口渴：去血過多。陰虛火旺。宜栝蔞根湯。（栝蔞根　麥冬　人參　地黃　甘草　土瓜根　大棗）

產後便難：陰血驟脫。氣亦驟虧。少陰失開闔之司。大腸之津液之

形色。更採方言沿俗。而立種種瘋名。若風溼發熱。萃於經絡。腫痛游走之名「歷節」。腿肉瘦削。膝臏腫痛拘攣之名「鶴膝」。肝腎兩虧。收納少權。督脈不司約束。背脊攣曲之名「龜背」。類中偏枯。半身不遂之名「半肢」。風陽上擾。鬱火傷陰。齒頰拘痛。開闔不利之名「骨槽」。臂髃痹痛。伸舉不舒之名「漏肩」。手腕腫痛。強直不仁之名「腕瘓」。內風沸絡。肢末畏寒。麻刺之名「冷麻」。兩足痿弱。步履維艱之名「輭脚」。偏體紅斑。發熱搔癢。陣陣皴皮之名「蟎殼」。渾身皮膚。紅紫相混。瘢痕纍纍之名「紫雲」。指甲枯灰之名「鵝爪」。掌皮癢燥枯裂之名「鵝掌」。以及「漏底」「環跳」「偏正頭瘋」等病。無不據穴而定。象形以取。且均切其虛實。審其難易。施用內外治療諸法。湯液不足。輔以丸散。薰熨不及。益以針灸。使後學有所遵守。不徬徨岐途。始有今日之斐然成績。蓋瘋病之爲因也。起於微。積於漸。來於無

潤。宜四物湯（當歸川芎地黃芍藥）加鮮首烏

產後子宮下墜：氣血大虛。不能收攝。宜收膜湯。（黃耆人參白朮白芍當歸升麻）

產後小便數：氣虛不能制水。宜補中益氣湯（人參黃耆歸身白朮升麻柴胡甘草薑棗）加茯苓。

產後不寐：氣血大虧。陽浮於上而不入陰分。兼見煩躁汗出口渴面赤等症。宜六味歸芍湯（熟地山萸茯苓山藥澤瀉丹皮歸身白芍）加童便人參。

產後目痛：血出過多。精華不升。致睛痛不能視。羞明隱澀眼睫無力。眉及太陽痠疼。宜當歸養榮湯。（當歸川芎白芍熟地羌活防風白芷）

產後肉線出：臨產過於用力。帶脈虛脫。產門垂下肉線。觸之疼痛欲絕。宜兩收湯。（人參白朮川芎熟地山藥萸肉芡實扁豆巴戟杜仲白果）

產後出汗：陰氣虛而陽氣加之。皮毛不密。久延則虛之短氣身體枯瘦。宜當歸補血湯（黃耆當歸）加牡蠣浮小麥。

形。或猝然發動。變幻莫名。或留着不去。因循難瘳。要當觀其受病之深淺。正氣之盈虛。傳經之順逆。脈候之通塞。然後揣本求末。出奇制勝。或開或塞。或升或降。或用宣泄。或用清利。或袪邪養正。或急標緩本。隨症轉移。按病處理。方收效果。否則必至因實變虛。因虛致損。因損不復。可不愼歟。

藥物分類表

徐德庚

今欲以極簡明之方法。支配極繁雜之藥物。竊念藥物之作用。不越二項。一爲養生以促身體之強壯。一爲却病以復身體之健康。世人之所急欲知者。亦不越二條。一爲何種藥物能使吾體加強。一爲何種藥物能使吾病頓瘳。簡言之。卽扶元袪邪四字而已。所謂元者。吾身所固有而不許缺乏者也。如氣血津液等是。所謂邪者。吾身所素無而不許流連者也。如風寒痰溼等是。元氣非一。補之各別。邪亦非一。去之攸異。

產後血暈：子宮不能收攝。血室空虛。孤陽上冒。忽然眼目昏花。嘔噁欲吐。中心無主。神魂外越。世人均作惡血上衝。實屬氣血欲脫之故。宜補氣解暈湯。（人參黃蓍當歸黑芥穗薑炭）

產後兒枕痛：瘀血結塊內着。宜散結定痛湯。（當歸川芎丹皮益母草乳香黑芥穗山查桃仁）

產後往來寒熱：氣血虛弱。營衛不諧。若兼大便不通。尤屬氣血枯槁。切忌發表降火。宜補中益氣湯。（見上）

產後風痿：衝任血虛。心脾失養。宗筋放弛。不能束骨而利機關。令人手足痿弱。怔忡目眩。宜血風湯。（黃蓍白芍秦艽羌活白朮地黃茯苓川芎白芷半夏）

產後氣喘：血脫勞甚。氣無所歸。呼吸止息。違其常度。宜救脫活母湯。（人參當歸熟地枸杞麥冬阿膠肉桂黑芥穗萸肉）

產後浮腫：氣血兩虧。脾胃薄弱。不能運行。宜六君子湯。（人參白朮茯苓甘草木香砂仁）

產後產門不閉：臨產時勞力努責太過。產後氣血兩虛。不能收斂。甚至腫痛不已。小便淋露。宜十全大補湯。（人參熟地黃蓍當歸

本此製表詳爲類列。無關乎學術之宏旨。聊供一般之參考而已。

上集　扶元類

屬於肺臟者

1.肺氣弱：人參　黃芪　冬蟲草

2.肺陰不充：沙參　麥冬　西洋參　燕窩

屬於心臟者

1.心血虧：龍眼　棗仁　柏子仁　珠粉　蓮肉

2.心神不安：龍齒　茯神　金箔

屬於肝臟者

1.肝血虛：歸身　白芍　首烏　穭豆　阿膠　羊肉　潼沙苑　紫河車

2.肝陽上逆：石決明　珍珠母　羚羊角　牡蠣　鈎籐　全蠍

屬於脾臟者

白芍肉桂川芎茯苓甘草）倍參桂。

產後厥逆：用力過度。勞倦傷脾逆冷而厥。氣上胸滿。氣短似喘。宜加參生化湯。（人參當歸川芎桃仁黑薑甘草黃酒童便）

產後惡露不下：臟腑勞傷。氣血虛損。胞絡宿挾冷氣。壅滯不宣。宜花蕊石散。（花蕊石硫黃）

產後惡露不止：惡露淋瀝不絕。非氣虛不能攝血。即肝脾二經虧損。宜十全大補湯。（見上）

產後虛煩：氣血虛損。虛火上泛。宜竹皮大丸。（竹茹石膏桂枝白薇甘草）

產後腰痛：腰腎為繫胞處。勞傷腎氣。損動胞絡。宜補腎地黃湯。（地黃當歸身杜仲獨活肉桂續斷）

產後腹痛：產後腹中疠痛。不脹滿而喜揉按。得食稍緩者。虛寒之候。宜當歸生薑羊肉湯。（當歸生薑羊肉）

產後身痛：氣虛百脈開張。失於榮養。宜四物湯（見上）加炮薑人參白朮。

產後瘈瘲：亡血過多。陽火熾盛。筋無所養。虛極生風。宜華陀愈風

1. 中氣不足：黨參　白朮　山藥　甘草
2. 消化遲鈍：砂仁　豆蔻　雞內金
3. 清陽下陷：升麻　柴胡　葛根

屬於腎臟者

1. 陰虛：熟地　萸肉　天冬　菟絲　桑椹　女貞　鱉甲　龜版　淡菜　黃精　胡桃
2. 陽虛：枸杞　附子　瑣陽　鹿茸　海狗腎　海參　益智仁
3. 精關不固：金櫻子　龍骨　蓮鬚　芡實　五味子　白果
4. 筋骨虛：杜仲　續斷　虎骨　牛膝

屬於腸胃者

1. 津液虛：石斛　花粉　玉竹　麥冬　蘆根
2. 濇腸滑：訶子　御米殼　赤石脂　禹餘糧

散。(荆芥穗)

產後頭痛：頭爲諸陽之會。陽氣不守。上逆巔頂。陽實陰虛所致。宜川芎散。(川芎萸肉山藥菊花人參茯神)

產後顛狂：血虛心不得養。似熱而實非熱。宜安心湯(當歸川芎生地丹皮蒲黃荷葉)

產後類中：氣血驟虛。百骸無所榮養。忽然口噤牙禁。手足拘搐。有似中風。宜滋榮活絡湯。(川芎當歸地黃人參黃耆茯神天麻甘草陳皮荆芥防風羌活黃連)

產後驚悸：心氣虛而神氣不守。故心中振振惕惕。甚至目睛不轉。言語錯亂。白茯苓散。(茯苓熟地人參遠志白芍黃耆桂心當歸甘草麥冬菖蒲桑寄生)

產後胞衣不下：血少乾枯。黏連腹中。宜送胞湯。(當歸川芎益母草乳香沒藥黑芥穗麝香)

結論——朱丹溪云。產後當大補氣血。即有雜症。以末治之。傅青主云。凡病起於血氣之衰。脾胃之虛。而產後尤甚。信夫。產後疾患。以培養眞元爲第一要義。況吾所述。皆產後直接之症。不涉七情六淫

下集　祛邪類

屬於感冒者

1. 散風熱：桑葉　菊花　薄荷　蔓荆子　桔梗　豆卷　蟬衣　荆芥　防風　鈎籐
2. 散風寒：麻黃　桂枝　紫蘇　柴胡　藁本　羌活　獨活　浮萍　香薷　葛根　葱白
3. 清暑氣：青蒿　扁豆　藿香　佩蘭　荷葉
4. 溫中寒：烏藥　吳萸　肉桂　炮姜　乾姜　茴香　川椒　蓽撥　丁香

屬於熱者

1. 清火熱：銀花　連翹　石膏　滑石　黃芩　黃連　黃柏　知母　寒水石
2. 清血熱：生地　丹皮　赤芍　白薇

所傷。尤以調氣和榮爲主也。而內有陰虛陽浮。脫象已著之症。世俗多視爲瘀血內蓄。方取攻逐。更宜留意及之。

■喉痧與白喉症狀之辨別

張贊臣

喉痧白喉二症。皆爲急性傳染病。而最屬危險之症也。其致病之由。終不外乎天時與人事二者而已。如天時不正。氣候發生變化。應寒而反熱。應熱而反寒。或大熱後繼以霾霧。或大寒後繼以淫雨。或觸疾風氣毒。以及人事之喜飲醇酒。貪食厚味。煎炒蒸燒。不厭其多。或恣情縱慾。以竭其精。內外合邪。毒火交蒸。爲釀成喉痧白喉最烈之素因。惟其病狀各別。治法亦殊。辨之不確。則有毫釐千里矣。茲就其本症及類似之症。分列於後。以爲辨別也。

（甲）喉痧之症狀　喉痧之症。邪毒由口鼻吸受。以肺胃爲侵入之途徑。故病初起時。多惡寒發熱。咽喉灼熱疼痛。頸腺腫脹。胸悶煩躁。項間及胸背或有痧點隱約。熱毒內蘊。外內合邪。蔓延莫遏。來勢極驟。一壅直上。緊逼於咽喉之間。頓形腐碎。構成白色之僞膜。舌面則發生灰白糙黃之苔。舌尖舌邊其色鮮紅。不久自然剝離。舌面

地骨皮　藕汁

屬於溼者

1. 化溼濁：豆蔻　厚朴　草果　砂仁　菖蒲
2. 化溼熱：苡仁　黃柏　萆薢　仙遺糧　赤豆　地膚子
3. 舒筋絡：木瓜　海桐皮　秦艽　桑枝　威靈仙　海風藤　絡石藤　絲瓜絡　忍冬藤

屬於痰者

1. 化熱痰：馬兜鈴　竹瀝　川貝母　天竺黃　枇杷葉　達吧杏　牛黃　馬寶　山慈姑
2. 化風痰：牛蒡　前胡　象貝母　冬瓜子　地枯蘿　杏仁
3. 化寒痰：半夏　陳皮　白芥子　鵝管石　常山　紫菀

全部則成深紅之色。如覆盆子形。繼則惡寒罷而發熱不已。或乍寒乍熱。胸悶口渴。頭痛無汗。心煩躁擾。神志不寧。咽喉腫痛更甚。發爲腐爛。皮膚痧點漸次散漫。作潮紅之色。次第加深。呈猩紅色。體溫增高。咽喉腫痛腐潰亦劇。其證勢順者。以痧點透發後。熱退神安。喉痛漸減。飲食知饑。二便通暢。如是者。一週後則喉腫消散。皮膚落屑而愈。其證勢險者。則身發壯熱。胸痞咽阻。不能飲食。咽喉腐爛。蔓延及於兩關。痧點透而不達。溲赤便閉。心煩躁擾。此時極爲危險。尚有身熱如灼。丹痧隱伏。喉腫腐爛。神識昏閉。耳前後腫脹。牙關拘緊不開。脣紫膚黑。二便不通。氣喘鼻煽。風火交熾。毒焰內陷。肺肝將絕。已成不治之症。此爲喉痧自始至終及其變化之症狀也。

（乙）白喉之症狀　凡患白喉病症。雖由疫毒傳染。然必先由病者宿有蘊熱。潛伏於肺胃之間。阻礙其排洩之作用。迨病毒一經侵襲。立現週身惡寒發熱。骨節疼痛。苔白無津。舌質鮮紅。脈多浮緊。頭痛肢痠。咽喉乾痛而紅腫。或現白點。其全身症狀與普通感冒相同。不知者疑爲傷風小恙而忽之。迨至氣粗喘促。已成燎原。無可措手矣。其發熱一二日後。表症自然消滅。或化壯熱。神煩。或竟不熱而

款冬　百部　南星　殭蠶

白石英

4. 逐水飲：甘遂　芫花　大戟　商陸

葶藶　黑白丑　白芥子

屬於氣者

1. 舒氣鬱：白蒺藜　鬱金　香附

檀香　沉香　伽南香

香櫞　佛手　枳殼　青皮

玄胡　金鈴

2. 平氣逆：旋覆花　蘇子　代赭石

蛤蚧　磁石

屬於血者

1. 通血瘀：桃仁　赤芍　小薊　歸尾

澤蘭　川芎　參三七

雞血藤　丹參　蘇木

蒲黃　五靈脂　三稜

莪蒁　茺蔚子　紅花

王不留行　落得打　琥珀

神情倦怠。酣睡昏沉。尤爲斯症之特徵。其重要之點。厥爲咽喉白處成點、成塊、成條。四圍附著肌肉。揩之不去。抉之出血。色帶灰白或粉白。且形乾燥。與爛喉痧白腐潰爛而蔓延者。迥不相同。白喉既現。寒熱則除。此病邪深入之象。脈象亦無一定。總以洪大弦滑爲順。細小濇濡爲逆。舌苔薄白或黃膩。始終無顯著之變化。惟舌質必紅而燥。斯乃血熱津傷之象。二便通否。於本症無甚關係。惟泄瀉太過與秘結不通。亦屬非宜。當按法治之。普通白喉。未經藥誤。皆可救濟。惟最劇者。喉腫極痛。且閉。飲水即嗆。眼紅聲啞。白片滿佈。漸至神志昏沉。身發高熱。鼻道狹窄。嚥下無能。氣急鼻煽。開口呼呼。危險達於極點。終必至於窒息而死。此爲白喉最重之症也。

(丙)類證之辨別　白喉爲疫病之一。亦有類似之證。形同白喉者。不可不辨。(一)火症白喉。白塊浮於肉上。起泡。喉中紅腫。飲食喜冷而惡熱。舌苔黃厚。甚則大便不通。痛無已時。治宜用玉女煎竹葉石膏犀角地黃之類。(二)寒症白喉。初起病勢不如疫喉猛烈。喉中微痛。夜間稍重。或嚥唾則痛。飲水則不痛。其色淡紅。間有白點。有嵌於肉內。凹而不凸。大小便同於平時。或小便清。大便瀉。舌苔

䗪蟲　水蛭　䖟蟲　蠐螬
新絳　劉寄奴　兩頭尖

2. 止血溢：白芨　茜草　仙鶴草
山茶花　地榆　棕櫚炭
藕節　花蕊石　蒲黃炭
柿餅　伏龍肝　烏賊骨
白頭翁　秦皮　旱蓮草

屬於積者

1. 化蟲積：蕪荑　使君子　榧子　鶴蝨　雷丸　鉛粉　苦楝根　胡黃連
2. 消食積：神麯　山查　麥芽　穀芽　五穀蟲

屬於小便者

1. 利小便：茯苓　車前　澤瀉　通草　石葦　瞿麥　萹蓄　地膚子　冬葵子　木通　萆薢　海金沙　猪苓　赤苓

微白脈象沉弱無力。多不弦數。此因下焦虛寒無根之火上炎。治宜温腎祛寒。通脈四逆湯加桔梗。此仲景古法也。以上二症。與本症有疑似之點。故特附列以資辨別

疔瘡之認識與治例

許半龍

內經云。高粱之變。足生大疔。亦有風熱化毒者。吞生黃豆不知生腥氣。便是疔象。凡頭面生疔。按之作癢麻木。急服七味消毒飲。（野菊汁、蒼耳子、蒲公英、黃柏、金銀花、連翹、甘草）加川連、紫地丁、土貝之類。忌用發散藥。如羌活、獨活、荊芥、防風、薄荷、柴胡、紫蘇、浮萍、天麻、前胡、藁本、麻黃、升麻等。又忌攻毒藥。如穿山甲、角刺、全蟲、炒天蟲、蜈蚣等。大忌腹痛神昏。嘔噁。脅痛。足跟痛。若手足生疔。用藥發散攻毒則不忌。若紅絲延至胸腹者。不治。茲錄治例六則於左。

例一　鬢疔左發。膿路未爽。四圍浮腫。痛引項核。乃暑風化熱。熱熾少陽陽明。根脚須防走散。姑擬清解化毒。

池甘菊四錢　紫地丁四錢　連翹売三錢　綠豆衣三錢
金銀花四錢　土貝母三錢　冬桑葉三錢　蒼耳子三錢

冬瓜皮　通天梗　茵陳

2. 小便不禁：覆盆子　五味子

屬於大便者

1. 潤腸：麻仁　蔞仁　郁李仁　松子仁　柏子仁　蓯蓉

2. 瀉熱結：大黃　龍胆草　番瀉葉

3. 瀉寒結：巴豆　硫黃

閒話沐浴

袁正剛

沐浴本是一種通常的衛生方法。他能使皮膚的外層常保清潔和促進皮膚的代謝作用。一年四季都是缺少不了的。我們體內的一切臟器平時大多是營作新陳代謝的功能。而皮膚雖在人體的最表層。但是也含有這種作用。皮膚的表層分種子層和角質層兩種。種子層能夠不絕的生發出新的細胞而次第將牠推壓而上。已老的細胞則變爲角質層起角化作用而落屑。我們在沐浴摩擦的時候所擦落的

黑山梔二錢　嫩鈎勾三錢

例二　顴骨生疔。上腫至目下。及於頸。堅硬微膿。瘡頂不痛。心煩神昏。毒火內陷。最屬可慮。

羚羊角三分　川黃柏二錢　蒼耳子三錢　天花粉三錢

犀角尖三分　池甘菊四錢　金銀花四錢　生甘草一錢

上川連一錢　紫地丁四錢　連翹殼三錢　蘆　根二枝

例三　六脈弦數。發渴。眼黃。胸脅脹悶而滿。瘡見唇右口角。面腫目昏。神識不清。邪已內攻。此毒傷三陽。擬解毒下熱重劑以救之。

生大黃四錢　連翹殼三錢　天花粉三錢　甘草節一錢

生枳實三錢　土貝母三錢　上川連二錢　金銀花四錢

紫地丁四錢　左牡蠣四錢

例四　蛇頭疔發於右手食指。乃大腸經蘊熱。潰毒串孔不一。頑腐尚踞。症屬纏綿。宜去腐以冀生新。

歸　尾二錢　川　芎一錢　陳　皮一錢半　地丁草三錢

赤　芍二錢　角　刺一錢半　土　貝三錢　片薑黃一錢

白　芷八分　甲　片一錢半　草　節一錢　忍冬藤三錢

例五　蛇腹疔發於左手無名指。已有頭緒。勢正釀膿。由暑風化熱。

薄皮。就是角質層老廢細胞的形成物。至於附着在皮表上面的油膩垢污則又是一回事了。

勤於沐浴。不僅是能排除汗腺中分泌出來的污垢使皮膚清潔。減少皮膚病（如濕疹疥癬之類。）且可使皮膚淺層神經起一種適度的興奮。和血流的增進。所以皮膚的營養變良。抵抗的能力加強。都是基於這勤浴上面的。有時我們感受着風寒。發生了傷風。經過溫浴之後因血行的加速。皮膚的充血。亦能使各個不適的症狀趨於平復。勤浴的益處。現在是人人都明瞭了。但是同時也會發生出牠的流弊來。就是因沐浴而引起的外感症。外感往往是因爲空氣溫度與體溫的不能保持平衡而起。這是指普通人而言的。若是在沐浴的時候便更易於促成了。理由很是單純。因爲失去了衣服的屏障。形成肉體與空氣的直接接觸。唯一的預防方法就是力求室內溫度的適中。過冷固然能使皮膚感受刺激而生外感。過暖則浴後阻入營衛所致。脈形弦數。舌苔黃膩。宜和營托毒。

歸尾二錢　陳皮一錢半　薺梗二錢　絲瓜絡三錢
川芎一錢　皂刺一錢半　防風根一錢半　花粉三錢
秦艽一錢半　忍冬藤三錢　桔梗一錢半　甘草一錢

例六　蛀節疔毒。稀。屈伸不利。乃營虧使然。治以養血佐以舒絡。

生地四錢　丹參二錢　澤瀉二錢　西秦艽二錢
白芍二錢　雲苓三錢　忍冬藤三錢　絲瓜絡三錢
丹皮二錢　山藥四錢　甘草節八分

瘰癧與肺癆

張懷霖

瘰癧係頸項間韌帶質交叉處之結核。此症纏綿甚久。自結核初起。以至潰爛出膿。其中過程。至少數月。自出膿以至收口結痂。又非數月不爲功。且瘰癧之患者。其體格必虛弱。欲求其病症之痊愈。必視其體格而斷言。故當治療瘰癧之時。既施外治之提膿拔毒生長肌肉之藥。又需在內服或食養之間。予以補助其體質。體質逐漸康復。瘰癧始能收口。

瘰癧既多體質虛弱之患者。尤多兼患肺癆者。有先患肺癆而次

疏鬆了的汗孔。驟然遇着了外界的低温。感冒的發生也是不能免的。室中過冷須用火爐與水汀來調節。過暖出外時須多加衣服。總以不失均勢爲宜。

再有處於現在人口稠密的上海。因爲房金的奇昂。能有衛生設備的人家可算極少。多半都是僅可容納個人床鋪的鴿籠式的住所。但是到了炎夏。終日勞動後的身體。臭穢是絕對不能免的。於是感到了沐浴迫切的需要。就不得不臨時變通來利用一下地形。在天井裏或是露台上沐浴的很是不少。這種方法大多在夜間舉行。夏季的夜是比較白天涼快得多。並且夾着一陣陣的風。所以雖則是在炎夏。這種露天沐浴的人最容易發生感冒。而他的危險性要勝過其他。在無法之中可以用單褥或草席暫充一充屏風。一方面仿照冷水浴的方法用毛巾將週身摩擦幾遍。使皮膚充血。抵抗力增加。或可使涼風不易襲入。

患瘰癧。有先患瘰癧而次患肺癆。所以以經驗上言。瘰癧與肺癆有併患之可能。且瘰癧而兼患肺癆者。甚爲多見。

蓋因肺癆之患者。其體質已經虛弱。筋脈之營養勢必不良。頸項乃筋脈之總綱。筋脈失却充分之營養。頸項間靭帶質筋脈之交叉處。遂因營養不達而積生汚垢。於是起極小之結核。因營養之不能日常供給。結核遂逐漸擴大而妨礙筋脈之流動。而瘰癧成矣。患肺癆者而兼患瘰癧。爲極易之事。所以一二年以上之肺癆。極多兼患瘰癧。

瘰癧之患者。其營養本已不良。蓋瘰癧之起因。爲血脈失其舒榮流暢。血脈失其舒榮流暢之原理。爲身體孱弱。身體孱弱。虧在五臟六腑。必有一臟虧弱而延至全體。倘係延久之瘰癧。必將虧及兩臟或三臟。且根本欲以灌溉輸養之氣血已滴。則臟腑之虧損可知。而肺爲最嬌之臟。最易因營養不良而患病。虧損之病。易致肺癆。所以日久之瘰癧。最易患肺癆也。

肺癆與瘰癧既有若是之關係。則治療之時。必須設法兼顧。譬如瘰癧已經數月以上。而身體愈見孱弱。必先顧及其是否侵入肺臟。

外感雖然是普通傷風小疾。可是一切的危險疾病都是因此而起。所以我們沐浴隨時隨地都要依照環境與以防衛。千萬不要小覷了他。

夏令攝生法

徐蔚霖

樹葉被灼陽染得一步步深濃。狗兒蹲在地上吐氣。蟬兒躲在樹中狂噪。於是學校開始暑假。機關擇地避暑。可是醫士們的職務却一天天的繁重。難怪人家說夏令是一個易病的季節。尤是才經戰爭的仲夏更使人發愁。不過平日能多多注意衛生和預防。比較總可避免不少疾病侵犯的機會。特別是一般自以爲身體結實萬事無妨的健康人。更該留神。那麼我們來談談夏令中幾點已知道而忽略的攝生法吧。

「病從口入」已成了一句孺稚皆熟的爛調。其實是的確具含着良訓。因爲我們在火傘已侵入者速予治療。未侵入者則予預防。或肺癆經久。又需檢查其項部有否結核。有結核者速予施治。無結核者設法預防。務勿使兩症併患。虛者重虛。必致危且殆也。

■痔瘡

王麗明

原因 痔疾就是直腸下靜脈瘤所擴張而成。昔人多有種種的命名。其實可分為內痔與外痔二種。生在粘膜內者為內痔。生在肛門皮膚面者為外痔。又一種為中間痔。生在皮膚與粘膜之中間。痔瘡之症甚多。輕者不甚痛苦。故極少就醫。其發生年齡。多在二十三十四十歲壯年期。小兒發見此症者較少。痔疾之成形。多由於長久年間血液鬱滯及血壓亢進而來。痔靜脈在人體軀幹最下部。而無靜脈瓣。故大便時因腹壓而靜脈內壓亢進。或有常常便秘的人。及有痔瘡素質者。遂而痔靜脈擴張肥厚。形成靜脈瘤。此皆大便時括約筋之收縮。糞塊之機械的刺激。致易破裂而出血。有為天性靜脈壁抵抗薄弱。其他尚有妊娠。骨盤腔內之腫瘍等。壓迫骨盤靜脈。致成痔靜脈鬱血。又有食刺激性之食物。引起痔出血者極易。

高張的大氣中。不但精神很疲乏。而且消化也減弱。俗稱所謂「疰夏」。所以油膩之品。服後每感不適。這是大家會避免的。不過因了炎灼逼人。便有不少貪一時快口的。狂服冰冷之品。作者的忠告。在他入口時不免感我不合潮流太緻細。不過一旦爆發。由這些而成的胃腸病。失却了健康時的自由。便後悔無窮。我雖不願與佛婆婆式的勸人吃六月齋。但是夏天多吃素菜熟菜。是非常有益。而生冷不潔。應絕對避免。

「夏日炎炎正好眠」雖是句詭懶的辭兒。但是夏天午膳後的神疲倒是事實。怎樣去補救。我可提一個見解。與讀者參考。便是第一提早起身。因為這時期很早就天亮的。幷且可多吸些清潔空氣。能思索靈清。辦事有勁。在午膳畢。天氣既熱。精力又勞。那麼我們來一小時的午睡。一方休養既往的疲乏。一方恢復午後的精力。據生理家說。午睡是非常有益的。化一小

症狀　內痔核與外痔核。其症狀大有差異。內痔核較多而症狀亦多種。第一徵像是出血。大便時用粗紙揩拭染有血液。即知爲痔瘡之開始。輕者大便中帶有血液。或在大便時血液點滴流下。重者即噴射大量血液。因此便後至患腦貧血而卒倒者不少。發見出血時。亦有但見出血。不知痛苦。又有患斯疾二三年中。肛門發覺異常感壓重感等等不定症狀者。又常因強責大便。及糞便壓迫粘膜。致同時脫出。便後即自行返原。或用指推入。若痔核漸大。粘膜弛緩。則雖非大便時。如稍加腹壓。或勞作過度。或行走。即自脫出。因肛門括約筋束緊。以致不能返納。即成爲嵌頓浮腫性腫大。疼痛異常。痔結節一二部呈烏綠色。遂起發熱惡臭嘔吐尿閉等合併症。再激烈時。粘液分泌增多。裏急後重。狀如赤痢。故往往誤治。

外痔核與內痔核比較。其症狀較輕。外痔之特徵。有時因痔淨脈發炎。即腫脹疼痛。若經長久。反復作痛。化膿潰後。即成爲外痔瘻。

診斷　外痔核之診斷。在肛門輪之外沿皮膚。生結節塊。令患者努責之。即能發見呈青色之結節。觸之痛而硬韌。內痔核之診斷。有時頗困難。因其在括約筋之內。苟非擘開括約筋。插入肛門鏡。不得

時功夫能抵得上夜裏四小時。同時我們晚上工作的效力和效率也可增強。那麼大家不妨試行試行。

洗清汗腺中皮膚上粘積分泌的沐浴事畢後晚風中納涼聚談取樂的確都是有意思的好事。不過假若我們浴後不擦。憑風吹乾或露天睏覺。或隨便赤膊。雖稱快一時。這些便都是感受風寒蘊釀成病的原因。所以我們爲着自己失健。家人担憂。事業停滯。金錢損失。那麼這類貪快一時的應與以節制與留意。這裏我更想起寄語於夫婦的警惕「節慾問題」。因爲在這皮膚疎鬆易食冷物的季節。房事後特別易犯差差答答難告醫士的疾病。我想爲家庭幸福計。夫婦康樂言。伉儷們一定會樂受我的婆心。

有些人好端端老是汗流背。或有人雖在烈日下行動還很優適。一半由於他心亂心靜占很大的作用。所以我們能處事泰然不慌不莽。

見。尤在初期痔出血。往往不能確認痔結節。故診斷頗難。若相當腫大。即可得見指頭大赤紫色之結節。或用吸引器吸出粘膜外翻。亦可診斷。或使患者作排便之姿勢。亦可得見內痔核係軟性腫瘤。用指診甚難觸知。故凡非其他之原因如子宮瘤直腸瘤等之出血外。可認為痔核也。

豫後　痔瘡之豫後。一般良好。俱有種種合併症。如外痔核發作時。則痔靜脈發急性炎症。內痔核發作時。則脫肛。偶有鉗頓。致患者疼痛異常。出血過多。即生貧血。貧血即血液凝固力減退。身體衰弱。易為出血不止。口唇眼瞼粘膜爪甲蒼白等等是也。若化膿潰後。成為漏管。則纏綿難愈矣。

治療　第一不可使大便秘結。或酒色過度。或常食刺激性食物。如胡荽蒜等。以防其發生也。古方有槐角散藏連丸黃土湯升陽防風湯歸脾湯等藥物療法。輕者可效。重者非手術不可。手術法如結節法。注射法。燒灼法。摘出法等。皆可根治。惟手術之間。其痛苦不能避免。鄙人取古方製成藥條。插入痔結節。使其枯脫淨盡。經十餘年之臨床經驗。可以避免前述之痛苦。而於短期間內得以全癒。

即使四周煩熱。我們鎮靜有序。從靜緩中取速效。這不僅與事有益。并且與身心更好的修養攝生法也就附尾於此。

本院特約醫士

徐小圃　朱子雲　丁仲英　沈仲芳
蔡香孫　顧渭川　徐相任　朱小南
葉熙春　單養和　丁濟萬　嚴二陵
石筱山　郭柏良　唐吉父　夏理彬
殷震一　盛心如　張古農　方慎盦
徐麗洲　陸士諤　嚴蒼山　陳存仁
龔醒齋　金養田　劉民叔　虞翔麟
陳佐虞　劉春波　劉野樵　李君梅
寗大椿　朱星江　蔣文芳　顧筱岩
施濟群　俞岐山　童紹甫　張蔚孫
江春涵　金舒白　楊永璇　張忍安
謝秋聲　陳玉銘　姚雲江　蔣有成
錢今陽　周子緒　徐耀章　王超然
楊伯雅　傅雍言　王慎軒　方公溥

丹陽劉錦堂鳴謝國醫董漱六先生啓事

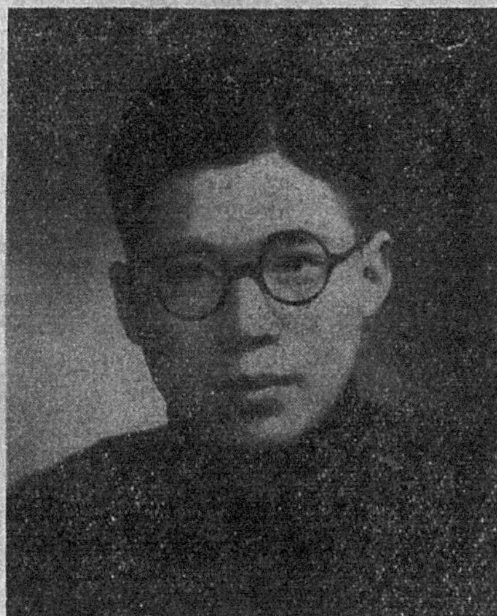

董漱六先生近影

董君蒲庵，余之知友也，精研法政，曾歷任上海寧波靖江常德地方法院廳長及推事等職， 漱六先生，即知友蒲庵之稚子也，習醫有年，初則在家誦讀經書，繼則畢業上海中國醫學院，在校成績高超，名列前茅，頗獲師友所敬仰，寒暑暇期，每旋故鄉，前趨求診者，頗不乏人，如賀石農長媳經血症，陳龍生長子肺癆症，情勢垂危，求治告愈，在丹時，亦曾登報鳴謝，聲譽鵲起，遐邇皆知，且 先生對於報界，甚具熱忱，在家鄉主辦中國醫藥民衆醫刊兩報，頗受當地熱烈歡迎，嗣以中日戰爭爆發，移居申江，復投海上名醫秦伯未先生之門，朝夕追隨，力求深造，現任中醫療養院內外科醫師，錦堂四女德馨，去春染患濕溫症，遷延數月，氣陰大傷，肺部虧損，而現面赤顴紅，乾咳咯血，潮熱盜汗，腰痠帶下，純係一派虛象，迭請中西名醫診治，均謂已入怯途，經治未見效果，而反增劇，束手無策，後幸探悉 先生所在，邀請診視，服藥二三十劑，咳平血止，諸恙若失，繼進膏方，健康恢復，精神煥發矣，又外孫女感患肺炎，咳嗽氣急，涕淚俱無，音嗄嗜臥，面青齦腐，便溏日行數次，亦請 先生診察，斷爲痧毒內陷，急宜透解，痧瘖果然齊發，大見好轉，幸得告痊，感再造之恩，實無以爲報，今聞先生主辦中醫療養專刊，商請聊書數行，寄於篇首，藉申謝悃，並附 先生玉照，爲病家介紹焉。

診所：上海法租界呂宋路七八號：中醫療養院

時間：上午門診下午出診　電話：八四六〇六號

病人之粥菜問題

陸伯辰

我們在未述「病人之粥菜問題」之先。應當先要知道病人爲什麽要吃粥。更應明白健康人日常維持生活所需要的原素。一個人除掉空氣衣着勞作。環境等外。飲食營養所佔的地位非常重要。人體所需要的是蛋白質。脂肪。炭水化合物。（澱粉糖類等）副營養素的各種維他命（Vitamin,）鹽類。水分等的物質。分配這許多原素在動植物的混合食物中都含有着。不過在我們擇選食物的時候。必定要平均的攝取。因爲動物性食物中。雖然富含蛋白質和肪脂。但是同時却缺乏炭水化合物和維他命。而植物性的食物中却富含炭水化合物和維他命。蛋白質與脂肪成分也有。不過沒有動物性食物中所含的那樣多。就是了健康人日常的飲食尚且要如此配合適宜。何況是已經臥病在床的人呢。我們還可以用一個明顯的例子來證明。貴族階級的人們。平常豐衣足食。而對於食物中動物性特多。雖然肌表豐潤。但是體力却沒有多食植物性食物而以動物性食物作副助的平民有勁。不過有許多貧民因經濟能力不足。對於蛋白質脂肪成分的食物少進。而面色萎黃。體力衰退的也有。這些不良的現象都是營養食品不調勻的緣故。

所以當一個人患病的時候。醫藥療治疾恙。當然是急需的。而食物營養也不可以缺少。應當隨病體的需要。給與相當的食物。但是大多數的人病了。脾胃的健全必定受到影響。消化力和體內的吸收力。必無原先那樣的權力。並且新陳代謝作用和組織變換也隨之而衰退。不能循常軌的將體內留存的廢物施行適當的排泄。並且還無力將進食的滋養料分布全身。而恐怕還有積滯的弊病。障礙病人的抵抗力不算。更能增加病體的不舒。以致其他的疾病也就隨之而叢生。

照上述各種的原理說。病人的飲食。只有揀容易消化和兼有療病副作用的東西了。所以人們每日不可缺少的飯。就改煑粥來給病人吃。粥的原料當然也是米。米所含的各種成分。是非常適合人體蛋白質。脂肪。灰分水分等都有。性味甘平。能夠推陳致新。容易消化。滋潤而養脾胃。病人都很相宜。尤其是虛證最佳。故而有人稱粥飯是人間第一補品。所以有許多貧窮人家。用濃米湯代參湯。也能得到相當效果。然而對於患停飲的病人。却不大相宜。但是也有人用鍋巴或者用生米炒焦者食。比較白粥來得適宜。又有患寒濕作脹的人。粥裏暫加石灰少些。亦有效用。可是別種疾患是不能嘗試。因爲石灰性味粘甘。不免温熱。能夠使人乾渴吐衄。再有夏令霍亂症。是絕對不能讓米湯入口。更有好多病在某一個時期宜餓。某一個時期宜吃粥。或鍋巴和炒米粥。都要遵從醫生的囑咐。才不致病象受到意外的挫折。

既然明白病人所以要吃粥。現在再進一步的分述粥菜問題。雖然這是平常極普通的事。但是因爲牠普通。而大家就忽略了牠。又因大凡病人總是「任性」的多。所以不免鬧出亂子。影響病患。要知道一個人所以有病。大都是因他平常飲食起居環境等攝生法的錯誤。病了以後。再不能讓他「任性」隨便選食。滿足他錯誤的意志。故而須要看護者的監制了。

葷菜 就是動物性食物。含有豐富的滋養料。而且鮮美可口。多數人嗜食很盛。然而葷菜的肌肉中。對於維生素和礦物質。却非常缺少。所以食肉動物（狗猫之類）都連骨進食。因爲肉骨內却含有礦物質和石灰質。而我們人類。則以穀食蔬菜瓜果等來補救肉食的不足。一方面肉食只能補充穀食蔬菜瓜果中一部分的欠缺。雖然蛋白質的生理價值很高。能夠幫助生長及賠補身體的消耗。消化率也極高。幾乎可以完全消化。但是肉食雖含有這樣的滋養成分。然而還是容易使人致病。因為動物在未宰以前。說不定體內留有廢物。或者是染有疾病的。在屠宰的時候。往往不易察出。或者竟沒有注意到。所以這種病毒原素也是難免的。在動物宰割以後。又不能馬上讓人烹食、必定要經過一些時候。那末肉類失去生長能力以後。豈有不發生腐化作用的。假使有一種肉食全備上述各種弊病、那末你想多麼危險。不但不能得到滋養的益處。反而要受到意外的危害。況且肉食的滋養成分人體中不過只要幾分之幾。如果服得超過定量。也有不良的現象現出。例如尿中蛋白質增多。等都可以用事實來證明。因為這種現象是動物性食物的廢物毒質屯積體內的緣故。而且能夠使人疲乏更能毀壞腎臟內的細胞。所以多食肉食的人民。患腎臟炎的一定也很多。肉食得不得法。對於健康人民有如此的危害。對於有病的人是更不容說了。不過上述各種的危害大都是由於過量或吃到不良的肉食。所以我們也不必完全禁食。對於病人也是如此。只要我們能夠應用適量和辨擇精細。當然也可以採取的。

現在就拿家庭常用的葷類粥菜。略述牠的功效和禁忌。以作需要者的參考。

火腿　鮮猪腿經過鹽醃等調製手續後成火腿、性溫味甘鹹含有蛋白質脂肪水分、鹽等的成分有滋腎、健脾開胃、生津、豐肌澤皮膚、充精髓、益氣血等功用。能治虛勞怔忡、腰痛、脚痿、耳聾、止虛痢泄瀉腸風痔漏等恙。但是有外感未清。濕熱內蘊積滯不淨。腹悶未消者都應忌。更有「時病」剛好者亦不宜早食。恐怕還有觸發浮腫等的弊病。這是因為「時病」餘邪沒有完全除清的緣故。對於脾虛失運的病人。如要吃火腿。應當將火腿熬煮去其油。也就是減少脂肪成分。而免去牠滑腸的弊病。

肉鬆　用新鮮而精壯的肉。去淨肥油。加工和入調味品炒炙。就成爲肉鬆。成分比較新鮮肉減去脂肪水分等。而增加醬油所含的養料。有醒健脾胃的功用。對於脾虛失運。腸泄等患。不必禁忌。但是也不能多食。一則因爲炒炙需時。必有蘊藏火氣。二則肉鬆外層微焦的纖維質。容易刺激胃膜。增加胃酸的分泌。所以宜少食才可以有滋養之功。多吃了反足有害。尤其是對於胃酸過多的病人。更是不利。

燻魚　用青魚做的最好。市上出售的。恐怕不盡粹是用青魚所做。不過現在所說的燻魚。當以青魚爲主。魚本含多量的水分與脂肪。蛋白質。澱粉等。然而經過燻製後的燻魚。水分脂肪及其他成分。當然減少。而口味則比較甘美。多數人是嗜食的。滋養方面也有相當效果。青魚的性味。是平甘的。而能夠化濕。祛風。治脚氣脚弱。除煩悶。補氣養胃。不過既經燻炙之後。也有增加胃酸。以致胃酸過多。而影響消化能力。故而對於虛弱和胃弱的病人。應稍有顧忌。又如有瘧疾等患。宜禁「腥」的病人。更應絕對禁絕。以免復發之苦。

醬鴨　鴨經過醬煮調味等手續後。而成醬鴨。含有醬的成分。以及蛋白質、脂肪、纖維、澱粉、水分等。性味涼甘。一說平甘而微鹹。有補藏陰。清虛熱。除骨蒸。生津、利水、補血、養胃等功效。能治熱痢。化虛痰、止嗽、息驚、消螺螄積。多食滯氣滑腸。外感未清、脚氣、陽虛脾弱、痞脹、便泄、腸風、瘧疾皆忌。

鹹蛋　大都是用鴨蛋醃的。多雖然有滋養成分。及愈瀉痢。祛胸腹之熱的用途。但是究竟牠是純陰之品（鴨蛋夜裏生下）味甘鹹。性寒。多吃使人氣短滯氣。比雞蛋的壞處更甚。况且對於痧子和瘧疾等病人。吃了。又有嘴臭的後患。所以採取雖然便利。但是對於病人是不相宜的。

皮蛋　鴨蛋經過另一種法子製造就成皮蛋。比較可以多藏些時候。口味香美。可是帶些粘滯而燥熱。對於多數的病人也是不相宜的。所以病人少食爲妙。

上述六種葷食粥菜。沒有一樣是百病皆宜的。而有一二樣却差不多有百病皆忌的可能的。確葷腥類的菜肴。對於病人的緣分是太不夠與不相宜的多。故而我以爲病人能夠避免暫時的葷腥爲佳。雖然有好多病是適合某一樣葷食。這不過是巧合。因爲每個病人在病的時候。脾胃的吸收和消化能力。比較平時總要減削。況且還須要分出一分力量去輸送藥力。所以病人那時候的胃中頂好清爽而實惠。方才可以回復體健與增加消化力。因此病人的粥菜在素食方面比較要多於葷腥。實在也是素食與病人的體質相宜的緣故。

素菜　是植物性食物。都是直接採自田野。是單純的食料。所含的成分很能應付體內所需要的各種營養。不像動物性食物。既怕毒素和廢物作祟。又慮維太命及礦物質的缺少。而植物性食物如果一有腐壞霉臭敗變容易發覺。動物性就不大容易了。況且動物日常的營養也大多是從植物中攝取。我們食動物性食物。也就等於間接的在吃植物性食物。那末我們還不是直接的來求植物性食物來得便當。而省去其他的煩麻和顧忌。就是恐怕植物性食物的蛋白質和脂肪等供給人體不夠。那動物性食物也不過如風景的「點綴」而已。其實究竟還是植物性食物中所含的人體要豐富。而且又容易施行潔淨工作。比較動物性食物合乎衛生。並且種類很多。有根、莖、葉、花、果仁等。根、莖、果仁、中富含澱粉、脂肪。能夠使人們充飢而不餓。葉綠素又是維太命的發源地。（動物臟腑中貯藏的和乳汁卵中的維太命。都由蔬菜中得來的。）綠色的莧菜波菜中和橘子中都含有維太命丙。更有許多黃色的蔬菜中。也含有豐富的維太命乙2。維太命乙1。在蔬菜中是普遍的含有着。而且還能吸收富含多量的鐵、鈣、鉀等無機鹽。所缺少的成分在根、莖、果仁中富含着。所以不但病人要多食植物性食物。就是健康人亦應以植物性食物多食於動物性食性。而最好以動物性食物作食料中的輔助品。那末我相信若干年後。我國的人種必定比現在要強健得多。因循依懶的心理亦必剷除。因此特地的贅述在素食粥菜的前面。

豆腐 用大豆鹽鹵石膏等經過各種製造手續而成豆腐。含有蛋白質、脂肪、無機鹽、水分等成分。味甘性涼。有清熱解毒。潤燥生津。補中益氣。寬胸降濁等的功能。雖然是素食。而還兼有肉類的滋養料。故而平常不論貧富都食。對於病人也大都相宜。對於患燥熱症的病人尤合。

豆腐衣 在豆漿的表面有一層薄膜。這就叫豆腐衣。所含的脂肪特別多。對於老年人很是相宜。

豆腐滯 在豆漿鍋底結的鍋巴。名叫豆腐滯。俗名豆腐飯滯。所含脂肪和豆腐衣相反。對於消化不良。腸胃病便泄的病人非常相宜。(以上三種大都用醬蔴油拌食。豆腐亦有生油清鹽拌食。)

乳腐 豆腐乾再經發酵等作用後。改製成爲乳腐。最宜病人。越陳越佳。更有一種臭乳腐。對於便瀉黃病疳膨等病人十分適合。

鹹水花生 落花生用鹽水或鹹菜滷煮熟。就成鹹水花生。所含成分最多是脂肪。其次是蛋白質。以下爲炭水化合物。此外更有鈣、鐵、燐、維太命甲乙。從含量方面看起來。花生的長處。就是穀類的短處。平時我們在葷菜不足的時候。可以用花生做補充食物。營養的功效很是豐富。炒食沒有煮食來得完美。性辛香、味甘平。是潤肺開胃的東西。而且和平可貴。

作者曾親見幾個產後婦女。在一月內雖然不大進食肉類。而鹹水花生却每餐不忘。可是身體健康如常。而且奶水也非常充足。故而花生的確可以替代肉類。巳是一個明證。花生中所含的蛋白質比較豆穀類優越。能夠促進生長。還能提高穀類蛋白質的生理價值。眞是價廉物美而又適合與粥仝食的良肴。

鹹菜　最近報上發表「雪裏烘」渡洋的消息。就是鹹菜的一種。據科學醫學家的研究說含有豐富的滋養料。很合人們服食。但是「雪裏烘」對於病人不大相宜。而別種鹹菜尚可應付。尤其是陳年的鹹菜乾最合病人。性平味甘鹹。鮮者有養胃解渴生津之功。乾者有養胃醒脾的特長。

西瓜皮　西瓜本有天生白虎湯的名稱。我們夏令吃西瓜以後。就可將西瓜外面的青皮留下醬醃晒乾後貯藏起來。陳者和鹹菜乾有異曲同功之妙。性平味甘鹹。有清肺胃除煩解熱等功效。這東西在作者故鄉——無錫——差不多每家人家都有。和鹹菜乾同樣的貯藏着。以備不時之需。

醬瓜　現在大多數醫生。對於病家詢問病人應食什麼粥菜。脫口而出的總是大頭菜醬瓜之類。的確醬瓜中含有豐富的滋養料。性味又和潤甘美。當然是適宜普通的病人服食。不過應當細嚼。而大頭菜又比較吃雲南大頭菜來得妥善。

醬生姜　醬生姜也是醬菜的一類。味辛甘性熱。對於散風寒。溫中祛痰濕。止嘔定痛。消脹殺蟲。很有效力。並且能夠興奮腸胃。促進消化機能。少吃有上述的益處。假使多吃了能耗液傷營。熱病更宜嚴禁。

蘿蔔　含有水分、澱粉、脂肪以及少量的消化穀食物質。做粥菜須要醬醃。可食。雖然含有滋養成分。但是仍然不能多吃。因有耗血損氣的弊病。能夠化痰、祛風、潤肺、寬中、補脾、運食、滌熱、生津等。

海蜇 在一般人以爲海蜇是硬性食物。所以每當有病的人就不敢給食。其實海蜇性平味鹹。有退熱化痰軟堅等功用。非但不是硬性食物。而且還有軟堅的長處。而且海蜇本身一入人體非常容易消化。我們平常只要看海蜇遇到熱水以後。不是有縮化的現象嗎。所以對於痰熱重的病人。盡可大膽進食。

尋常我們的粥菜很多。不止上述的幾樣。就是病人的粥菜。一定也還有不少。但是作者所憶及只有這幾樣。好在人病了以後。大都是請醫生診治的。對於粥菜問題可以隨時請益於醫生。這裏不過是舉幾個例。讓人知道一些普通而平常忽略的常識而已。

照理我們日常的飲食。應當明白今天所吃的某種成分已夠。某種要素缺乏。並且隨時補足、但是在目下的社會中。科學的發展程度還不能如此。故而有人主張人類的食物。不能過偏於一類。例如每日吃飯吃麵必定要有菜肴輔助。而對於菜肴又應當普遍的選食。並且最好多吃天然食物。過分精製的東西。牠的營養要素。必定已被剝削。常人如此。對於吃粥的病人更宜當心。尤其是病人的粥菜問題。

■病中飲食之宜忌 曹向平

吾人在生存期內。體內組織常起一種新陳代謝的作用。和營養成分因勞心勞力的消耗。於是這消耗就需要許多新的營養資料來補充。除一部份借呼吸供給氧外。其餘就靠消化器官將複雜的飲食分解成單純的物質。以補充消費的營養素去調整一切生活的機能。

由上所述。可知飲食爲養命之源。但假使過分的豪啖和狂飲。立刻也就可變爲致病之源了。所以吾人平時要「飲食有節」方可免掉「病從口入」

的危險。倘若生理遭了危害而墮入病理狀態的時候。飲食的重要。更常與病情的進退有絶對的影響。又豈可忽視呢。

但飲食又須視人體消化力之強弱和年齡的差別。而定選擇的標準。大抵流質的較固質的食物易於消化。植物性較動物性易於消化。然動物性却又較植物性易於吸收。以植物性中富有木質纖微之故。總之消化力強者。宜與較難消化之食物。消化力弱者。宜與較易消化之食物。反之皆易引成消化不良之病症。故雖富有充分營養料之食物。倘不能加以適度之消化。每足以造成病理的現象。病中尤須注意。否則常有「食復」的危機。古人所以有「少吃多餐」的說法。今將最普通的幾種飲食在病中的宜忌。約略說之如下。

一、飲料

茶與水 茶味苦甘性微寒無毒。清火醒脾。助消化解飲食厚味之毒。苦味即其中所含之「單寧」。甘味即其中所含之「阿蜜諾酸鉀」。主要成分則爲「可弗因」。是一種興奮品。故在醫療上有利尿及強心的作用。適宜於一般病症爲飲料。但失眠者晚間似不宜多飲。以其能興奮神經也。冷服與煮濃飲之。則易生痰。且煮濃時久。「單寧」則起酸化作用而變質也。近據日本醫家實驗之報告。尤可殺滅窒扶斯菌。且能醫治糖尿病。使糖分消化而排出。其主要徵候。如小便頻數喉乾等症。亦隨之消失矣。水則氣味甘平。爲氫二氧一化合而成。毫無刺激性。其特點即在富於溶解物質。助長人體之消化作用。但進食時不宜用茶水調和。因茶水調和後易於下咽。則忽於咀嚼矣。且消化液因茶水稀釋而減低其能力也。餘如冲和血液以利流行。調節體溫以適應氣候。故爲傷寒發熱及各種熱病之最佳飲料。因其可補救發熱時所消耗之水分也。

酒　味苦甘辛性大熱有毒。和氣血壯精神。無論其為紹興酒高粱酒。葡萄酒。啤酒。白蘭地。威士忌。其主要成分皆為酒精。酒精入人體內即分解為水及碳酸。據鮑脫蘭茄氏之實驗。僅百分之五不能分解。百分之九十五可分化為精力。惟刺激性過強。多飲每使腎藏衰弱。減少排泄機能。而引起慢性腎藏炎及萎縮腎等症。又可使血管擴張。久之血管硬化而失其彈力。引起中風症狀。但於消化不良病。少飲可使消化液分泌暢盛。腸之吸收增速。胃納作用亢進。反之多飲。則又使消化器官受刺激過甚。發生慢性炎症。而食慾必更減退。又心臟衰弱。亦可飲少量酒。使心臟受刺激而收縮力增強。冠狀動脈擴張。循環作用因以佳良。倘多飲又足使心臟脂肪變質。甚至發炎。結果衰弱愈盛。但於濕温病中期。如飲以少量之葡萄酒或白蘭地。每能增強抵抗力而減退病勢。以其有強心作用也。大抵少飲有益。多飲有害。用之于病。求其適應可耳。

乳　普通作為營養料者。有人乳牛乳乳粉三種。人乳之營養成分除碳水化合物多於牛乳外。餘皆不及牛乳。而乳粉經過化學的製造後。其中蛋白質及脂肪均已變質。營養價值亦不及牛乳。故一般病人。多仍以牛乳為食品。牛乳中所含之蛋白質及脂肪最富。且適於人體之需要。消化與吸收亦甚易。又含有維他命ABCDE五種。尤以維他命A特多。在維持健康上極有價值。更含有各種酵素。足助一切營養之消化。且有抵抗及制止病菌繁殖之能力。故為種種傳染病之營養料。他如各種胃病及慢性便秘。尤可視為最佳之食品。但於下利者。似不相宜。又不潔之牛乳。每有結核菌混雜於內。誤飲之易成結核病。又近日牛乳商於牛乳中抽取脂肪。及雜以他物或防腐劑。色味極難察覺。而養分已減少。甚至反足影響健康。須注意及之。

二、食料

食料可分爲植物性與動物性二種。植物性食物含有大量之碳水化合物及維他命。除大豆等外。脂肪及蛋白質含量概少且與人體所需要之蛋白質不相近。似吸收亦難。但其中不含產生尿酸之物質。故大量食之亦無妨礙。動物性食物則缺少碳水化合物。維他命亦少。惟富於脂肪及蛋白質。且易於消化吸收。爲發達肌肉之要素。但分解後則爲有害之尿酸。使肝腎增重負擔。如不及充分排洩。每混入血中。成其他疾病。故二者皆有缺點。能互相調劑。方有益處。

植物性　甲、穀類　穀類大別可分爲米麥二種。均爲吾人食物中之最重要者。穀體中所含之蛋白質及碳水化合物甚富。穀皮所含則爲維他命AB C及鑛物質與木質纖微。麥則蛋白質較多。澱粉較少。故消化與吸收皆不及米。營養値亦底。一般病中可以白粳米或秫米煮粥食之。秫米粥於失眠者尤宜。麥片與小麥製成之麵包亦可佐食。以其易於消化。又富於營養料也。但在傳染病及溫熱病之初期。總宜少食爲佳。他如苡仁粥可以利濕。芡實蓮子粥可固滑泄。山藥粥可以健脾。羊肉粥可以補陽。鷄鴨粥可以滋陰。皆病中或病後之唯一養料也。又糙米富於維他命B。一般人作爲療治脚氣之食品。不知糙米中之木質纖微極難消化。且含有多量之一鎂一質。促起血液酸毒化。能影響造血藏器及各種器官之活動與脂肪之代謝。使人易起老人化。故鄉民之面黃肌瘦者。多是之故。不如以次白米代之。於煮時可另以穀芽如米之四分之一同煮。煮後去穀芽。再佐以水果青菜等副食。脚氣既可袪除。而人體又無後患矣。　乙、豆類　豆類之營養値與穀類同。而蛋白質之含量尤多。數在一切動物性含量之上。脂肪亦多於穀類。惟所含之纖微及角質。不易消化。故多食易於壅氣。在醫療上如赤豆之利水退腫。兼治脚氣。菉豆之清暑利便。解酒養胃。其皮猶可清皮膚之濕熱。白扁豆之健脾利濕而止瀉。黑豆衣之祛風解毒。息肝補脾。他如黃豆製成之豆腐及醬油後。其纖微與角質已去。而養分仍在。且易消化。尤爲病中最經濟之營養食品也。丙、菜類 菜類含水分及纖微質維他命鑛物質均富。又富於鹼類。故能減少尿之酸度。而保持血之鹼度。甚有益於人體。病中則以青菜爲最佳。他如下痢宜食薺菜。濕熱貧血宜食菠菜。黃疸宜食筒蘺。痘症宜食諸筍。但一切辛辣刺激者。如辣椒之類。病中多不相宜。丁、果類 果類含最多之水分及維他命C。又有各種有機酸與芳香質。其碳水化合物。爲葡萄糖果糖蔗糖之類。飯後食之。能使消化液分泌增多。食慾加強。且可治療壞血病。但泄瀉及痧痘熱病初期。皆不相宜。如温病後期及陰分受損時。可與生梨橘汁蔗汁等。能清肺生津。又如藕宜於失血症。山查宜於食積。無花果之可治濕熱痔瘡。荔枝之可治疝氣。其殼且可託痘。葡萄汁可補血強心。大抵水果皆可澄清血液。解除熱毒。尤不可不知也。

動物性 甲、肉類 肉類最富於蛋白質。家畜者富於脂肪。而肉質鬆軟。野生者富於肌肉而缺乏脂肪。又凡鳥獸肉皆含有 Purin 鹽基物質。對肝腎二臟刺激極大。病人之消化排泄機能。當不如常人。似不宜食之。但病後調養及藏器療法。斯又爲例外矣。乙、魚類 魚類之營養價值。小魚較高於大魚。其中含有鈣質及磷質。可以小魚油炙或煮爛連骨食之。能營養骨及神經。但病中須選擇食之。又如海洋產物之海藻海蜇海帶。含有碘質極富。可治瘰癧及結核各症。又可化痰軟堅。尤爲病中佐餐之妙品。平時食之。能預防中風。以其有防止血管硬化之功也。丙、蛋類 各種蛋中。蛋白均含有多量之蛋白質。

蛋黃則富有維他命ＡＢＣ及脂肪。鑛物質則含有製造血色素之鐵分特多又有構成細胞核之磷化合物。且無尿酸及鹽基之有害物質故無損於肝腎二臟實病中之佳品也。

上面所舉各項。也不過概括言之。病時總宜遵守醫生的囑付。不可聽從病人之肆意縱慾。尤不可飽食。因生理未復常態。消化殊不容易。更宜淡食。否則鹽分過量。足使人體的機能減退。尚希講求衛生的人作參考吧。

■黃耆煑服法

沈仲芳

黃耆為補氣之長。凡人全賴乎氣。氣能生血。血充則肌肉壯而體力健矣。普通煑法。味存而氣散。全失功用。仲芳特製煑藥器。黃耆壹斤。水十四碗。同入器內。煑八小時。使氣勿洩。去渣濾清。再加紅棗半斤。仍納器內煑四小時。取出放冰箱內。勿令變味。每日午後四時。將耆湯半碗。紅棗八枚。隔湯燉熱服之。每煑一次。約服旬餘。仲年逾周甲。終日勞碌。不覺其倦。實耆棗之功也。未敢珍秘。特為製圖。供諸同好。

（附註）加棗同煑。略收水分。兼之味美適口。助其益氣和營。惟耆棗須選上品。

■附黃耆煑服器圖釋

慰蒼

構造：器以銅製。分上下兩截。下截圓筒高十三吋。直徑九吋。四面上開一孔。直徑四吋六。裝有螺旋。上截圓筒高十二吋。直徑五吋。中空四周塗以錫。留空處如脊椎形。每節高二吋。闊處二吋半。狹處三分。上端置有活塞。下端置有螺旋。以便與下截之螺旋啣接。上端與下端之旁均有小管裝開關。以司啟閉。如圖圖甲係外形圖。圖乙係縱剖圖。

使用：將黃耆從下截之上口加入。視多寡而注以

圖甲

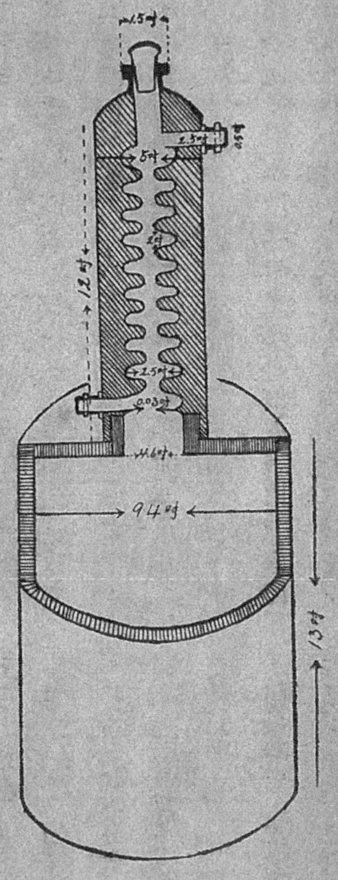

圖乙

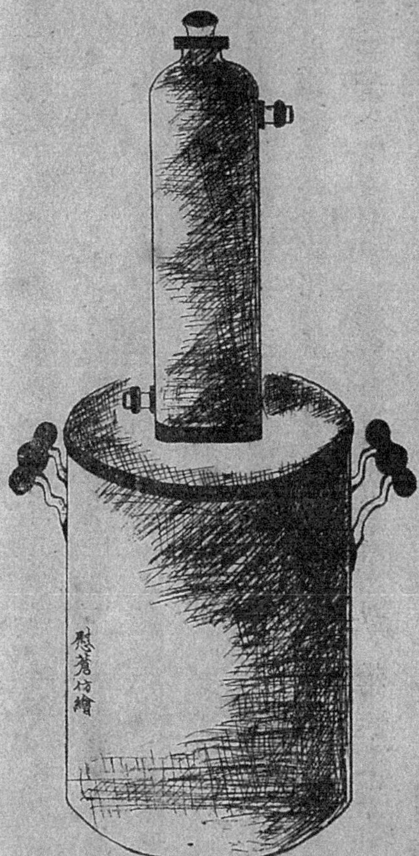

適當之水量。即將上截裝妥。移近自來水管處。以橡皮管通於水管與上旁之小管。以全器置火爐上煎煑。煑時自來水之流入者。從下端小管點滴流出。

原理：煎煑之時。水氣蒸發上升。充塞筒內。遇上截冷氣而退却凝結爲液。循環不已。絕無耗散氣味之弊。蓋利用水之壓力。與水蒸氣之上壓力。亦因水重於蒸氣。故保持上截之冷度。而使下截無透泄之機會。

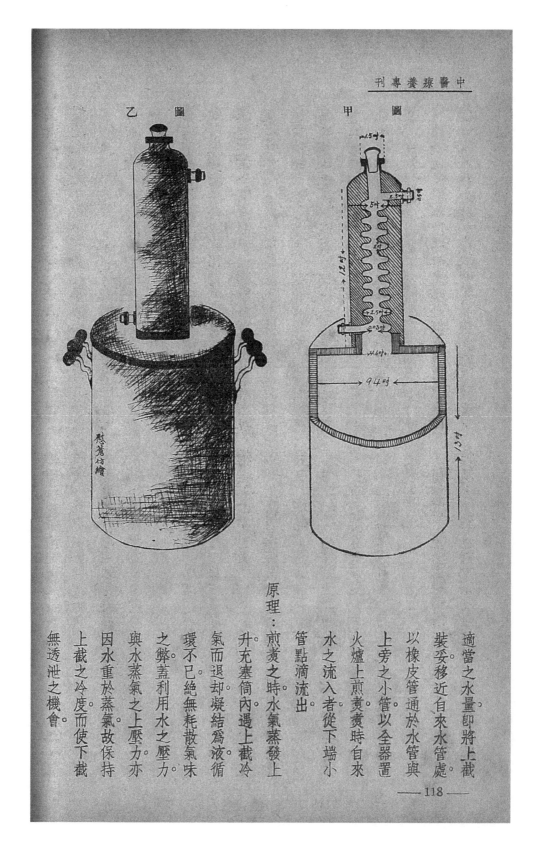

夏令最適宜之飲料——

花露

張守中

夏令天氣炎熱。人身之津液。無有不爲其耗傷。故口渴爲暑天最普通之一症。若因熱求涼。恣食生冷水菓。甚則啖服冰淇淋刨冰汽水等。過量取一時之快。而暑氣內伏。體虛者則爲胸悶食呆。腹痛暑瀉之症。甚或延至長夏。變爲一種漫熱不退之濕溫。至秋又有化瘧轉痢之危險。爲減少時病之發生。及常人之預防起見。惟有夏令各種花露。時時代茶啜飲。旣能淸熱解渴。又可消暑利濕。今述藿香佩蘭青蒿銀花荷葉荷花六種。其功用雖屬相同。而主治則有差異。姑將各露之性味功用主治。一一分辨如左。俾服者有所採擇焉。

藿香露　性、味、辛溫無毒。功用、理氣化濕。逐邪辟穢。主治、霍亂吐瀉。心腹絞痛。胃呆納少。胸痞溲赤。夏日茶飲　頗宜於濕熱之人。吐瀉濕溫。作渴不多飲者。可用之。

佩蘭露　性、味、辛苦微溫無毒。功用、祛濕化濁。調胃和中。主治、身熱嘔噁。痞悶噯酸。頭昏口臭。腹脹納呆。夏日茶飲　胃濁蘊結。納穀不思。神疲乏力。疰夏者宜用之。

青蒿露　性、味、苦寒無毒。功用、淸暑退熱。和解少陽。主治、虛勞骨蒸。煩熱盜汗。瘧痢。尸疰。寒熱往來。夏日茶飲　凡因暑濕瘧痢寒熱。或病後虛熱不退者。可取飲之。

銀花露　性、味、甘寒無毒。功用、淸熱解毒。涼血通腸。主治、疔毒癰疽。風氣濕氣。血痢中毒。煩渴身熱。夏日茶飲　暑濕血熱。逢夏生癤。及患癰疽疔瘡者。均可用之代茶。

荷葉露　性、味、苦平無毒。功用、升淸降濁。消暑導熱。主治、腹脹作痛。瀉利溏薄。滑精水腫。吐衄便血。

夏日茶飲 暑濕互阻。泄瀉。飲食呆鈍。頭暈作脹者用之。

荷花露 性味、苦甘平無毒。功用、解暑利濕。清熱鎮心。主治、頭昏泄瀉。痰多吐血。口渴心煩。並療濕瘡。

夏日茶飲 小兒感受暑熱。夜不安寐。或挾濕而泄瀉者。均宜用。

夏日之病。實者由於暑濕。虛者由於氣弱。然邪實者。正氣無有不虛。正虛者。邪氣無有不實。經云邪之所湊。其氣必虛。是也。惟虛實必有偏重。故治法則有先後之別。藥味雖屬相等。而其功用。自必各有所長如上露六種。混言之。均是清暑瀉熱之品。析言之。則藿香重於化濕逐邪。佩蘭重於調胃和中。青蒿偏於退熱。銀花偏於解毒。荷葉功在升清降濁。荷花功在鎮心清暑。隨體質之虛實。究邪氣之所偏。各有其宜。擇取代飲。實避暑却病之上策。養命保身之良法也。

閒話水果

陳慰蒼

水果所以解渴。兼助消化。而於平時健康。病中療養。有密切關係。苟得其宜。實足爲藥餌之助。茲列舉數種如次。

（一）橘 橘以產粵閩者佳。味甘微酸。性溫含芳。含有多量酸素。功能潤肺止渴。開胃寬胸。糖醃作脯。甘辛而溫。宜於輕性感冒症。及一切調理病。用作渴藥食品。有和中開膈。溫肺散寒之效。製汁名鮮橘水。爲夏令最流行之飲料。可以清胃潤腸。增加胃液。凡大便閉結。及消化不良者。飲之最宜。

（二）梨 雅梨爲良。味甘酸。性寒。清心肺。降火邪。能生津潤燥。解渴止嗽。故溫熱症燔灼氣血。耗傷津液。而現口乾舌絳。便閉溲赤。及痰火喉痛者。以梨汁飲之。頗奏奇效。誠益陰清熱之良品也。搗汁熬膏。名梨膏。消痰止欬。外治能殺菌。促進細胞生長。湯火傷者。切片貼之。止痛不爛。然其性寒。凡宜透不宜涼之症。如腥紅熱初期等。例應禁忌。

（三）蘋果　甘酸而鬆。富含澱粉。未熟者食之。其軟如棉。過熟者食之則沙爛不堪。功能增液解渴。和脾補氣。治暑熱熏蒸。腹痛吐痢。均驗。其粉入藥。法用蘋果自然汁曬乾成粉。爲治痢專藥。能加強胃腸之吸收力。使有自攝作用。惜有澀氣之弊。胸宇不暢脘膈氣滯者均禁。

（四）甘蔗　甘蔗脾之果也。含甜汁極富。爲製沙糖之原料。漿汁甘寒。甘爲脾之味。故助脾氣而和中。州寒能除熱潤燥。故主利二便。瀉火熱。今人用以治噎膈、反胃、嘔吐、便閉。皆取其除熱生津潤燥之功耳。酒後食之。有解渴醒脾之效。但脾胃虛寒者禁食。

（五）荸薺　荸薺一名地栗。氣味與甘蔗相同。惟略帶滑性。除胸中實熱。療五種氣膈。且治小兒痰熱。宿食。有消堅削積之效。然嫌其性冷。凡脾腎虛寒時作臍痛者。勿食。婦人經行腹痛屬寒者尤忌。

（六）藕　藕乃荷之地下莖。生用涼血。熟則補血。連皮食之。有散瘀之功。連節服之。有止血之效。故藕之一物。爲統治血症之妙品。製粉以產杭垣西湖爲佳。法用老藕搗浸澄取。曬乾收貯。食時取藕粉一二匙。加白糖或葡萄糖少許。開水冲服。功能和中開胃。益血生津。溫病後調養最宜。其子蓮實。氣味甘濇甘能補中。濇能固精。厚腸胃而益氣血。斂血管而交心腎。治遺精、白濁、血崩、帶下及久痢、失眠。極效。不必固濇之劑。而精血自固。無用燥濕之方。而泄瀉自止。

■西瓜

邵德沛

西瓜爲暑月最適宜之一種解渴品。功能清暑氣。利濕熱。並可通暢小便。夏日天氣大熱。暑邪極易傷人。熱蒸於內。則迫津液外佈而汗出。水分缺乏。則諸臟腑失其灌溉。而口渴。西瓜應時而生。解除一切苦厄。因有天生白虎湯之喻。且不僅瓜瓤具有妙用。即其瓜皮、瓜仁及殼。亦具有相當之作用。適症施治病無不效。今將其性味功用。及主治禁忌。詳細分述於后。以供治療上之一助云耳。

西瓜瓤 西瓜種類頗多。性質皆屬甘寒。清肺胃。解暑熱。除煩止渴。醒酒涼營。是其特長。兼能治療口瘡喉痹。霍亂瀉痢。由於暑熱者。亦可施用。凡火毒時證。譫語煩渴。神志模糊。脈象洪數。舌苔光紅者。急用西瓜刮取淨肉。擣汁灌之。使口渴能止。陰液來復。頗有轉險化夷之功。余用此法治愈多人。實清涼之重劑。熱病中之奇藥也。若多食腹脹且痛者。可用冬醃乾菜煎湯飲之即消。經所謂酸勝甘之旨也。

西瓜皮 一名西瓜翠衣。性質甘涼無毒。與瓜肉同。功能清熱解暑。治口舌生瘡。及一切暑熱在於氣分者。均可用之。溫病條辨中之清絡飲一方。治頭微脹。目不了了之暑邪餘氣不解症。內中用此一味。取其清絡中之熱。蓋翠衣爲西瓜最外之一層青皮。肺絡有熱。用之者以皮行皮之意也。若能取得新鮮瓜皮。日光曬乾。每年夏季用以泡茶代飲。清暑利濕。實預防之一良法。與六一散同煎。亦能醫治冒暑傷暑之輕症。苟屬大熱之候。則宜施以上條瓜汁之法。不可純用此味。恐有病重藥輕之弊。禁忌仝上。

西瓜子仁 性味甘寒而無毒質。凡腹內結聚。腸胃壅塞便閉不通者。可用瓜仁數十粒煎湯飲之。具消食化痰之用。兼下氣滌垢之能。又治腸潰膿血痰紅久嗽之症。清營瀉熱。涼血通腸。凡屬有仁之品。大抵含有油質。故滑腸爲其主要作用。如瓜蔞仁大麻仁郁李仁之類。皆足以證明也。或曰西瓜子生者煎湯茶飲。有預防腦充血（即中風）之特長。究腦充血之原因。於血行亢進。瓜仁通腸下氣。亦爲鎮降血壓之一法。非定用牡蠣龍齒磁石等品潛陽鎮逆方爲重降血壓也。寒瀉腹痛。脾虛便溏者。均勿宜用。

西瓜子殼 性味功用。與上彷彿。甘味較淡。性則稍平。主治腸風下血。與地榆炭、蒲黃炭、槐米炭、銀花炭同用。煎湯服之。頗有奇效。又治吐血。當與茜草炭、側柏炭、藕節炭、丹皮炭仝煎湯飲。即止。但子殼有黑白二種。白者嫩而未熟。不宜入藥。症屬寒者。決非所宜。子則力峻而效捷。殼則力緩而功遲。

按上述西瓜之各種功用。瓜肉偏清胃熱。瓜皮偏清肺熱。子殼則着重於腸。而兼入血分。並能導有形之血滯。與皮肉清肺胃氣分無形之熱。迥然不同。合論之。其性屬寒。病之由於邪熱。用之頗宜。若係虛寒切勿輕投。又按西瓜雖能清暑。而暑令濕濁亦重。濕為粘膩之物。蘊結三焦。氣化無權。在上則胸痞飽悶。在中則胃呆納少。在下則溺赤不利。或大便泄瀉。設不辨而恣食。輒使脾陽抑鬱不振。暑濕內停。每值新秋。多患瘧痢濕溫等症。不可不慎。

藿佩之清暑功能

彭玉秀

用藥之所以貴在於明乎變化也。考藿香佩蘭二藥。今人盡知為清暑和中之要藥。乃夏令清暑理濕方中所不可缺者。察其功用。二味相若。然其效能則各有所長。茲將讀書所得。略述於後。藉供研討。

按藿香氣屬辛溫。入肺脾二經。兼入胃經。係屬唇形科。為多年生之草本。山野自生。莖方有節。中空。葉為卵形。端尖有缺刻。自莖端至下部。對生甚密。夏秋之交。開青紫色花。花冠有唇形。其莖葉香氣頗烈。均可入藥。為霍亂吐瀉之主品。脾胃吐逆之要藥。助脾氣。兼能開胃和中。夏令以此入茶者。取其清解暑熱。因其兼入肺經。古方用治鼻淵者。以其輕靈能引清陽之氣上通巔頂也。

佩蘭氣味辛香。入肺脾二經。屬蘭科。生於山中溪澗。或卑澤濕地。亦多年生之草本。每屆秋季開花。為辟穢逐濕。醒胃和中之良品。更能解鬱行氣。故對於感冒之頭痛、牙疼。用之極效。因有省頭草之名。

夏日暑濕當令。二氣交蒸。吾人處於氣交之中。偶一不慎。則醞釀爲病。脾被濕困。陽氣不行。抵抗乏力。鼓舞無權。所以見頭重鼻塞。胸悶神疲、肢軟納穀不香。甚則見食心懨等狀。此症俗名之曰疰夏是也。常人均不重視。以爲待夏過秋來。病卽自除、實大謬也。蓋小疾不治。必成大症。豈可不慎哉。治宜芳香化濕。健脾和中。則藿香、佩蘭、卽是其主藥也。

至若勞力之輩。終日奔走於火傘高張之下。或務農於烈日之間。則人之皮表水份盡被熱力蒸化成汗。汗則口渴不已。於是頻啖瓜果冷飲。藉以解渴。在人徒貪一時之快。在邪則已於無形之中。侵入於內。當時脾胃先受其困。所謂暑濕糟粕。困迫於中。故內藏失常。病菌乘機潛伏。滋生蕃殖。腸胃失職。致見上吐下瀉。腹痛胸悶等形。此卽藿香正氣散之症。方中主藥卽藿香一味。以其芳香能入脾胃。藉以通利氣機。醒脾健胃。則邪氣自無容身之地矣。

藿佩除治暑濕症外。對於濕濁成因之瘧。亦有相當效力。蓋濕濁內蘊。使人體內減少抵抗力。加之其人質體羸弱。難於禦邪。卽內經所云「邪之所凑。其氣必虛」是也。倘再因外界天時之異常變化。或人事飲食之誘引。則瘧疾乘機發動。初起寒熱往來。頭重胸悶。久延則面黃肌瘦。身體日衰。正氣益形不支。頹憊不堪之狀。此時極宜藿佩之芳香。以驅久戀之濕濁。興奮久困之脾胃。再佐入清熱理濕之屬。

藿佩清温化濁。濕温症初起時。可夾川連、黃芩、川朴、半夏、滑石、枳殼、米仁、茯苓等并用。奏効尤速。曾讀薛生白濕熱篇中。用藿佩者。幾占全篇之半。原文云「濕熱症初起發熱。汗出胸痞。舌白口渴。濕伏中焦。宜藿梗、蔻仁、米仁、枳殼、鬱金、蒼朮、半夏、草菓、佩蘭、六一散等味。」又「濕熱症。數日後胸中痞悶。知飢不食。濕邪蒙於三焦。宜藿香葉、薄荷葉、枇杷葉、鮮荷葉、佩蘭葉等味」。此其例也。而藿佩效用之廣可知。

福壽堂國藥號

本堂開設上洋八仙橋西首。愷自邇路。坐北朝南。石庫門面。發兌各省道地藥材。選製門市飲片。虔修丸散膏丹。自運吉林人參。國產野參。佛蘭洋參。採辦關東鹿茸 暹邏官燕。川莊銀耳。杜煎虎鹿諸膠。各種花露藥酒 祕製人參再造丸。八寶眼藥。靈驗痧藥。如蒙 各界惠顧。請認明福祿壽三星商標。庶不致誤。並設接方送藥。代客煎藥部。盡力服務社會。增進人羣康健。電話八〇六一一。

鴻濟堂國藥號

專售各省道地藥材丸散膏丹

接方送藥
日夜服務
代客煎藥
謹愼迅速

保安香袋
每袋四角
預防痧症
效驗如神

本號爲滬上痧症盛行特聘名醫處方煉製粉末裝置錦袋懸掛身上香氣撲鼻確能防治痧子傳染

開設上海老大沽路一五〇號
即馬立斯小菜場對面
電話三四五〇八

論中國按療術與療養之關係

龔醒齋

中國按療術。在黃帝時代已列爲醫術四科。一曰按蹻。二曰砭石。三曰針灸。四曰湯劑。按療效用則多詳素問諸篇。俗稱按摩推拿名義者。均指手術而言也。

歐西醫學中有馬賽奇（Massase）一科。日本有（マッサージ）之學。世界各國。均有行之。有稱爲古代醫術者。有稱爲新發明者。攷西曆紀元前四百六十年。醫聖歇浦氏曰。「凡醫士不惟當精通許多學術。且當兼學馬賽奇。能將關節之弛緩者。堅強之。僵直者。柔利之。」觀此古代醫聖之言。可知此醫術爲古代所傳無疑。且爲醫學治療之要術。蓋有益於病理。兼能補助藥物功力之不及也。

中國按療術。不僅有柔利關節之功。且治效專長。並具有藥物針灸不及之功用。故此手術除鍛鍊氣功之外。於人體經絡穴道。施以生理導引之治法。更有補瀉行通之運用。及識症辨候之診斷。故其治療原則。實與內科醫學。未可分離也。

醫學原有因病因地之分別治療法。素問異法方宜論曰。「東方之民。治宜砭石。西方之民。治宜毒藥。南方之民。治宜微針。北方之民。治宜灸艾。中央者。其地平以濕。天地生萬物也衆。其民食雜而不勞。故其病多痿厥寒熱。其治宜導引按蹻。」世界人事日臻進化。交通物產供應益便。人民食雜不勞。已十倍於古人。故痿厥寒熱之病。亦複雜增多。西哲有言。「文明愈進步。人壽愈短促。身體愈安逸。疾病愈雜亂。」亦屬自然之至理。故醫學務當深合社會生活之需要也。」

中國醫學具有四千餘年之歷史。故能適合中國人民生活之需要。內科一門。因學理之發達。更當推爲中國之基本醫學。但病情既有境地之變遷。治療自應有因時制宜之改革。倘於藥物功力或有不及之時。與其坐視西方醫學之成功。曷不先自改良治療組織。以求固有學術各科之輔助耶。

中國按摩學之醫理治效。因與內科原則相同。故自古之針灸按摩醫生。未有不通內科之學者。而手術功力不及之時。亦未有不採用藥物以爲輔助者。惟今有一部份手術醫生。僅通手法一種。即行問世。此則於學術價值不無影響。但此不過爲人的問題。而非學術問題也。

社會愈改進。醫學愈複雜。西方醫院設備之大。除機械電氣之外。即馬賽奇一術。亦均採爲內科輔助之治術。中醫治療組織。近因適應社會需要之故。亦已設立醫院。爲治療之改革。但祗內科一門。稍見發揮。故組織上實有功用不足之感。其實針灸。按摩。正骨。傷外諸科。均有共同組織之必要。

療養病症。固屬慢性者多。內科雖有特效治法。倘以按摩手術加爲治療之助。則其功用與馬賽奇實有天壤之別。蓋中國按摩術中。原有急救手術。補瀉手術。導引手術。幷有直接局部之治法。惟素以個人組織獨立治療。故不見合作之功用。但近代海上病家。每於延醫服藥外。另延針灸按摩各科。以爲合治者。亦極多而極平常之事。且此合作之功用。但聞異曲同功之益。未聞絲毫之害也。

再就病理治療而論。蓋人體臟腑氣機不平之病。中醫調理治法。本有專長。故肺病。吐血。肝氣。胃病。脾病。臌脹。腎病。疝瘕諸症。尤應注重療養之必要。但病體或有氣機血脈之滯塞不通者。或爲胃氣運化不足。藥力不能直達者。若能佐以按摩手術。以爲導引氣血之助。則功用亦不難想見也。內經玉機眞藏論曰。「肺傳之肝。病名曰肝痹。一名厥。脅痛。出食。當是之時。可按。又曰肝傳之脾。病名曰脾風發癉。腹中熱。煩心出黃。當是之時。可按可藥可浴。又曰脾傳之腎。病名曰疝瘕。少腹寃熱而痛。出白。一名曰蠱。當是之時。可按可藥。」古代對此內臟諸病。極言按療治效矣。若能採爲藥物之助。則內科之效用。必能相得益彰而無疑也。

再就中風而論。中醫原有中風與類中之分。但中風二字。祇可指中風不語而言。乃無救治之病也。西方醫學。指中風爲腦冲血者。實極合中風之病理。故在中西醫學上。對中風症均無救治之法。其所論治者。皆屬未中風以前之防救治法耳。故頭痛。頭暈。血管硬化。筋骨拘攣。手足麻木。知覺不靈。觸物如棉。口眼窩斜諸症。均爲中風前驅之風病。其餘半身不遂。左癱右瘓。手足痹麻。風濕痿軟諸症。則均屬類中之風病。攷類中之病理。係屬榮行滯澀。氣盛爲風。血中白泡增多。阻塞神經感覺。故有半部神經知覺之不靈。而血管則未暴斷也。再有風邪濕痰。流注經絡。澀滯血脈。而成一部份癱軟麻木之症象者。按療手術。可於經絡穴道氣機之中。直接導引運化。使內部不平之氣。化爲和平。則風自息矣。蓋血脈流通。氣機亦自平也。經曰「氣之最盛者爲風。」又曰「風爲百病之長。」此可爲氣機不平而言也。素問氣血形志論曰「形數驚恐。經絡不通。病生不仁。治之以按療醪藥。」足見按療同藥物之功用矣。

再就氣痛。胃痛。腹痛。背痛。腰痛。頭痛。手足筋骨諸痛而論。主因雖各有不同。但病理則有爲風寒暑濕侵擾者。有爲氣血凝塞而痛者。有爲內部氣機不平相激而痛者。按療手術。對於此類滯澀不通之痛。能由經絡穴道氣機之中。以爲導引。故其效用。有爲針藥所不及也。舉痛論曰「寒氣客於背俞之脈。則脈澀。脈澀則血虛。血虛則痛。其俞注於心。故相引而痛。按之則熱氣至。熱氣至則痛止矣」。氣血相激爲痛之症。自應以流通引散爲根本之治法。經曰。「痛則不通。通則不痛。」若西方麻醉一時之治法。實非中國醫學所重也。

再就經血不調停經崩漏之症而論。氣血瘀滯。則新血不生。導引按療亦爲調理氣血之特長也。調經論曰。「按摩勿釋。著針勿斥。移氣於不足。神氣得復。」陰陽應象大論曰。「慓悍者。按而收之。」一指按爲收斂氣機之功用也。故瘧疾之狂冷狂熱。按於冷時。則可轉熱。按於熱時。即可汗解。積寒積熱。排除既盡。則瘧愈矣。再有狂吐暴瀉。霍亂時疫之症。按以救急治法。亦爲手術之長也。

按療功用。已見素問記述之重要。中國醫藥。雖受西學東漸之影響。但手術按療之奧妙。則非馬賽奇術所能望其項背也。秦君爲應順時代需要之組織。有中醫療養院之設立。倘能團結各科之長。以爲醫術上之進取。前途光明。其在斯乎。

■強壯劑與興奮劑

蔣文芳

中醫本草方書。在昔均無強壯劑與興奮劑之名目。此類方藥。大概包括於補劑之中。輓近學者。爲適應現代名詞起見。以地黃附子爲二類之代表。良以新本草亦以地黃列爲補劑之首。而附子之興奮心臟。仙靈脾之興奮生殖機能。以及芳香品之興奮食慾。要爲當世所公認。顧不佞以爲尚未足以盡中藥興奮劑之範圍。且中醫方劑中強壯劑。往往與興奮劑混合施用。故其區別亦殊難確定。閒嘗細考中藥之興奮劑。

其領域至為廣大。在應用上。不但可以幫助強壯劑而迅顯其效能。且在一切治療上。無莫非借助興奮劑之功效而却退病魔。為行文之便利。不惜顛倒本題而先談興奮劑之概况。

舉凡人體不論何種機能上發生障礙或衰退現象。即足以防礙健康而表現病象。各種疾病遂得循此演進而致危篤。反是則人體各種機能既絕無障礙。正氣充足。抗毒力量完備無損。雖有疾病。重者變輕。輕者即退。人體機能發生障礙或衰退現象。在中醫古時術語中分為外感內傷二類。前者名為表證。而後者稱為陽虛。故興奮其機能。使之恢復原狀之方劑。對表證稱之為表劑。對陽虛名之曰扶陽劑。夫所謂表劑扶陽劑。亦無非使已受障礙或已經衰退之機能。起興奮作用。恢復其原狀。而使天賦之抗毒本能。發揮其威力。藉以却疾延年。是以扶陽之方藥。固為興奮劑。而表解之方藥。亦無非興奮劑也。試舉例以證之。

傷風傷寒痲疹等病之來襲。其前驅莫不顯示寒熱頭痛項強骨楚或無汗等表證。但不論其歸束為傷風為傷寒為痲疹。但其體溫調節機能。血液循環機能。汗腺分泌機能。均已受有障礙。灼然可見。人體機能。既生障礙而失去康健。抗毒力量自然減低而致消失。則不論其為傷風。為傷寒。為痲疹。均可乘人生活機能障礙。抗毒力量消失之時。會而肆其猖獗。不遭抵抗。達到各該疾病最後之惡果。苟於表證初現之際。立即與奮其機能。衝破其已受之障礙。進以興奮劑——古稱表劑——則汗腺分泌機能恢復。體溫調節機能調整而寒熱以退。血液循環機能向受之障礙解除。暢行無阻。則神經不受壓迫而頭痛骨楚以瘥。雖有病菌。蟄伏而不敢稍動。旋受原有抗毒力之消滅。疾病自然終止。且興奮劑之用於解除表證者。中醫向極重視。曾下深切之研究。仲景氏亦以興奮劑列為七法之首。分別部位而施以適量之興奮。後人循此用麻黄湯以興奮汗腺。用桂枝湯以興奮調節機能。他如用羌活柴胡以分別興奮背項胸脅所屬血液循環機能。以解除其痛苦。指不勝屈。

臟器原有機能因故衰退而需興奮者。古稱陽虛。如消化機能衰退之爲脾陽虛弱。生殖機能衰退之爲腎陽不足。則興奮劑須與強壯劑合用。良以興奮劑無非利用辛味。以刺激細胞而增加其活動。屬於表證者。祇須加以刺激。俾起興奮。以衝破障礙爲已足。陽虛而機能衰退者。一方須混合強壯之劑。培養其不足。以圖長治久安。

至於強壯劑之採用。在配置方面。亦往往加入一二味興奮之藥物。其用意不僅爲使本劑功效速於表現。且可興奮胃腸之機能。俾得消化吸收本劑所含補益成份。如補中益氣丸之柴胡。腎氣丸之附桂。即其明例。且強壯劑之投服。以保獲後天脾胃爲要圖。古有明訓。卽遇純陰虛症。絕對祇須補血養陰者。製爲強壯劑時。亦須加入健脾陽藥。所謂無陽則陰無以化。古之健脾藥陽藥均有興奮作用。由此推說強壯劑與興奮劑有相得益彰之妙。初無界限。如鴻溝之剖分也。

附註。以原有表劑納入興奮劑中。作嘗試之提議。以求海內同道之指正。若謂立異矜奇。則我豈敢。

■傷寒之療養

包天白

傷寒一症。據歐西各國之統計。其死亡率往往在百分之二十以上。可見本症危險之一。般傷寒傳變早見於古籍。仲景之傷寒論論之詳矣。而歷代註釋者尤衆。但均重於藥餌之治療。而於攝生及食養則未之有更無專書之記述。

再考之實際。因疏於攝生食養而遭不測者。比比皆是。似濕温之見下血（即西籍之所謂腸出血）而致死者。傷寒之見下利（即腸炎及腹膜炎）而殞命者。皆因不愼於食也。是以療養在傷寒之治療經過中。佔極重要之地位也。

「絕對安靜」是傷寒患者最當遵守的信條。在傷寒初起時。其症狀一若習見之傷風。故患者往往輕視之。而操作運動如常。因身心之疲勞而易增劇。或發生其他險惡之附屬症候。故一般主張以初起即就褥。普通其經過比較可稍佳良。尤其在本症第三期之患者。即自行起坐或下床就廁。亦當嚴禁。當排泄時。可用特製之便器。此防其腹部振蕩而起腸出血或穿孔性腹膜炎也。

在長期之就褥時期中。往往易有褥瘡之發生。故患者之墊褥。取其柔軟者佳。再以酒類等塗擦其潮紅部。以流通氣血。而避免其潰瘍之形成。

「食餌之撰擇」在傷寒之患者。對於營養料之供給。雖無大量之必需。但爲維持其體力起見。亦不得不給以適量之補充。而食物給與腸部之刺激。及促進蠕動吸收等動作。又不相宜。且可引起不良之豫後。故傷寒患者之食物。當採取流動質而易消化。富於營養價值者爲宜。似牛乳肉汁鷄汁粥湯藕粉等最爲相宜。但國人有禁葷之說。亦愼食之意也。飲料似菓汁。清水。鑛泉。麥湯等。而尤其在發熱（三十九度以上）及第三週。最易發生腸出血等危險症狀時。更當以減少刺激及蠕動爲原則。

如見有心臟衰弱之趨向者。即脉搏超一百十以上者。宜給與適量之酒類。蓋酒類不獨能爲鼓舞神經及興奮心臟。據之西說。且能減少蛋白質之消耗。其酒類之選擇。可以患者之嗜好而定。即不善飲酒者。亦可給以少量之葡萄酒（能加以少量肉桂及砂糖更佳。丁香亦可加入。煑數沸即可）。

「室內之空氣溫度及環境之注意」凡病室均當空氣流通而清潔。室內宜保持其肅靜。及溫度在華氏六十度以下者。最適宜於傷寒患者。尤其高熱而昏狂譫語之患者。神經不安。尤當以空氣流暢而室溫低者為宜。於按撫神經。清醒神志。有莫大助益也。凡患傷寒而有肺炎症狀者。兼須注意空氣之溫度。

上列數則。於傷寒之治療上。補益決非淺薄。對於傷寒之豫後上。當能減少危險不少。切勿輕視療養之價值也。

▣肺病攝生法

謝竹影

人身五藏。肺為華蓋。以行呼吸。散佈津液。而開闔皮毛者也。質既嬌嫩。不耐邪侵。雖星火微風。亦不耐受。故每值氣候多變之際。最易病肺。考肺病之生。導源凡二。曰內傷。曰外感。內傷者。由乎七情之不節。或房勞太過。致耗精勞神。陰陽失濟。於是虛陽上擾清空之區。肺金適當其衝。津液被灼。散佈失司。肅降無權。發為咳嗽。初則一二聲。久則形瘦神萎。痰中挾血。勞熱暮蒸。往往延成不救。至若外感者。則由乎六淫之邪。此邪在春秋冬三季為最盛。蓋春則春寒料峭。秋則秋氣肅殺。冬則北風砭骨。此在肺氣不足之輩。烏得抵禦。初見咳嗽痰多鼻塞等。病家輒以小病而忽視。待至月深日久。欬傷肺管。血液絲絲而出。盜汗骨蒸頻見。肺病已潛自形成。而入勞損之門矣。

今姑言肺病已成之人。若徒服草木藥石。斷難收効。拙見一面固宜覓良醫以調治。一面還應在心境上抱樂觀。以及日常生活之調節。所謂攝養是也。約分六種。條述於後。

（一）**養性**　養性之道。先須忘憂。忘憂之法。宜將世事參透。此雖陳言套語。吾人盡知。惜未能奉行。爲憾耳。苟一旦患及肺病。則悲恐無已。蓋此症在常人目中。視爲不治。故病者得醫生正式之明證後。猶若囚犯之臨刑。內心惶惶不安。深恐一旦離世。以致時而服此藥。時而服彼藥。求生之念愈切。則本性亦愈煩躁。勞熱愈甚。神經愈奮。雖求一安適之甜睡。亦成泡影。於是輾轉床褥。心火上炎。而津液亦隨之愈耗。試觀此種心境。何能得免於死乎。反之。倘能鎮靜調養。百事看透。默契佛家四大皆空之意。放棄畏死戀生之心。靜養以寧思慮。和緩以平激怒。平淡以遣愁懷。莫動火。莫悲切。以恬愉爲務。以自得爲功。則心曠神怡。寵辱皆忘。心安則身安。此肺病攝生之一也。

（二）**節慾**　在罹病期內。宜屏絕諸慾念。蓋患肺病之人。肺腎早已虧損。苟再房勞不節。縱情聲色。則愈耗精勞神。陰液豈能得復。故必須清心寡慾。善自解說。此肺病攝生之二也。

（三）**飲食**　患病期內。對於飲食之宜忌。影響症情之進退。肺病飲料。均宜煎沸。食料宜多進蔬菜。及含有蛋白質之鷄子牛乳等。以及有滋養而易消化之品。生冷水菓。少啖爲妙。富有刺激性之煙酒等。更須屏絕。此肺病攝生之三也。

（四）**起居**　宜擇寬大高燥之房屋。或脫離都市。遷居鄉村。擇空氣新鮮之處。居身於花園菜圃之中尤佳。因花、鳥、山、水。凡自然界中之一切。均能怡情悅志也。室內宜多闢窗戶。使內外空氣流通。同時以清潔爲主。時時施以消毒之法。殺滅細菌。早起早眠。使陰陽互得平衡。此肺病攝生之四也。

(五)空氣　一日無空氣。則吾人必窒塞而死。凡空氣流通之處。穢濁必少。當清晨時。病者能在曠場中。作柔軟之運動。以吸收新鮮之空氣。此不僅有益於肺。且能煥發人之精神。此肺病攝生之五也。

(六)日光　強烈之陽光。能增長人之生活力。且能殺滅細菌。故極宜多多接近。此肺病攝生之六也。

綜上六法。病者能依守勿違。則病必不至增劇。而漸趨佳境。此外祇有自陷絕途。永不能拔。噫嘻。千金之堤。隤於蟻穴。星星之火。足以燎原。病家豈可不自珍攝乎。

◻孤島上之消暑與養生

孫務本

韶光如水。轉瞬間溽夏又居眼前矣。滬上人士。偏處「孤島」。精神上既深感抑鬱煩悶之苦。加以人衆嘈雜。地方狹小。空氣不潔。一般之居住環境。皆不適於衛生之條件。處此赤日當空。溽暑薰蒸之時。欲解決在此炎夏。如何合法消暑之問題。與乎一切養生預防疾病之方法。尤爲目前所亟待注意之焦點。凡消暑之法。當順乎自然。近頃因物質文明。科學進步。一切設備。無不專以姿意身體一時之舒適快意。故所謂高尚人士。心目中之消暑也。無非飲冰以取涼。電扇以拂暑。公共場所。則加之以冷氣設備。其實如此之消暑既不能普遍適應於經濟衰落之吾國社會。且更與人體生理自然之機能相違反。而招致不及意料之弊端。若乎中下層階級。則碌碌終日。衣食尚不暇給。此種二十世紀科學產物之「恩賜」。勢更不能作普遍之享受。於是轉而取不潔之飲食以果腹。臥露之天地以納涼。除體魄壯實。抵抗力強盛極度者外。鮮有不予病魔以可乘之機者。故過與不及。其兩者之有違乎生理自然之機能則一也。爰於日常之「居處」與「飲食」兩項。略述其普遍易行合於消暑之道。且于健康有裨益者。拉雜書之。以供參攷

「甲」**居處** 消暑之法。其屬於居處方面者。應分爲環境與心理兩種。所謂環境者。欲適合我人心目中理想之消暑佳地。事實上固不易得。惟亦當於居室之中。疏通空氣。放散熱氣。並避免日光之直射。窗帘牆壁均圍以白色。器具物件。簡潔整齊。井然不紊。蓋環境清靜。能影響於吾人之心理。而爲之一掃擾煩不安之空氣。諺曰「心定自然涼」乃消暑之妙法也。盛夏作過度之勞動工作。能使體溫亢進。汗出增加。固不相宜。若乎頭腦亦宜使之冷靜。澄清濁念。則心地鎮靜而涼意自生。雖溽暑困擾。亦不之覺也。是故環境能影響心理。而環境之不適。亦何嘗不能用心理以改變之。如揮扇靜坐。音樂書籍之消遣。花木盆景之觀賞。此種優閒之消暑生活。其效果未嘗不可替代時尚之電扇及冷氣。且轉而有稗於身心之健康。蓋人類乃宇宙間之產物。其起居生存。自亦處處當以適應自然之環境爲依歸。寒暑溫涼。乃自然界四時氣候之變遷。春生夏長。秋收冬藏。乃自然界動植物隨時令生長之次序。嚴冬冱寒。萬物蟄藏。人體應之。則表層之血管緊縮。汗腺密閉。使保持體溫。不致渙散。盛夏炎熱。萬物滋衍。人體亦開啓汗腺。放散體溫。輸出廢物。以輔體中排洩器官之不及。故臟腑機能。運用健全。暑濕之氣。無從侵襲。苟違乎此理。當熱不熱。甚或貪涼無度。則天賦於人體調節之機能。遂無所發揮。其效用汗腺之啓閉。失其靈活。廢料無從排洩。暑溼由是蘊釀。生理自然之機能。應付遂窮。稍遇病邪感染。卽違和而病矣。故內經嘗曰「暑當與汗俱出勿止」可知古人養生之道。皆以順應自然。不背生理。與近代之所謂文明生活者。迥殊其孰優孰劣。不待言而可知也。又

夏令宜早睡早起，夜寐之時，開放窗戶，亦宜揀不使風涼直接吹襲爲要。腹部尤宜愼加防護，覆以被單，以避受寒而致腸胃病變。若露天臥宿，更宜絕對禁止。勤加沐浴，能使循環活潑，潔除垢汗，而汗液暢洩，則精神亦隨之愉快，亦消暑之要訣也。苟嫌居處狹小，人多嘈雜，則宜就空曠之地，如公園樹木繁蔭之下，涼亭之中，小坐片刻，則心曠神怡，而溽暑皆忘矣。

「乙」**飲食** 語云「病從口入」，蓋飲食乃人體營養之泉源。口腔爲飲食必經之道途，而亦爲病魔侵襲所由之門戶。飲食不愼，即足致病。溽夏之中，暑溼浸淫，疫菌滋蔓，且是時人體全身之血液多偏趨于表，以致胃腸內部之機能衰弛，運化呆滯，恆見胃呆厭食，肢節倦怠，精神疲憊。其顯著者，即俗所謂「疰夏」症是也。故冷飲無度，或油膩雜進，飢飽不節，能使胃腸消化停頓，抵抗力益趨微弱。苟復誤進腐敗不潔，或暴感寒涼，則主因之外，復加誘因，危險無以復加。腸胃反逆，則爲嘔瀉；清濁混淆，則爲霍亂；濕滯蘊積，則爲痢疾。甚者如纏綿險惡之溼溫病（即西醫所謂之腸傷寒），亦無非由飲食媒介而得，言之實令人不寒而慄也。緣是吾人夏日之飲食，宜揀清潔澹泊，易於消化，而又富於營養之品爲上，尤莫妙於實行素食。古人曰「莫嫌澹泊少滋味，澹泊之中滋味長」，亦可爲我說寫照。吾國民間習俗，有所謂「六月素」者，乃極與夏日衛生條件相吻合之舉也。冷飲之品，貴宜有節。瓜果之類，固不妨啖食，惟亦以新鮮爲宜，適可而止。若乎市上未經消毒，而由不純潔原料所製之飲食物品，尤屬有害健康，均宜屏棄。日常所飲之水，亦當絕對煮沸，候涼或再漬以清暑滲濕開胃利腸之品，如藿香、青蒿、米仁、荷梗、佛手、六一散等品，則袪暑之外，兼能避疫，亦極佳妙。

暑令急救藥提要

中醫療養院藥劑部

痧脹霍亂。均爲夏日之急症。其原不外二種。一爲暑熱外蒸。濕滯內阻。一爲冷食內停。寒邪外中。二者皆能混淆清濁。擾亂中宮。使腠理經絡。頓然淤塞。氣機血脈。猝起阻滯。而發現痧脹霍亂。症勢迅速。危險實多。値此之時。苟無急救聖藥。不克挽回狂瀾。故有應知之必要焉。茲將暑令丸散之藥品。分作普通平性藥特別涼性藥特別熱性藥三類。細述其主治及用法。以備一時之需。當亦爲讀者所樂聞也歟。

(甲)普通平性藥

(一)痧氣開關散

主治　中惡時疫。痧脹霍亂。腹痛如絞。手足麻木。牙關緊急。目閉不語。懊憹煩悶等症。

用法　値此危急之秋。惟有先用此散。吹鼻取嚏。使竅開邪達。容後再用二分。開水調服。頃刻回生。

(二)萬應平安散

主治　猝中暑穢。痧脹腹痛。或霍亂絞腸。心口閉悶。四肢厥冷。不省人事等症。

用法　此種散藥。不宜多服。僅須一分。開水冲下。此急則治標之法也。

(三)蟾酥痧氣丸

主治　中痧觸穢。頭目昏眩。絞腸胸痛。弔脚縮筋。霍亂吐瀉。四肢逆冷等症。

用法　吞服此丸。輕者七粒。重者十四粒。更重者念一粒。小兒減半。孕婦忌之。用開水冲服。

（四）飛龍奪命丹

主治　疠痧脹痛。霍亂轉筋。肢冷脈伏。神昏危急之症。及中暑中惡。卒倒不語。身熱瘈瘲。內閉外脫之候。

用法　普通吞服一分。甚則二分。開水冲下。功能開閉透邪。使病者甫時立甦。芳香宣竅之品。畢竟有耗氣傷血之弊。妊娠愼用。

（五）急痧眞寶丹

主治　一切痧疫。觸穢中惡。中暍。暴厥悶痧。霍亂轉筋。絞腸腹痛。並治痰塞痙厥諸急症。

用法　井水河水各半。俗名陰陽水。冲服此丹一分。取其升淸降濁之功。撥亂反正之力。奇效立顯。眞爲急救之良方也。

（六）觀音救急丹

主治　凡急痧陰陽反錯。寒熱交爭。四時不正之氣。鬱悶成痧。絞腸腹痛。吐瀉不止者。是爲要方。

用法　急用此丹半分。入臍內。用膏蓋之。另用一分。放舌上。以陰陽水送下。內服外治。雙方並進。直達病所。發揮其偉大之效能。起死回生。端賴此丹。

（七）太乙救苦丹

主治　霍亂吐瀉。及水瀉溲短。腹痛。心胸滿悶等症。

用法　可用此丹四粒。以藿香露送下。不用開水者。取藥專力大。立奏效能之故耳。

（八）消暑七液丹

主治　夏秋暑穢濕熱痧脹。泄瀉霍亂。黃疸瘧痢。舌苔白膩或黃厚。由於邪蔽三焦氣分者。

用法　呈現上症。可以此丹一塊。研末開水温服。或杵碎泡茶飲之。皆可立見功效。設或舌色紅絳。病邪入營分。咸當禁忌。

（九）太乙紫金片

主治　中暑中濕。中惡觸穢。脘悶腹痛。胸膈痞脹。上吐下瀉。四肢厥冷等症。

用法　每用此片四五分左右。研末開水調服。功能辟穢導濁。病情頓然轉機。

（十）太乙紫金丹

主治　霍亂痧脹。暑濕惡穢之邪。瀰漫三焦。胸痞心煩。神識昏蒙。及五絕暴厥諸危症。

用法　患此症者。可用本丹一粒。杵極細末。温水過服。倉卒間藥力達到。立即回生矣。

（十一）辟瘟丹

主治　時行痧疫。霍亂吐瀉。絞腸腹痛。胸脘滿悶。中暑中惡。卒然倒地。不省人事等症。

用法　若見上症。在此緊要關頭。除投藥劑之外。唯有先用本丹宣竅辟邪。服時可將本丹研細。開水灌服。立使神志清明。轉危爲安。時人皆常用之。頗獲奇效。

（十二）純陽正氣丸

主治　凡中寒中濕中暑痧脹。霍亂吐瀉。絞腸腹痛。四肢厥冷。氣閉脈伏等症。

服法　每用五分。陰陽水送下。

（乙）涼性藥

（一）紅靈丹

主治　中暑中暍。霍亂吐瀉。昏沉脹悶。甚則上下不通。四肢厥冷。六脈皆伏等狀。

用法　凡有上列病症。果因暑濕交搏而成。可以藿香露調服一二分。甫時即甦。是其驗也。

（二）行軍散

主治　猝中暑邪。昏眩倒地。神志沉迷。不省人事。幷治中熱霍亂諸症。

用法　病因暑熱。治宜清涼。故呑服此散。用量一分。涼水灌下。立時渙然冰解矣。

（三）紫雪丹

主治　中暑中熱。邪毒內閉。卒倒不知人事。並治熱痧切痛。口燥舌赤等證。

用法　每用五分。以陰陽水調服。

（丙）熱性藥

（一）霍亂定中酒

主治　寒濕霍亂。吐瀉清水。腹痛綿綿。甚則轉筋自汗。脈微欲絕等候。

用法　投用此酒之時。可加白糖一錢。開水冲服。攻病之外。又能緩中。另用樟腦精酒。重擦四肢灣曲處。使其血氣流暢。邪穢外散而愈。

（二）樟腦精酒

主治　霍亂轉筋手足拘攣等症

用法　先用此酒。將絨布浸透。摩擦肢灣。氣血通暢。溫度復其常度。止痛舒筋。立見功效。

（三）急救雷公散

主治　陽虛中寒。吐瀉如水。筋轉腹痛。肢冷脈伏。汗出苔白不渴等證。

用法　此散可用三分。以薑汁或葱汁。調入臍內外。蓋生薑一片。用艾火灸七壯。甚則十四壯。溫通臟腑。宣散寒邪。並無傷陰之弊。確是良方。

（四）回陽救急丹

主治　中寒霍亂。吐瀉腹痛。甚則轉筋入腹。肢冷脈伏。指甲青黑。心悶神昏。自汗淋漓。一切陰寒等症。

用法　每服三錢。陰陽水冲下。立能回陽於頃刻。乃救急之一妙劑也。

（五）呵囉嚬

主治　霍亂由於寒濕。腹痛轉筋。吐瀉不止。手足逆冷。氣喘自汗等症。

用法　施用此種藥水五滴至十滴之多。開水冷服。爲熱因寒用之一法。

（六）十滴水

主治　吐瀉霍亂。隱隱腹疼。甚則自汗。肢冷脈沉伏不起。或面色青白諸證。

用法　服此藥水。每次十滴。甚或二十滴。涼水化服。此亦從治之法也。

臨床實錄摘要

中醫療養院醫務部

中醫療養院開幕迄今。恰值周歲。住院病人。以夏秋二季爲最盛。診治病症。以傷寒溫熱爲最多。經院長暨醫務人員悉心治療之結果。良好者占百分之七十強。其間極多疑難複雜以及已瀕垂危而獲愈者。殊有公開研究之價值。惟日積月累。整理費時。篇幅有限。勢難盡載。今所錄者。不及百一。會當發刊專集。就正大雅。

朱阿華君 年廿六住南京路鴻仁里五號

初診 身熱四日。得汗不暢。頭痛口乾。呼吸氣短。大便閉結。脈浮滑數。舌白膩。邊尖紅。治以疏散清解。

川羌活 淡豆豉 鷄蘇散 桑葉 牛蒡 山梔 連翹 蔞仁

杏仁 竹茹 蘆根

二診 身熱自汗不解。頭痛欬嗽。口乾少腹痛。四日不更衣。時邪化熱。鬱於手足陽明。擬清胃疏腸。

豆豉 山梔 藿香 牛蒡 連翹 杏仁 枳殼 蔞仁

竹茹 赤苓 蘆根

三診 鼻衄甚多。體溫轉低。頭痛胸悶均減。腑氣亦通。此傷寒紅汗症也。接與清解。

鮮生地 桑葉 牛蒡 山梔 銀花 連翹 丹皮 竹葉茹

益元散 杏仁 蘆茅根

四診 紅汗後又增發黃。身熱起伏無定型。胸悶口乾。但頭汗出。溲短。脈濡數。苔灰黃。卽師長沙法製方。

豆卷　連翹　赤小豆　茵陳　山梔　柏皮　車前　澤瀉

茯苓　鮮佩蘭　通天草

五診 身熱已低。身黃亦淡。胸宇寬。溲溺長。而胃氣鬱滯。復增呃忒。脈數。苔膩。再與茲方參入疏氣之品。

豆卷　藿佩　鷄蘇散　茵陳　連翹　赤小豆　車前　澤瀉

茯苓　竹茹　佛手

六診 身熱淨。膚黃退。呃忒平。胃得清醒。乍思納穀。脈轉濡緩。舌苔化薄。大邪已罷。濕熱未淨。續與清化。瘉期可待。

青蒿　藿佩　陳皮　枳殼　竹茹　連翹　茵陳　澤瀉

佛手

（按）此暑月傷寒症。始於太陽。用羌豉疏表。梔翹清裏。牛蒡杏仁宣達肺氣。竹茹蘆根淡滲內熱。總以汗洩不暢。熱逼營分。紅汗隨之。但衄勢雖甚。邪未盡解。故復增發黃。傷寒論稱瘀熱在裏。身必發黃者是也。方遵仲聖而小變其品。內外分消。導邪外出。不二劑而滔天波浪。幸獲告平。亦云險矣。

馬寅芳小姐 年廿一住康腦脫路康腦村三八號

初診 寒熱兩旬。耳聾。胸脅懣鬱。小腹痛。適值經行。煩躁讝語。脈滑數。審屬傷寒熱入血室症。殊慮變端。

鱉血炒柴胡　黃芩　桑葉　丹參　赤芍　澤蘭　枳殼　鬱金

辰砂拌連翹　山梔　赤苓

二診　熱減小腹痛亦止。時有煩擾。詢得情志受刺激也。接與清熱安神方。

銀柴胡　條芩　青蒿　赤芍　硃茯苓　帶心翹　鬱金　石決

枳殼　山梔　夏枯花

三診　身熱方淡。胸膺晶瘖透佈。時有煩躁。口乾引飲。脈象濡數。時邪得透泄之機。症情好轉。險期未脫。

豆卷　青蒿　佩蘭　桑葉　山梔　赤芍　鬱金　連翹

枳殼　竹茹　硃赤苓

四診　身熱漸低。晶瘖密布。入夜煩躁讝語較減。濕熱蘊於太陰陽明。再與清化。

豆卷　青蒿　益元散　佩蘭　蔻衣　杏仁　鬱金　枳殼

竹瀝夏　帶心翹　香穀芽

五診　身熱已退。白瘖漸回。煩躁亦除。四日未更衣。接與清化腸胃。不生枝節。便入坦途。

豆卷　佩蘭　青蒿　益元散　枳殼　牛蒡　山梔　蔞仁

橘白　竹瀝夏　帶心翹

（按）此屬少陽熱入血室症。傷寒論稱治之無犯胃氣及上二焦。必自瘉。而方用小柴胡。蓋邪熱陷入自必提邪外出。冀從陽樞而解也。本病既得力於小柴胡。復痊瘉於佈白瘖。蓋白瘖雖係壞症。邪已內伏。而能宣發。終是佳象。清溫化濕。因勢利導。故第一節之治法。主用清化也。

黃洪泉君　年五十五住趙主教路震昌木行

初診 風温挾濕。會進清疏芳化。身熱不清。泛嘔時作。舌苔黃糙。脈滑數。時有歇止。病勢方張。頗慮增變。

豆卷 藿佩 山梔 川樸 黃芩 鷄蘇散 枳殼 竹茹
鬱金 杏仁 硃赤苓

二診 身熱得低。神糊欠朗。口乾飲少。溲赤寐短。脈滑數歇止。苔乾膩如粉。險途未出。續從原旨。

豆卷 藿佩 青蒿 連翹 枳殼 鬱金 菖蒲 知母
杏仁 甘露消毒丹 乾蘆根

三診 體温反低。神疲多寐。便溏。苔垢不化。脈轉濡軟。仍有歇止。時邪未盡。中陽又虛。接與扶陽化濁。毋拘成見。

別直參 生白朮 乾薑 半夏 陳皮 枳殼 腹皮 砂仁
彩芸麯 茯神

四診 症情大見好轉。濕濁呈泄化之徵。生陽得鼓舞之機。藜藿之體。端在速戰速決。

生白朮 乾薑 雲苓 半夏 陳皮 枳殼 彩芸麯 腹皮
澤瀉 砂仁 苡仁

五診 神情已振。寐有常度。乍思納穀。便溏溲渾。脈象徐緩。苔膩已化。正勝邪却。佳象也。

炒白朮 枳殼 春砂殼 新會皮 扁豆衣 苡米 腹皮 彩芸麯
赤白苓 香穀芽

（按）藜藿中虛之體。而攖濕熱兩盛之症。初有熱甚津刼之趨向。忽呈濁蔽生陽之變。端所幸肢末厥逆。汗不外泄。爲進理中二陳得以化險爲夷。若進參附。便太過一步矣。

嚴偉福君 年十五住交通模範中學校

初診 身熱頭痛。胸悶。口乾。咽疼。夜寐不安。欬痰粘滯。伏暑爲病。邪蘊肺胃。治以清泄伏邪。

豆卷 薄荷 桑葉 牛蒡 杏仁 川浙貝 青蒿 鬱金
佩蘭 連翹 甘露消毒丹

二診 身熱不減。頭痛胸悶。欬嗽咽痛。脈濡細數。舌苔黃膩。新涼引動伏暑。再擬疎化。

豆卷 藿佩 桑葉 牛蒡 前胡 貝母 鬱金 法夏
山梔 硃赤苓 藏青果

三診 身熱較低。頭痛仍劇。口渴引飲。大便閉結。夜寐煩躁。譫語。邪已化火。而脈濡細數。眞元極虛。姑與清熱安神。

金石斛 鮮沙參 牛蒡 帶心翹 白薇 竹葉茹 光杏仁 蔞仁
浙貝 知母 紫雪丹

四診 脈象沉細微弱。舌苔轉潤。神識似明似昧。四肢不溫。遺尿撮空。眞元大虧。有轉入厥少二經之象。倘再衞氣不固。玄府不密。便有虛脫之險。議與扶元回陽。急轉直下。以冀挽逆。

人參鬚 附塊 龍齒 歸身 白芍 萸肉 益智 茯神
遠志 炙草 青鹽半夏

五診 與扶元回陽。脈息稍起。症情尚平。正氣大虛。險途未出。續從進退爲治。

人參鬚　附塊　黄肉　歸身　白芍　龍齒　破故紙　益智

遠志　茯神　清炙草

六診　陽氣漸囘。脈沉細數。舌尖微紅。煩躁。白痦隱現。細小無神。眞元大傷。伏邪復燃。改投扶元清化方。

人參鬚　炙遠志　茯神　佩蘭　菖蒲　連翹　白薇　橘白

竹茹　梗通　荷葉

七診　身熱漸衰。白痦密佈。於陽虛內陷之症。得以轉機。殊屬大幸。姑與扶元清化。不生枝節。便入佳境。

原皮洋參　人參鬚　白薇　佩蘭　青蒿　菖蒲　帶心翹　竹茹

茯神　蓮子心　荷葉

（按）此與上述風温挾濕症。傳變類似。温邪化火。旣露傷津刼液之機。而眞元大虛。復來陽虛厥脫之患。症情尤較險。無參附勢所必需矣。生陽旣囘。伏温復燃。改投扶元清化。玄機活法。自然如此。世之泥傷寒者。祇知救陽。攻温熱者。崇尚滋陰。其實傷寒未嘗無補陰之方。温熱亦正多救陽之法。觀此可以悟矣。

徐斌艮君　年二十住馬敦和帽店

初診　形寒發熱。頭痠。欬嗽。痰紅並出。胸膺隱痛。口乾。氣急。脈浮滑數。舌苔黃膩。尖邊光紅。冬温時邪內戀。由氣及營。危候也。

鮮生地　豆豉　桑葉　薄荷　鮮沙參　牛蒡　杏仁　川浙貝

前胡　橘紅絡　連翹　茆根　藕節　硃燈心

二診　兩清氣營。宣泄肺胃。汗洩頗暢。寒熱已淡。頭痠亦鬆。咳嗽痰紅。脈浮濡數。苔黃膩質紅。續從效方出入。

豆卷　石斛　雞蘇散　牛蒡　杏仁　貝母　鬱金　橘紅絡

辰砂拌連翹　藕節

三診 身熱已清。神情爽朗。欬嗆僅有。夜寐向安。脈數漸靜。舌質光紅。接與清養氣陰。

鮮沙參　鮮石斛　鮮生地　杏仁　貝母　地枯蘿　橘絡　益元散

茅蘆根　燈心

四診 身熱清。欬嗆已。納穀香。睡眠佳。二便調。脈舌和。病邪去。入佳境。

冬朮　川斛　玉竹　佩蘭　連翹　枳殼　竹茹　橘白

苡米　穀芽　通草

（按）此係客感引動伏溫。外邪正甚。裏熱復熾。徒泄其表。熱更鴟張。衹清其內。邪必蘊結。主用黑膏法。兩清氣營。宣洩肺胃。邪從汗去。熱共清減。否則不爲內陷。逆候必釀燎原之勢。去冬流行溫病。動輒化火入營。傷津刧液。不預隄防。一至焦頭爛額。定多不可收拾。每年時症。往往含有特具性。於此足證。

編後

本刊出版。雖極匆促。但於質量方面。曾有再三之商榷。最後決定。擬就論文範圍。視各家所長。予以支配。分請屬稿。結果均能精心結撰。如期繳卷。得到十分滿意之收穫。無任欣喜。惟譬之吟詩。限韻刻燭。未免嚴格。務乞原諒。並此誌謝。

本刊暫不分欄。僅於無形中予以類別。先時病。次雜病。再次小兒婦人外科。再次食養。再次攝生。而以短篇雜著附焉。

溯本院應環境需要而成立。倏忽一年。正值國難期內。不能使理想與計劃、一一實現。然各部分之勇於研究。積極進取。有足述者。如去秋脚氣病患者甚衆。醫治非易。傳變至速。往往一二星期內。即過膝入腹衝心而死。經醫務部悉心研究。重用肉桂。竟收十全之效。又藥劑部鑒於小兒肺風症之危急。獨少特效成藥。聯合醫務部。製造肺風糖漿一種。經長期之試驗。竟告成功。此皆實際之工作。亦即本院精神之表現。故本刊之產生。全神貫注。共抱一致主張。並非借此宣傳。應先鄭重聲明。

自全面抗戰以來。中醫出版界。一度沈寂。就孤島上言。惟醫藥週報。中國醫藥。新中醫刊。暨各報附刊而已。同人極願聯絡。以期揣摩改進。矧乎創刊伊始。如本刊方值萌芽時期。尤賴各方之愛護。至盼作家不吝指教。

猶憶三年前。潄六在丹陽主辦民衆醫藥及中國醫藥二報。共出六七十期。旋因戰事停頓。頗思復活。苦難如願。且所存稿件。悉付一炬。尤爲痛心。茲因秦師之囑。承乏本刊編輯之職。敢不奮勉。有加尚希諸道長暨新雨舊知。源源惠稿。增光篇幅。曷深感禱。（潄六）

摩登照相

新製精美戲劇服裝

結婚儷影　團體照相

代價極低·貨品高貴·使君滿意

新製全副精緻戲劇服裝

優美異常·歡迎　駕臨拍攝

地址：南京路英華街永安公司對面

電話：九三八八四號

老協大祥

綢緞　呢絨　棉布

價廉物美　足尺加三

協大祥總店　小東門外大街

大世界支店　大世界南隔壁

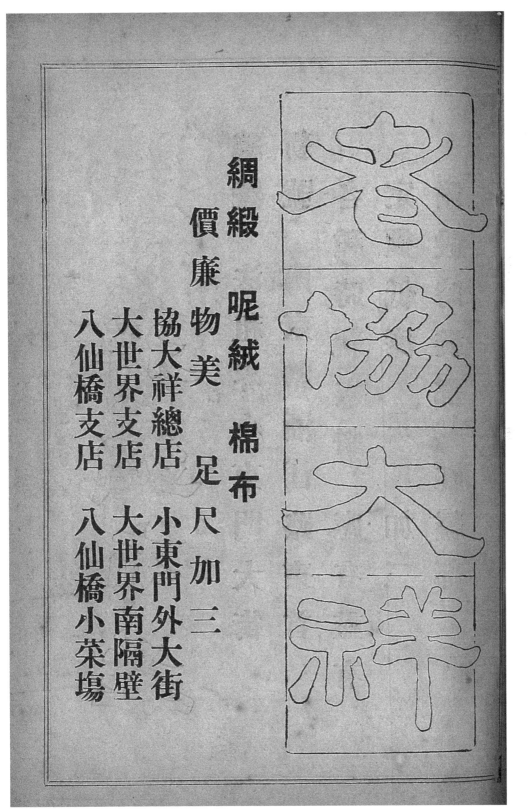

八仙橋支店　八仙橋小菜塲

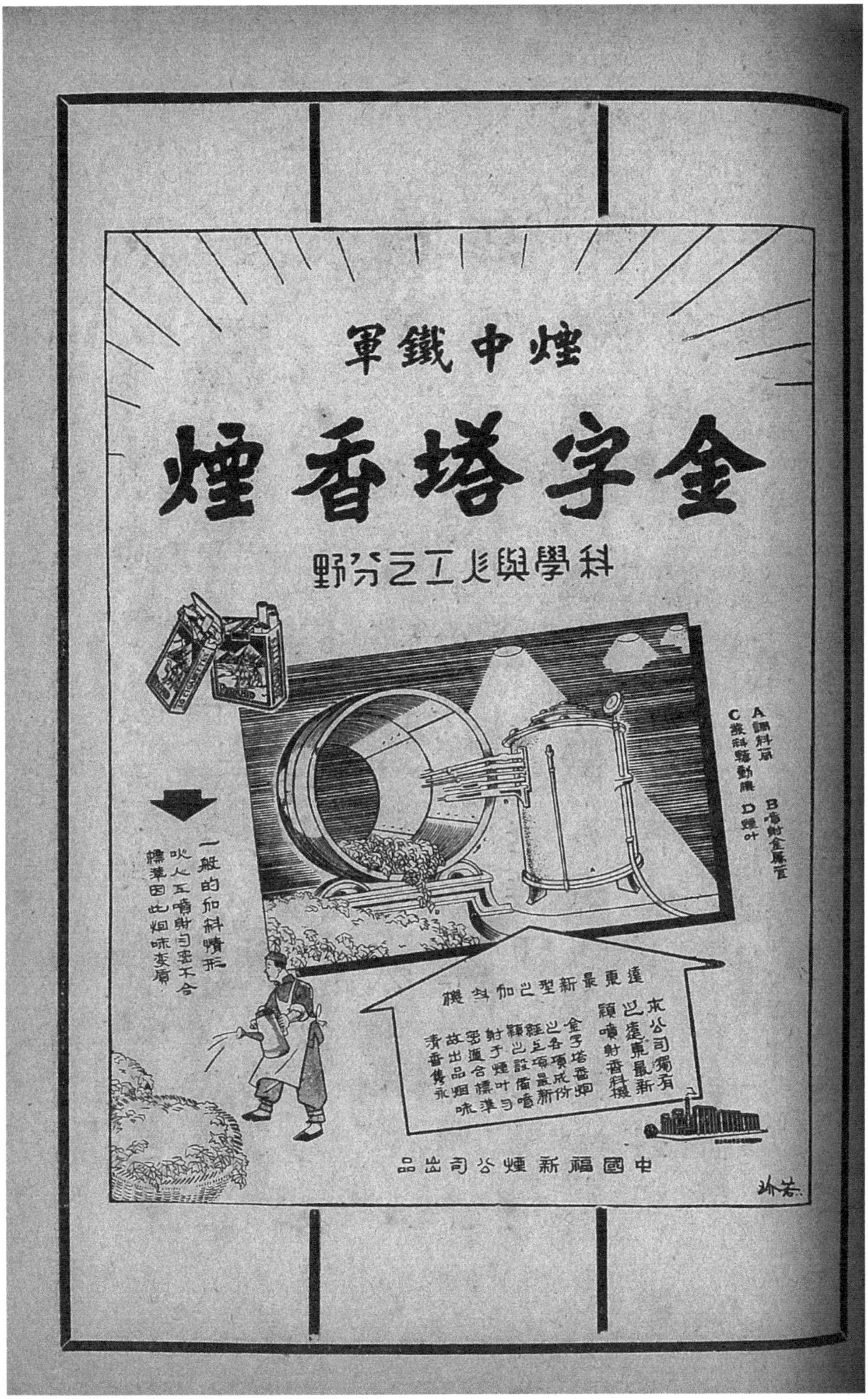
煙中鐵軍
金字塔香煙
科學與美工之分野
A調料房 B噴射金屬管
C發料轉動機 D煙叶
一般的加料情形
吹入五噴射匀密不合
標準因此烟味变质
遠東最新型之加料機
本公司獨有之遠東最新穎噴射香料機
金字塔香烟之各項成份經五項最新穎之設備噴射于煙叶匀密適合標準故出品烟味清香雋永
中國福新煙公司出品

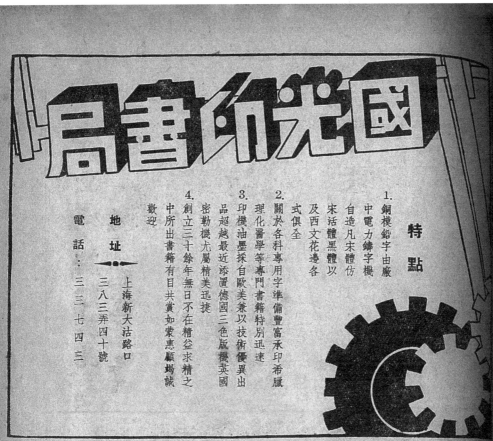

中華民國二十八年五月十五日出版

中醫療養專刊 第一卷第一期（實售國幣三角）

主辦人 秦伯未

助理 邵德沛 張守中

編輯 董漱六

廣告 陸鳳翔

出版兼發行 中醫療養院

寄售處 中醫書局

廣告刊例

地位	雙面	全面	半面
封底面內	八十元		
文字前後		三十元	十六元

備註

1. 以上均一期價
2. 用白紙墨色印如欲彩色另議
3. 製鋅版木刻等費均歸自理
4. 認為不正當之廣告得拒絕之

化痰止咳　莫妙於此

此爲天虛我生自用良藥・每發痰病時・只須在手掌上洒十數滴・以舌舐服・不過三次・立見奇效・如在臨睡時服之・即得高枕無憂・便通舒適・不但氣急痰喘之病・可以不發・且能開胃健脾・增進消化機能・凡食物中之蛋白質・脂肪質・澱粉質・（即維他命）完全能化爲滋養料・不致留滯於腸胃中・故不生痰而生血・本人自民國十八年始・隨身攜帶於香烟匣中・認爲一種恩物・利己利人・不嗇楊枝甘露・故命其名爲「楊枝水」・但其實爲（無敵牌精製十滴水）・因其功用・不同凡品・（另詳於裹瓶仿單中）・並不含有雅片毒質・故常服無害・凡有老人患夜半痰喘・及小兒患百日咳者・服此無不奇效・凡服膠質補品者・尤宜服此・庶不致有「生痰不生血」之弊・若謂未達不嘗・則其方式本屬公開・並不自祕・茲印於下・儘可依方自製・以廣其傳・如嫌煩瑣・可向家庭工業社購取現成之品・價格如左

每盒十瓶定價二元附贈二瓶　零售每瓶二角　郵費外加

（附白）本品每年配合一次・凡在立春前後預定者・每付十元・得憑收據・在立夏節後・取一百瓶・平時不在此例・

（用法）順手揑瓶・左手揑皮帽・即可用力將皮帽旋鬆拔去・即以順手倒拈其瓶・爲握筆狀・以第二指擊拍瓶底・即可滴出於左掌之上・以舌舐服・但瓶滿時・滴出不多・須以兩滴作一滴・用過十分之二後・則一滴是一滴矣・用後務須將皮帽旋緊・勿令洩氣・即以仿單爲包紙・置衣袋中・決不致碎・

家庭醫藥常識

自製十滴水方（即楊枝水）

天虛我生

十滴水方式・曩於民國七年編家庭常識第三集・曾有揭載・但原方係用鴉片爲主要成分・實有流弊・嗣經西醫參照美國治霍亂方・(FIVE TING TURE) 略爲變通・不用鴉片而用安母尼亞・但其效力甚微・且安母尼亞容易發揮・洩氣後即失功效・頗引爲憾・偶閱咸豐八年仁濟醫館西人合信氏・所著內科新說・內載鹿茸之有效成分・實即安母尼亞・爰以鹿茸浸酒試用・結果甚良・且念中國痧藥・無不用麝香之當門子・及冰片・爲主・因以中國固有成方・參酌西醫藥物學理・試行配製・於民國十三年始・每屆夏令施送・頗著成功・嗣因索贈者多・於民國十八年改爲半送半賣・而假冒者出・深恐誤人・特將所用商標・補行註册・爰經中央衛生試驗所・化驗證明・不含毒質・（給有證書成字第二五二號）・迄今已歷十餘載之實驗・不但能治一切痧症・并於痰喘・氣痛・頭疼・牙痛・鼻塞・凍瘡・脚癬・毒蟲咬傷等・內服外搽・均有特效・爲念康子饋藥・孔子尚因未達不嘗・爰將方式公開於左・以供明達者之考核・至其功用・具詳本草列方・對於上述各症・洵有獨到之處・固無奇也

川錦紋　化橘紅　薄荷　各廿四兩　桂皮　十六兩　白蔻仁

丁香　各八兩　番椒　四兩　麝香　龍腦　各二兩　麞茸鹿茸

犀角牛黃　各二兩

共二百二十兩・用十五年陳酒五倍量浸出之・精製者即以浸出液行重漉法・濃縮五倍・故其效速而力大・迥與普通品・不可同日語也

上列川錦紋・即大黃・見本草卷十七上・番椒即辣茄・見本草拾遺中・麝香須用當門子・庶其效用・斂而不竄・本社因製牙粉・每年用麝甚多・逐個剖開・必有當門子數粒・用作香料・甚爲可惜・是以隨時積聚・專用於十滴水中・

無敵牌擦面牙粉

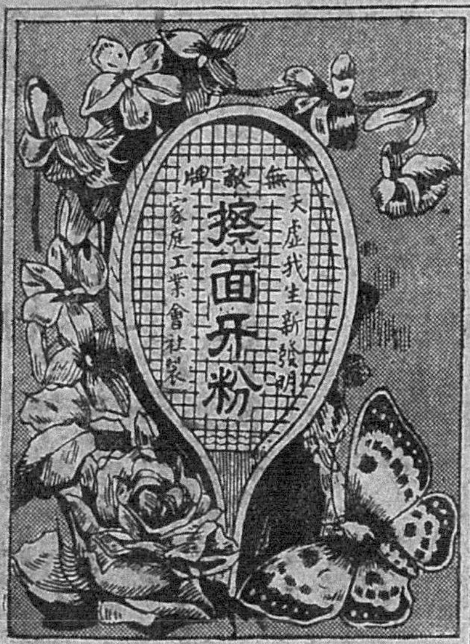

十大功用

(一)擦牙能免除口臭及防止蛀蝕牙痛諸病
(二)擦面能除油光暗晦烟容酒滯瘰癧等患
(三)夏日撲身不生痱子浴時擦身遠勝胰皂
(四)腋下狐臭用紗袋盛此粉繫之能變爲香
(五)刀傷出血速敷此粉止血止痛愈後無痕
(六)脚癢及繡球風以此粉糝於患處有奇效
(七)衣染油漬將此粉糝漬上隔紙熨之卽去
(八)凡患雀斑敷用此粉能引出外漸自消褪
(九)白帆布鞋帽用此粉刷之能使潔白如新
(十)大理石金銀器具以此粉擦之光亮無紋

家庭工業社出品

河南路三〇九號(三馬路轉角)

電話九四〇一四……五

無敵牌精製十滴水聲明

(一)本品不含毒質。每瓶均有中央衛生驗試所成字第二五二號之證明印本。以杜假冒。主治功用。均詳載於仿單。對於痰喘病及胃腸病。尤有特效。

(二)本品係裝滴瓶。外盒係黃色貼紙。瓶樣特別。與衆不同。可以放在香煙匣內。隨身攜帶。一瓶可服十次以至廿次。最爲經濟便利。

(三)本品係用「當門子」爲主。經過五次滲漉。濃縮五倍。故一瓶足抵五瓶。專爲便利旅行而設。可以直接舐服。不必化水。

(四)本品爲防買錯。特定異名爲「楊枝水」。每瓶二角。每打二元。

(五)本品可由「上海自由車服務社」送貨收款。不加送力。但須一打起送。請憑發票照付。(電話九四〇一五或九四〇一四)

(六)本品現定於陽歷六月間在上海河南路口。無敵牌發行所贈送。不取分文。凡購無敵牌任何出品。滿一元者。卽贈一瓶。每逢星期日。並在兒童齒科院。按號贈送。每號一瓶。

(七)本品郵包。每件二十公斤。可容壹百廿打。凡係特約。仍循舊例。半送半賣。祇收國幣一百廿元。所需郵費。另按實際照算。電報掛號。上海(七二〇〇)貨品特約電報名稱(〇一五九)。需要數目。以每打爲單位。例如每件一百廿打則〇一二〇。如寄十件。則一二〇〇

(八)本品空瓶及外盒。可換贈品。當於立春節發表於申新兩報。請爲加意保存。以免別人收去。裝入僞品。

天虛我生啓

中醫療養專刊

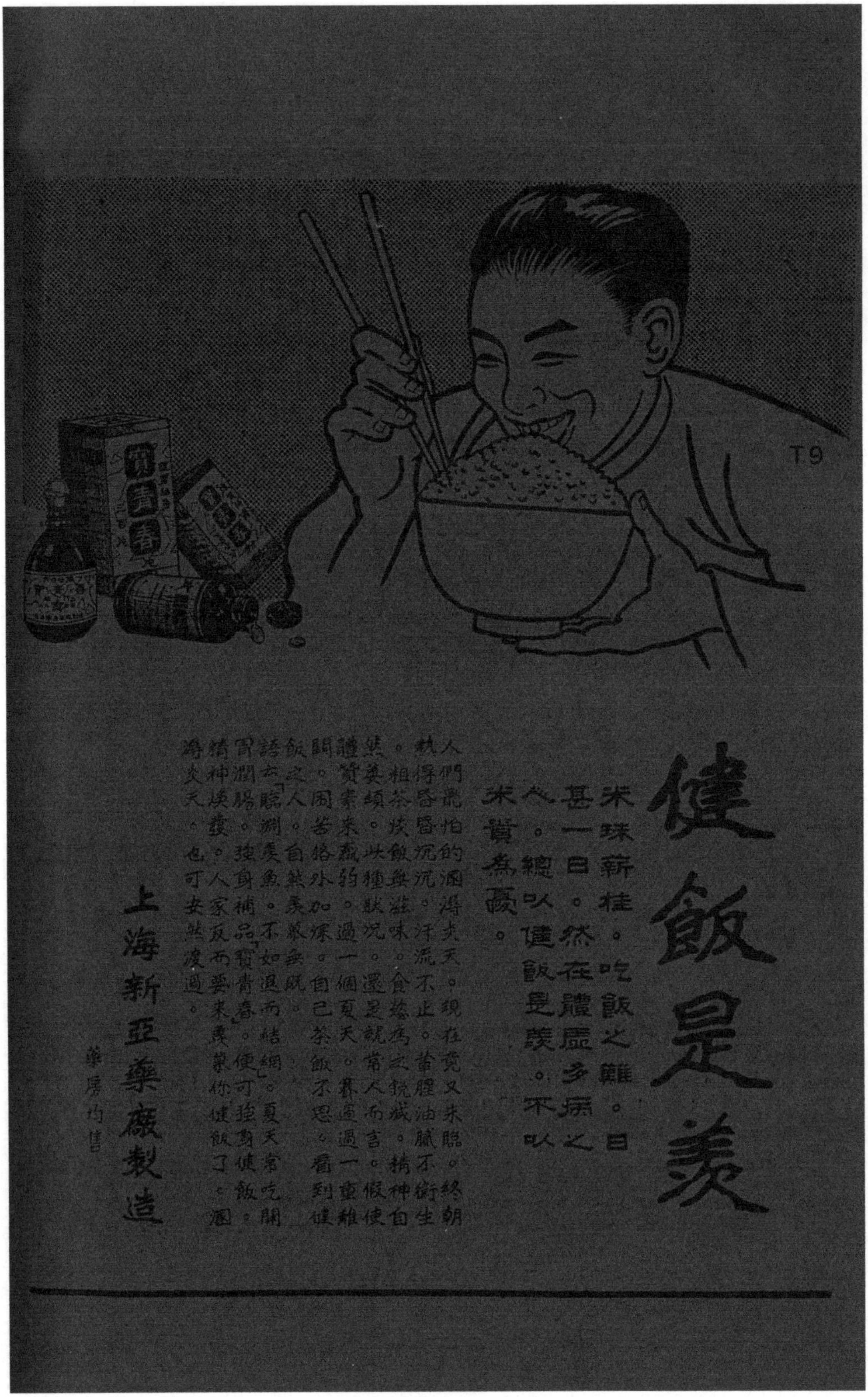
T9
健飯是羨
米珠薪桂。吃飯之難。日甚一日。然在體虛多病之人。總以健飯是羨。不以米貴為憂。
人們說怕的涸溽夏天。現在竟又來臨。終朝熱得昏昏沉沉。汗流不止。葷腥油膩不衛生粗茶淡飯無滋味。食慾為之銳減。精神自然萎頓。此種狀況。還是就常人而言。假使體質素來衰弱。過一個夏天。簡直過一重難關。困苦格外加燥。自己茶飯不思。看到健飯之人。自然羨慕無既。語云「臨淵羨魚。不如退而結網」。夏天常吃開胃潤腸。強身補品「寶青春」。便可強身健飯。精神煥發。人家反而要來羨慕你健飯了。涸溽炎天。也可安然渡過。
上海新亞藥廠製造
藥房均售

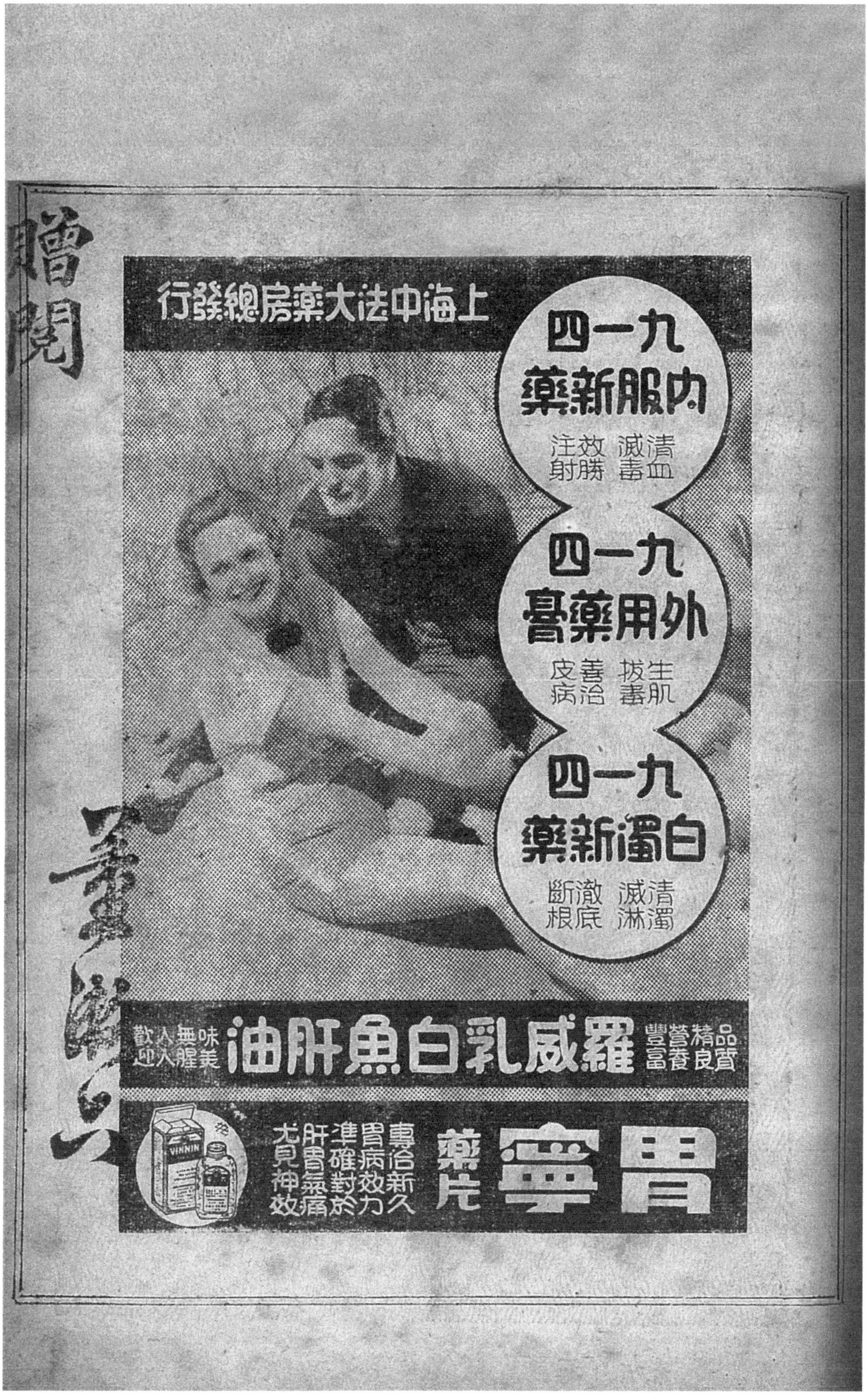
贈閱
上海中法大藥房總發行
九一四
內服新藥
清血滅毒
效勝注射
九一四
外用藥膏
生肌拔毒
善治皮病
九一四
白濁新藥
清濁滅淋
澈底斷根
品質精良
營養豐富
羅威乳白魚肝油
味美無腥
人人歡迎
胃寧
藥片
專治新久胃病效力準確對於肝胃氣痛尤見神效
VINNIN

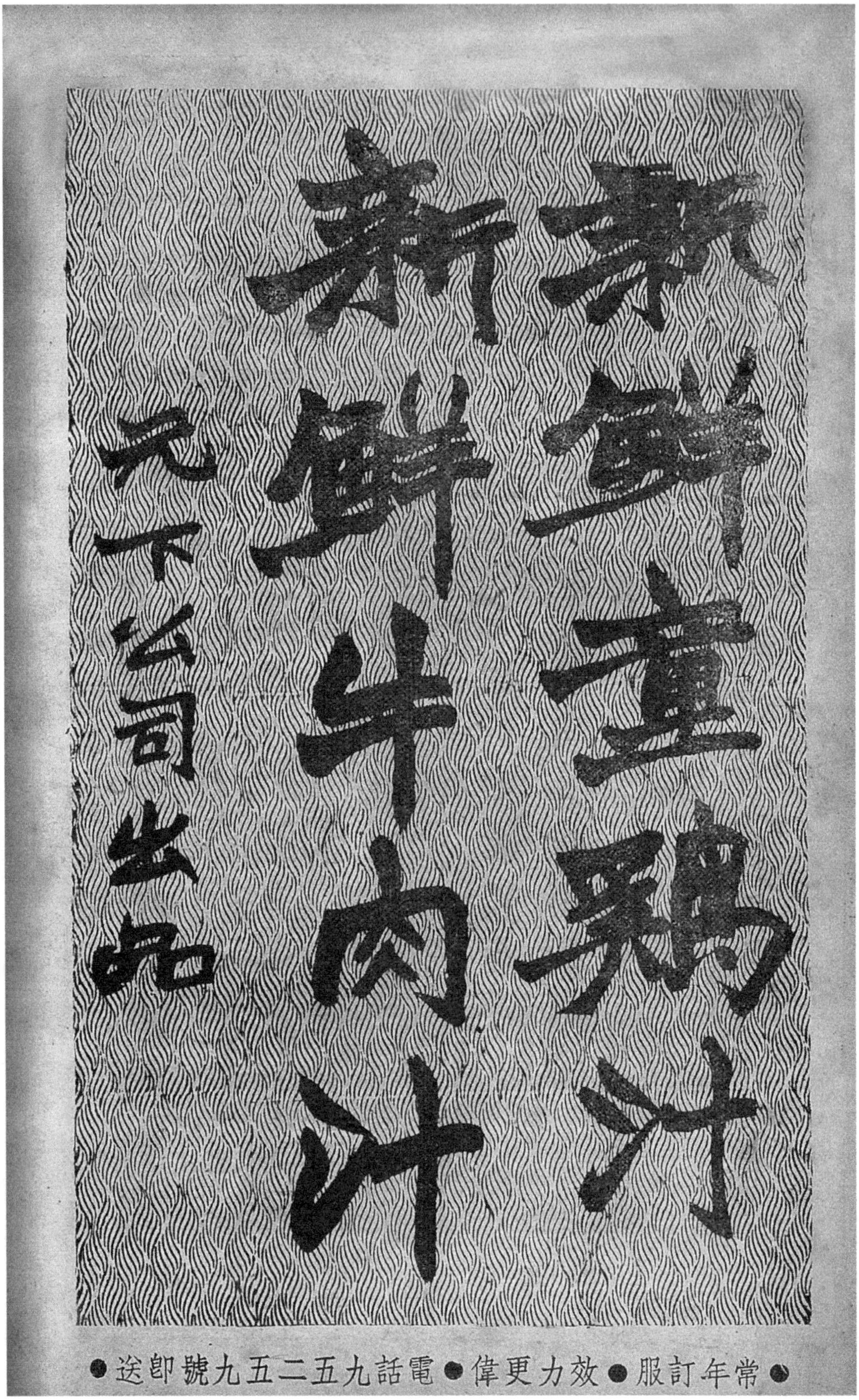
新鮮雞汁
新鮮牛肉汁
天下公司出品
常年訂服●效力更偉●電話九五二五九號即送

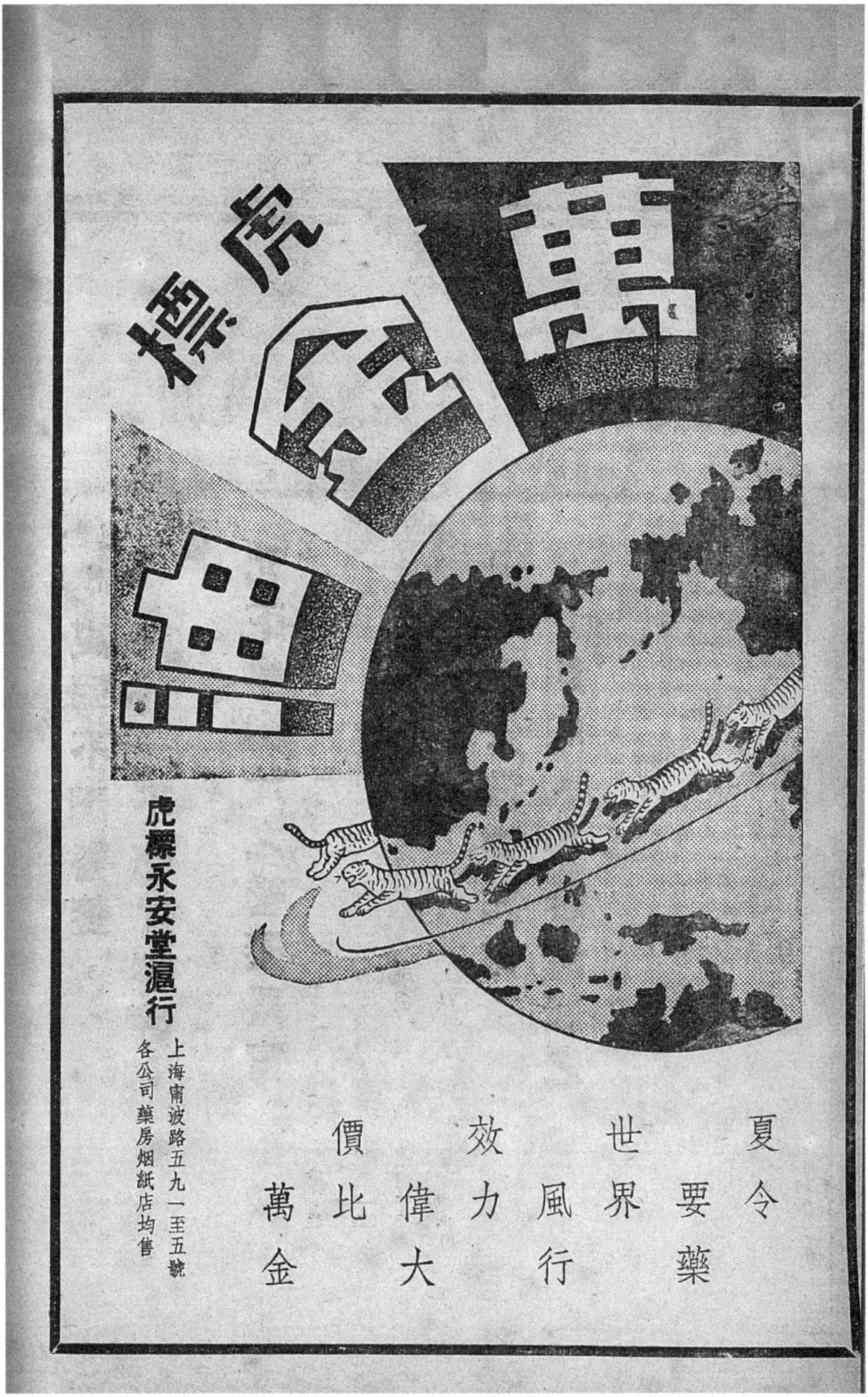
虎標
萬金油
虎標永安堂滬行
上海甯波路五九一至五號
各公司藥房烟紙店均售
夏令要藥
世界風行
效力偉大
價比萬金

政府註冊

老童延春葯號

地址 北泥城橋口

電話 九五二二六

接方送藥

代客煎藥

本堂發售最著名之

人參再造丸

延春大補膏

婦科金丹

採辦最高尚藥品售價低廉逢朔望一號十五號再打九折

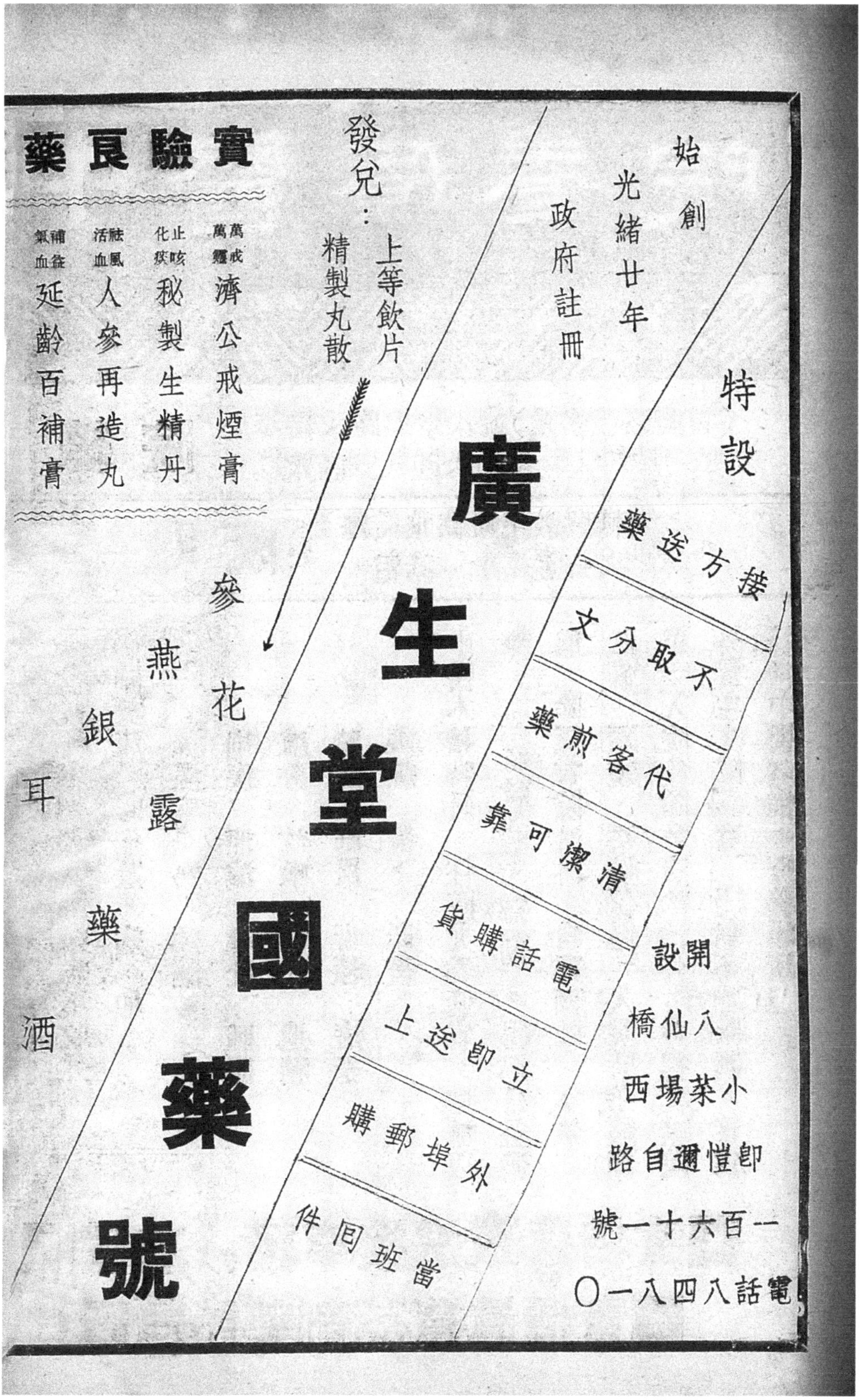
始創
光緒廿年
政府註冊
特設
接方送藥
不取分文
代客煎藥
清潔可靠
電話購貨
立即送上
外埠郵購
當班回件
開設
八仙橋
小菜場西
即愷邇自路
一百六十一號
電話八四八一〇
廣生堂國藥號
發兌：
上等飲片
精製丸散
參花
燕露
銀耳
藥酒
實驗良藥
萬戒萬靈 濟公戒煙膏
止咳化痰 秘製生精丹
祛風活血 人參再造丸
補益氣血 延齡百補膏

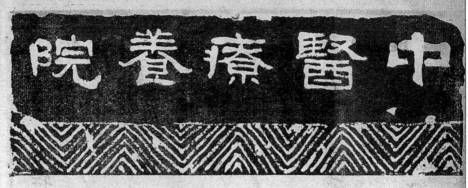

中醫療養院

總院 上海呂宋路七十八號（愛多亞路南首）
電話：八四六〇六

西院 上海霞飛路姚主教路轉角
電話：七八九一八

本院療養純用中國醫藥爲原則

除精神病，急性傳染病不收外。
關於流行時症及雜病，如

濕溫　暑熱　痰濕　瘧疾
痢疾　泄瀉　嘔吐　腫脹
虛勞　欬嗽　咯血　遺精
驚風　肺風　痞積　瘄子
調經　帶下　產後　……

中醫本擅特長，住院尤爲適宜。剏辦以來。幸社會人士之贊助。得以日益發展。除原有院址外。自建西院。空氣，設備，環境，更屬優越。入院時手續簡單，入院後除負責診治外，並得延請院外醫生來院診察，絕對不加限制。實爲信仰中醫者惟一療養場所也。

□備有救護車接送取費特廉□

□自設藥劑部貨眞價實□

本院附設：

總院門診部
呂宋路七十八號電話八四六〇六

西院門診部
霞飛路姚主教路電話七八九一八

東區門診部
南京路慈淑大樓五樓五二三號

中區門診部
威海衞路五〇二弄威鳳里二九號

西區門診部
憶定盤路愚園路南首四二六號

祗收號金一角

本院聘請醫士題名錄

唐思義君
董湫六君
包繼舜君
邵鈺言君
張守中君
秦春芳君
張延仁君
王繼周君
陸伯辰君
曹向平君
倪本青女士
李樹秀女士
金舒白女士
謝待雪女士
謝竹影女士
賈省之女士
謝　瑜女士
王月琴女士
彭玉秀女士

中醫療養

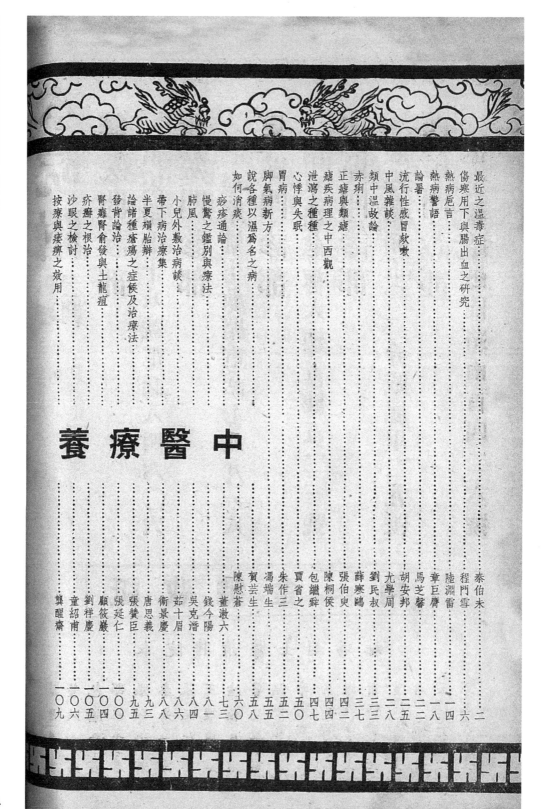

專刊目錄

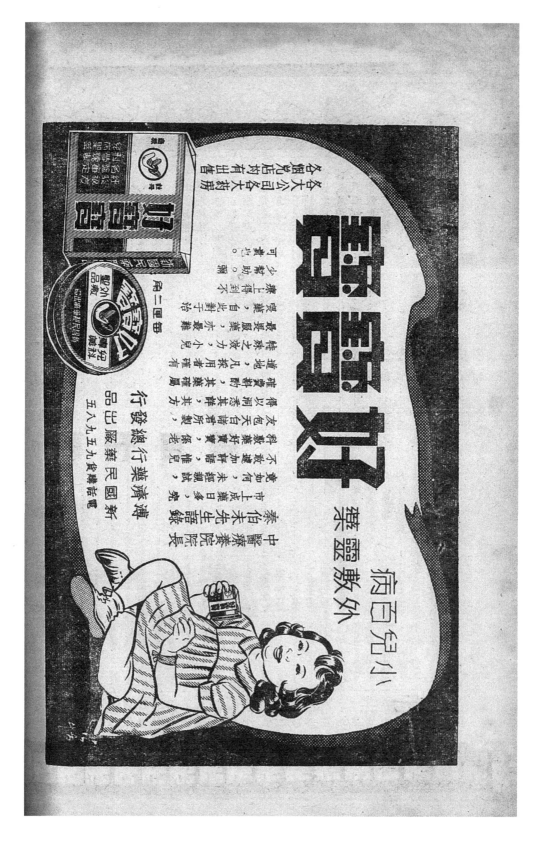
小兒百病
外敷靈藥
好寶寶
中醫療養院院長
秦伯未先生語錄
市上成藥日多，究竟如何，未經親試，不敢遽加評語，惟兒科敷藥好寶寶，係老友包天白諸君所製，得以洞悉其詳，其方確費斟酌，其藥確屬道地，凡採用者確有特殊之效力，小兒最畏服藥，亦最難喂藥，自此對于治療上得到不少幫助。彌可貴也。
各大公司各大葯房
各烟兑店均有出售
每匣二角
溥濟藥行總發行
新國民藥廠出品
電話購貨九五九八五

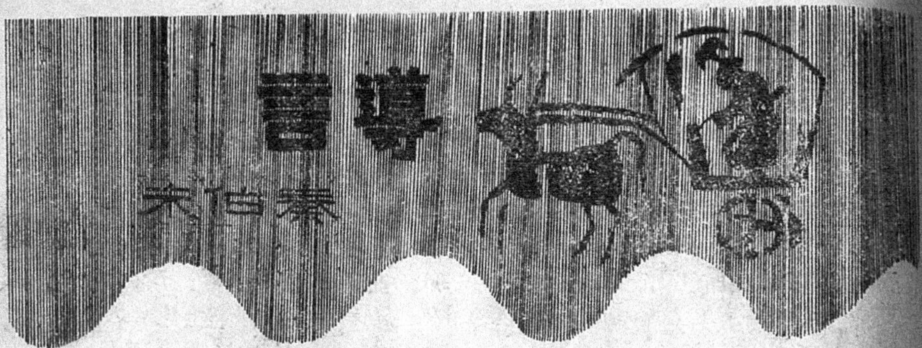

導言

秦伯未

本刊第一期出版。博得不少好譽。中報國醫與食養週刊云「中醫療養專刊發行。有四善焉。一全部爲治療與調養之實際活用知識。均言之有物。無空言主張及浮泛理論。二文字淺顯而莊重。無衆非獨是之故態。三文內未見五行之說。亦無硬牽六經之語。四取材注意近世實在流行之病症。無架空不合應用之處。閱之觀感一新。實爲中醫界轉變風氣之新作」。此外中國醫藥新中醫刊國醫砥柱月刊。均有鄭重之記載。拜嘉之餘。深感知我之衆。敢不奮勉有加。而不能不致謝於諸同道匡助之力焉。

人謂中醫界如散沙之不能摶聚。如朽木之不可雕飾。吾浮沉醫海二十載。閱歷漸深。竊謂中醫界中。無人不存上進之心。無時不在開展之中。試計數全中醫界之建設事業及文化事業。不蠲細小彙而齊觀。或假定其合而成一。則在醫校未嘗非一最大之學府。在醫院未嘗非一極大之場所。在雜誌未嘗非一至大之刊物。力量之偉。恐越一切。然則散沙乎。朽木乎。病在無堅強之團體。亦乏領袖之人物。爲之統率耳。於是人有所爲。不足稱道。人有所長。不能表現。而遂視中醫界無人。豈眞無人哉。雖然吾能知之。而心徒有餘。吾能言之。而力有不足。則惟有埋頭苦幹。以待將來。人人能埋頭。人人能苦幹。中醫前途光明。深信近在目前。

吾之志不變。本刊之宗旨亦不變。吾所舉辦之事業。亦始終扶植而不變。明哲之士。鑒而教之。　廿八年八月草於中醫療養院西院院長室

最近之温毒症

秦伯未

根據最近中醫療養院住院病人之統計。温毒一症。佔有百分之三十強。攷昔人之論温毒。一主穢濁地氣之穢。多因少陽之氣上升。春夏地氣發生。病此特多。一主伏熱。冬時温暖。熱毒內伏。至春氣候驟熱。伏毒與時熱併發。然按諸最近流行之烈。當是天時人事互爲其因。蓋去冬亢燥。已卜今春病温。入春以來。益復燥熱。兼以孤島卑濕。人口激增。居處湫隘。空氣混濁。飲食失調。起居不節。濕熱鬱蒸。熱盛於濕。蘊結胃腸。燔灼氣血。未可與往年習見者視同一轍。故症象之起。風狂雨驟。傳變之速。兎起鶻落。或稱其含有疫性。亦有見地。但非延戶闔家。不能稱爲温疫耳。因草最近之温毒症。俾供一般之參攷。

本症之過程。約爲四星期。症狀如下。

惡寒：初起率惡風寒。但爲時極暫。一二日輒罷。

發熱：熱度甚高。輒在攝氏三十九度以上。或起伏於三十八度半左右。汗出不解。

頭痛：頭痛頗劇。或兼項強骨節痠疼。

欬嗽：或無痰。或有痰。痰多薄白。間有不欬而時吐粘沫者。

胸悶：胸膈痞悶。頻欲太息。或現泛噁。

煩躁：心煩懊憹。夜不寧寐。

口渴：口乾引飲。初起時飲量較少。

鼻衄：有鼻衄甚多。或竟如注不止。與傷寒之紅汗。迥然不同。往往因此而釀成神昏痙厥。

漿痦：形如白痦。根脚色紅。含有膿漿。或小如黍。或大如珠。滿佈於頸項胸腹。甚則達於手臂。

紅腫：胸前一片紅腫。粟起如麻疹。亦有延及腹部肢臂。與漿痦同時發現。

二便：大便多閉結。或有便溏。亦屬腥穢粘滯。小溲短赤不利。

神昏：神識時明時昧。入夜讝語。甚則循衣摸床。撮空引線。

舌苔：初起薄白或白滑。漸轉黃膩。甚則乾糙焦黃。三四日輒見尖紅。漸至光絳。捫之乾燥無液。亦有作猪肝色。中裂有血痕。

脈搏：初起浮大滑數。邪衰則濡小細軟。熱盛時脈搏每分鐘輒達一百四十次。

症狀既明。請述療法主要之點。厥為隨機應變。隨時用斷然手段以處置。否則在病人則焦頭爛額。在醫家亦捉襟見肘。此非特本症然。卽邇來流行之濕温症亦然。就吾經歷。有濕温病起僅五六日。卽佈晶痦。痦大如珠。持續至三四候而不解。身熱輒在三十九度以上者。有神情極疲。身熱不熾。而痦自續出。淹纏不清者。有痦已密布。續發紅疹。或紅白疹一齊湧出。神昏譫語。有若燎原者。有六七日之間。陡然神糊痙厥。邪陷心包。不可救拔者。有身熱痦佈二十餘日。不更衣。而腹無所苦。不見燥實之症者。有熱勢方張。驟起泄瀉。隨見呃忒。遽呈胃氣敗壞者。有體温忽降。汗出肢冷。本屬實熱。倏轉亡陽虛脫者。發無定型。變出常情。倘執成法以治。必無勝算可操。而況本症之猖獗。更甚於彼乎。大凡風寒。初傷肌表。温熱直走中道。本症兼而有之。正如吳又可論瘟疫之九傳。或但表而不裏。或但裏而不表。或表而再表。或裏而再裏。或表裏分傳。或分傳而再分傳。或表勝於裏。或先表而後裏。或先裏而後表。故或汗或下。或疏或利。或清氣。或涼營。雖有步驟之可尋。實無時日之可繩。以前方劑。不外普濟消毒飲黃連解毒湯犀角黑參湯等。茲就症情之進退。實驗之結果。劃爲四期。聊示矩矱。藥味之增損。分量之輕重。有非筆墨所能盡者。不敢以此印定閱者眼目。惟心領而神會之可耳。

初期通用方 適應於温毒初起。惡寒發熱。頭痛欬嗽。胸悶泛嘔。口乾舌膩。脈浮滑數。急予清透。使從外解。蓋汗法亦爲治温症之大要也。但風寒發汗。治表不犯裏。温症發汗。治表必通裏。而切戒大汗。蹈刼液助火之弊。

香豉 荆芥 銀花 連翹 牛蒡 杏仁 大貝 枳殼 蔞仁 竹茹 甘草 白荷花瓣

二期通用方 適應於身熱日熾。頭痛口乾。胸悶泛嘔。胸前紅氣初露。或漿痞乍現。大便閉結。舌膩尖紅。急予清解。戴北山云。温病爲熱症。未有不當清者。其在表宜汗。使熱從汗泄。汗法亦清也。在裏宜下。使熱從下泄。下法亦清也。若在表已汗而熱不退。在裏已下而熱不解。或本來有熱無結。則惟恃寒涼直折。以清其熱。故清法可濟汗下之不逮。三者之中。可合而亦可分。但清熱之要。當視熱邪之深淺。本方專指邪盛陽明。有由氣入營之勢而言。

石膏 黃連 黃芩 知母 青蒿 銀花 連翹 赤芍 山梔 丹皮 蔞仁 甘中黃 大黃 綠豆皮

三期通用方 適應於邪勢鴟張。氣血兩燔。身熱漿痞紅腫並呈。胸煩懊憹。入夜讝語。口渴便閉。舌苔焦黃乾膩。質絳尖刺。脈弦滑數。急宜涼營。熱陷已深。不容觀望。否則痙厥隨之矣。

生地　玄參　石斛　大青　赤芍　丹皮　銀花　連翹　黃芩　滑石　寒水石　竹葉茹　甘中黃　蘆茅根

四期通用方　適應於身熱不解。紅腫漿痦不退。神昏讝語。唇焦齒燥。舌光紅絳。或中後有苔而焦黃。熱鬱營分。傳入心包。陰液耗傷。急予清心滌熱。此爲最嚴重之階段。出死入生之關頭。

犀角　牛黃　洋參　生地　玄參　銀花　連翹　赤芍　滑石　金汁　甘中黃　竹葉茹　蘆茅根

按本症之主治。不越清温敗毒。温如何使清。毒如何使敗。則不外汗下寒涼諸端。不難於四方中尋之。吾今所欲重言以伸引者。卽藥效是也。一藥有一藥之特效。一病有一病之特效藥。藥性皆偏。但求中病。下列諸品。俱屬必要。

香豉　黑豆所盦得濕熱之氣。釀成敗穢之質。能宣通結塞。引內邪從太陽蒸汗而解。並能吐去痰涎及粘液。最宜於温毒發汗之用。與麻桂羌獨大相逕庭。

黃連　氣味俱厚。可升可降。具瀉火除濕之能。凡濕熱交加。賴此苦燥清降。温毒多起於胃。兼挾穢濁。用之最宜。至若血熱血毒。而濕邪已化者。自有清血解毒之品。無須此矣。

大青　性寒而降。功善解熱散毒。温疫熱狂。本屬專藥。瀉肝胆之實火。祛心胃之邪熱。朱肱犀角大青湯大青四物湯。皆治温熱毒盛之病。可徵也。

大黃　能下有形之積滯。亦能瀉血分之實熱。温毒之症。大便多閉。營分蓄熱。必待腸胃廓清。方許平靜。惟此最當。世人畏其峻利猛烈。不知在胃亦能助胃液之不足。以促進其消化作用。在腸雖能激腸之蠕動。使積糞瀉下。然亦具斂腸之功。故復使便秘。不得以大承氣湯用之而併爲一談也。

甘中黃　取甘草製以人尿。專解臟腑惡毒。從下而泄。用於温毒症有同氣相求之妙。本草求眞謂其治瘟疫諸毒斑狂。能以毒攻毒即此意也

牛黃　爲解熱鎭驚藥。亦爲解毒藥。治天行時疾而熱在血分者。具有特效。廣温熱論謂熱入心包。惟用牛黃、猶可十中救一。但須用至錢許。少則無濟。可信也。嘗與馮端生君言之。謂當用牛黃清心丸時。再加牛黃二分和服。其效益著。

右所舉者。皆温毒症之主藥。發汗清下。隨症施行。不可拘以日數。石室秘錄於温疫之治。以去其火熱之氣爲主。少加祛邪逐穢之品。方用元參大黃麥冬芍藥滑石花粉石膏柴胡荆芥。盛稱其出入加減。無不神效。要其妙用。不越汗下寒涼四字。温毒之治。可以悟矣。

◘傷寒用下與腸出血之研究

程門雪

吾人於臨症時。所遇温熱濕温重症。經西法驗血。十九爲眞性傷寒。則當制止翻動。禁用通便。以防腸破出血之危險。稍有醫學常識者。均能言之。上等家庭。更多中西并用。畏忌尤甚。日有所遇。國醫新俊。亦多信之不疑。曾與次公衡之諸兄談及。均謂是一大堪研究之問題。吾以爲西法之禁忌。自有其眞確之至理。而國醫之不禁通下。亦自有其歷來之經驗。與藥治之特長。亟當爲之發揮者也。前賢治傷寒。以下爲一大事。三日以內可汗。三日以外可下。幾成定律。陽明譫語。燥屎諸症。三承氣爲惟一之效方。非下不爲功。然猶可謂此之所謂傷寒。與現在所指之症不同也。即論温熱。前賢更有傷寒下不嫌遲。温病下不嫌早之垂訓。中

西治理。何相去如是之遠耶。今詳論之。

濕温温熱。均伏邪也。從內蘊發。并非從表邪不澈傳入。傷寒論中。陽明熱盛。白虎承氣（承氣法中，一種燥屎症，則因汗出太過，胃中乾，日晡潮熱，其症輕，非由伏發，一下可解，另有專論。）諸症。三陽合病自下利。少陰咽痛煩躁諸條。均伏邪温熱也。伏邪蘊發之地。昔有少陽陽明少陰三說不同。亦有謂乘虛而舍發無定所者。以余經驗所得。三者均有之。而以陽明為根據。其邪勢熾張。病發纏綿者。均陽明伏邪也。伏邪始發。多見自利。（其利不爽，腹痛臭穢，病人自覺肛門烙熱，與下利清稀者不同。）即傷寒論所云三陽合病。必自下利是也。考原文太陽與少陽合病。自下利者。黃芩湯。太陽與陽明合病。自下利者。葛根黃芩黃連湯。（從千金）少陽與陽明合病。自下利者。大承氣湯。夫既言合病。即非外邪傳變。檢討所用方法。芩連大黃。均為苦寒清泄熱毒之品。可徵其自利。為温毒伏邪蘊發無疑。見症同是自利。絕無經症合之用方。則知其所云太陽少陽者。是府病非經病也。太陽小腸膀胱。少陽三焦胆。內經以胆胃大小腸膀胱三焦為六府。傳化物而不藏。仲景於伏邪自利之症。統合六府而言。深合經旨。合病必兼陽明。即可知伏邪蘊發。必以陽明腸胃為主也。至伏氣之發少陰者。則經文所謂冬不藏精。春必病温之症。仲景治法。輕者以猪膚阿膠黃連等。清熱潤燥育陰為治。其重者急下之。宜大承氣湯。所謂急下存陰大法也。研其急下之意。當不得謂伏邪全在少陰。果如是。則大承攻伐無過。安有此理。是必同處下焦。府有實熱。乘腎之虛。由陽明波及少陰。故為此釜底抽薪之治耳。（近治一證，始起寒熱，繼則熱盛神糊，咽痛音啞，余遵經旨，以黑膏加味治之，適其驗血單至，則謂是腎藏炎，余思其意，頗合國醫少陰伏邪之說，數日後，熱洩復熾，再驗之，則正式傷寒矣，乃嘆古人立法之精，少陰伏邪而用承氣，早見此理，惟仲景傷寒論，及內經，最有精理，須細意研究，後賢書，則觀其大略可矣。）三陽合病之伏邪。輕用苦寒清熱。重用承氣。少陰伏邪。輕用鹹寒清潤。重用承氣。合而觀之。是仲聖之法。非特不忌通下。且以通下為要務焉。又仲聖傷寒論。於陽明症譫語者。必用承氣。微下。歷來均遵守之。至清天士葉桂。創外感温熱之論。始發明邪陷心胞一法。於神昏譫語之證。主用羚犀至寶。清心涼榮。芳香開閉。不用硝黃通下。別開生面。一時學者。翕然宗之。後來名家。宗經者非葉。宗葉者非經。遂成聚訟。其實葉氏乃一代大家。聰明絶頂。其所發明。原以補傷寒論之不足。各有其證不同。幷非徹底掀翻前法。且外感温熱篇所說。亦與傷寒相發明。惟有一點未合者。則温邪首先犯肺。雖屬外感。及至逆傳心胞。曾治沈君·寒熱欬嗽起病·六七日間忽欬劇·吐痰甚多·陡然神昏譫妄·氣逆喘促·不能轉側·壯熱不退·喉中痰聲如鋸·勢甚危篤·西醫謂係肺炎·兼腸胃炎重症·暫以氧氣維持之·余遵葉氏温邪犯肺·逆傳心胞之法·兼用牛黃丸治之·一劑得效·適所用氧氣忽中斷·半夜無他法·遂以所購備用之牛黃丸再與之·喘促大定·後遂逐漸轉機·惟至月餘·方能轉側·可見其病之重·更可見葉氏發明·確有大效·惟須合症方佳耳· 順傳三焦胃府。以至神昏譫妄。發痞發疹。傷陰刼津等等。亦由伏氣蘊發使焉。幷非外感治不得法。傳成即柳寶貽所謂新邪引動伏氣者是也。此篇云出葉氏門人記錄·非葉氏自撰·或有錯誤·未可定也· 蓋由信守傷寒傳經熱邪由表入裏之說。因而仿之。傷寒陽明熱盛諸症·並非傳經·昔人所未知者·余另有專辨· 此固昔人通病。不能獨責葉氏。至其論症論治。固絲絲入扣也。今之忌下者。或以爲葉氏之法可代。余固贊許葉氏學說者。惟於此則期期以爲不可。蓋每一方法。各有其對症之點。不可妄用。用前人法不效。非法不佳。不對題耳。葉氏邪陷心胞之法。爲無下症不可用下。而見神昏譫妄者設。其主要見症。爲舌質紅絳。無厚濁苔。及無可下諸法之證據。正所以補傷寒法之不足。而非謂諸可下者。均可移彼易此也。余昔在醫校授課時。曾分神昏譫妄爲三等。一爲邪陷心胞·舌絳紅刺無苔·熱高·鮮生地犀角爲君·一爲濁邪蒙蔽心胞·苔黃厚膩·而潤不燥·熱不高·至寶牛黃清心菖蒲鬱金爲主·一爲胃熱上薰心胞·舌苔沉香色·老黃乾燥而焦裂·三承氣法加減爲主· 自謂頗使學者易於明瞭。雖淺尚有裨實用。有謂熱逼心胞不通·神昏在腦不在心胞者·已故名醫鐵樵君即云爾·然吾嘗聞陸君言·鐵樵自製之安腦丸·即牛黃清心等類也·名異藥同·拼與不拼等耳·故仍從其舊· 若廢二用一。則烏乎可。惟下法固非盡皆需要者。西醫所謂傷寒。亦不僅是濕温一症也。余親歷甚多，曾記數年前，治顏宅男女二人，均十餘歲，同時病熱，一舌紅無苔，欬嗽喘劇，用生津清温愈。一舌苔厚膩甚，始終用苦辛開泄而愈，均發痦疹，均經顧毓祺醫師驗血，同是眞傷寒也，又治一衛君，亦經驗血是眞傷寒，而熱度始終不高，舌苔始終膩白，脈濡細而神疲氣乏甚劇，後以東垣健脾燥濕，苦化淡滲法治愈，於此乃知國醫對症治療之妙，因症立名之理，若依年前諸公所創統一病名之說，將從何著手，安得而知之耶，國醫自有國醫之精微，若無深切之研究，輕言改革，鹵莽滅裂，害等自殺，非頑固之談也，難經傷寒有五，温熱濕温均屬之，故本篇仍以傷寒名，正以傷寒是總稱，能包括一切耳，讀者審之，如温邪傷陰化熱。舌淨無濁垢厚膩苔者。固非下所宜。即苔佈垢膩而潮潤者。亦不可用下。若論可下證據。莫詳確於仲景痞滿燥實堅五字。不可下證據。亦以仲聖苔滑者不可攻一語。爲最扼要。惟傷寒論所言。多屬燥屎。必俟其堅。故須待轉矢氣。小便長。按之拒手。及手足心腋下潮潤等等象徵發現。始可用下。所謂下不厭遲是也。温熱如是燥屎。當然同法。且當較用和緩之品。如麻仁丸、及鞠通增液承氣之類均可。或外行導法。尤爲妥當。鞠通增液之法，祇能治温病燥屎症，若邪熾須下者，毫無益處，惟黃龍湯法，尙較佳耳，勿以其和緩而誤用，若論中所言。合病自利之用承氣。及少陰口乾舌燥。急下存陰之用承氣。其憑據必不在是。以勢所必無耳。讀傷寒論，當統籌全局，其拘泥於一節一支者，均非善讀古人書也，故註傷寒論者甚多，而眞得妙理者，十不得一，一讀註解，印定眼目，反不能發揮天然智慧，集註諸家，愈多愈亂，更不佳，故吾教人讀白文也，蔣氏醫略。首立伏邪之名。其扼要之論曰。六淫在表。當從汗解。伏邪在裏。當從便解。大便解。諸症減。大便閉。諸症加。其扼要之據曰。溲赤而渾。便黑如醬。乃伏邪證據。後陰爲裏之表。邪伏募原。轉入陽明。由大腸傳送變化出焉。其路甚近。與表邪從汗解意同。凡下不必待七日。有是證即投此藥。羅列可下證象甚詳而備。其方多本吳又可達原三消之意。果證候相符。確能攻伐大邪。遏止燎原之勢。較鞠通增液諸法。高明多多。惟不能以一例百。如其所言。概行此法耳。所云大便解。諸症減。大便閉。諸症加。與昔賢所謂下而再下。三四次不已者。余親驗之甚確。其症初起。則自利不爽。腹痛。所下如痢。穢臭膠黑。溲赤而渾。誠如蔣氏所言。三年前，濟萬兄治吾兒煥章，即以此法得效，其瀉甚時，同道十九言須止瀉.濟兄意亦動.乃稍用香連丸法.瀉減而病勢驟劇.遂復行通下.守之至愈.又余曾治一王氏童.減醫師診驗眞傷寒.腹痛甚.欲厥.瀉穢而色青膠粘.次數極多.兼之牙疳糜腐.壯熱不解.余以蘆薈芩連銀翹蘆根等味.佐以製軍炭錢許.連投數服.漸次轉機而愈.稍先同地有一孩.同此症象.乃以體虛弱甚.前醫已投涼膈硝黃等大劑.瀉遂不止.口疳齦腐仍甚.熱不退.余見其舌苔紅潤.非下所宜.挽圖已難.顧此失彼.遷延未收功.乃下之太過太驟耳.惟亦未見腸血.此二症均經筱巖兄外治牙疳者.想顧君必能憶及也.推此卽知傷寒論所言自利用下。少陰急下之證。均可以此法等類之。其舌雖不乾燥。亦有一特徵。則苔起小圓圈。滿佈舌上。此乃腸中垢穢蒸動。薰騰於上之顯據。不可忽略之要證也。進一步則爲口糜矣。口糜亦失下所致。通行時法.見糜則爲陰傷濁不化.每以藿斛洋參珠粉爲主.佐以花露芳香化濁.法佳而平和.同道多取用之.惟效否不等.去歲余友張枕綠君.患傷寒危篤時.口糜滿佈.諸藥無功.乃至南洋醫院用灌腸法.得垢糞甚多.口糜遂退.乃漸轉危爲安.內經云。小腸有熱。則口糜。簡單一語。乃貼切病情如是。余因此而知內經價値之高。與傷寒論同。同爲國醫不刊傑作。當選眞摘要。熟讀詳研。勿輕言陳腐而忽之也。內經之妙驗尚多.因不涉本文範圍.故不及之.當另收集爲專論.以增加讀者對內經之興趣.再論伏邪出路方法。分流有二。一.無形熱毒。由腸胃募原三焦而達於肌表。則爲痦爲疹。從氣爲痦。毒重者痦更灌漿。從血爲疹。毒甚者疹進爲斑。痦疹層層透發。熱毒亦漸次化解。一爲有形穢滯。則由膜原腸胃從後陰而出。所下如膠如凍。穢腐難聞。卽蔣氏所言者是也。二法幷重。各有所宜。初起自利不爽。腹痛苔膩一種。則以下達爲適合。且初起無傷腸膜之顧慮。更可放手用之。至少能衰其將來鴟張之威之大半。法固無有再善於此者矣。前賢謂温病下不嫌早。余謂豈特不嫌。更以早下爲最好。又云有形之穢滯不去。無形之邪熱不解。有所憑陵據爲凶險也。此論更精。蓋腸之所以傷。由温毒穢滯蒸釀腐爛也。穢滯不除。熱毒不解。如聚薪於竈。火已燃矣。猶持杯水滴之。欲其不煽燄揚威。烏可得乎。通下穢滯。去其憑藉。則移薪滅火之意。旣畏其將來之腸破出血。必先減其所以致此之根原。此正良法。舍而不用。復無他法以繼之。坐以待斃。養癰遺患。何如曲突徙薪之爲愈耶。

即非初起。病至中途。苟下症顯著。仍當從症施治。蓋有病則病當之。乃一定之理。倘症實可下。人虛已著。猶可仿黃龍湯。或醫話人參大黃之例。背城借一。總比坐困待夭者較勝一籌。洄溪有警語。病去則虛者亦生。病存則實者亦死。三復斯言。便知取舍。論下主旨。非特不致增加腸破出血之危險。且可減除腸破出血之可能。惟所以下之之法。則大有徑庭矣。昔人謂傷寒下之宜重。温病下之宜輕。此傷寒指燥屎證言。此温病即指眞傷寒言。(舊書立名。苦不統一。同一名稱。所指不同。非有師傳。不易了解。故自修國醫者。十九受此誤會名稱之害也。)燥屎堅牢。非重不通。且無他慮。故可用重。温病伏邪。濕熱穢濁。并非堅牢之質。所下均是溏膩膠漿。(發熱便不通者。一下則可知病輕重。下爲硬糞。病輕即有減退之望。下爲溏臭。則是伏邪。病重難解。可懸斷也。又傷寒論之下燥屎。倘先硬後溏。便不可攻。温病恰相反。勿誤會。)故下之宜輕。此一輕字大有斟酌。以余臆見。下之藥品。枳朴硝黃四味。(大小承氣)硝最宜愼。當第一舍去。枳實之衝牆倒壁。厚朴之辛烈刺激。雖非主下之品。亦有徘徊餘地。而以大黃一味。爲至佳無上之品。無硝之猛烈。無枳之剋伐。無朴之刺激。而兼有清熱解毒消腫各種功能。其下也緩而不峻。(國藥精微在配合。如枳朴黃并用則峻。分用則輕。製過更輕。諸藥均然。)且性味苦寒。寒能泄熱。苦能堅陰。不致傷腸膜而能適去所苦。合黃芩黃連尤大佳。二物均苦能厚腸。寒能清熱解毒者也。仲景於自下利用之。正是解温毒伏邪。惟一正藥。國藥之正治眞傷寒者。以此爲主。要其他皆因症轉移。附屬爲用者矣。(余於傷寒論反復研求。深悟此理。不敢自秘。布待同道研究。惟確出聖法。非余穿鑿附會。徒逞臆說。則差堪自信。)若再嫌其重。或症實人虛。則用製軍炭。(分量自數分至錢餘不等。再重觀症爲定。)尤爲穩妥。蓋用此目的。非徒求痛快一瀉。欲其穢濁逐漸下移。而腸不傷耳。朴爲挾濕者所必需。(不合大黃。無礙於下。)惟至中期以後。則當愼用。又如苔膩厚。大便不通。而體虛弱甚。不能用前法。或不宜於前法者。則可再輕一步。而行下導上壓之法。徐徐行動之法。以黃連竹瀝半夏瓜蔞枳實炭炒竹茹(枳實炒炭。不與朴黃同用。則較輕緩。且分量當輕也。)爲主。即黃連温胆。

合小陷胸也。一面另以外導之法通下。下塞既通。上穢漸下。因勢利導。法更妥善。余常用之。若外導已數用過。或導之幷無物者。則但進上方。守服數日。因穢濁在上。段非外導之力能及。數日之後。逐漸向下。至欲圊不得時。一導而積垢盡行。病勢必大減。此等症。則所下多爲結糞。與傷寒燥屎略同。因其邪勢縱不鴟張。多是濕熱互挾。濕重於熱者。其出路大半分疏於痞疹。其初起必無自利也。大抵伏邪温毒初起以自利者爲最重。（須兼看各症、及利之形狀、非但見自利即是也、）大便不通者次之。大便通而不自利者爲輕。至宜於下者。當以苔膩垢濁起圈爲準。則苔淨者不可用也。初起自利不爽。腹痛。所下膠粘穢臭如醬。下後腹痛較減者。最爲需要。大便不行者。審症而施。大便通行者。不必用也。縱苔膩垢。亦祗用小陷胸加味之法。由上推下。緩緩壓之而已。苔光乾之大便不行者。祗須生津增液。不治便而便自行。如鞠通增液湯之法是矣。至於腸破出血。已成之候。昔賢驗案甚稀。此亦一大堪注意之點。無論可治不可治。却少此類記載。蓋温熱壞症甚多。如神昏譫妄。內陷痙厥。動風。囊縮。舌卷。目竄。失音等等。均常見之。獨出血而危者較少。此何故歟。余意以爲殆用藥之關係。（尚有肋膜炎證、抽水而未收功者、見數人、在中醫經驗中、亦少此證、如云支飲化熱、流於脅下者、固相近、但是雜病緩症、非驟起、亦無此高熱證象、若云傷寒論之少陽症、脅下支滿作痛、雖似相符、而國醫不以爲重、用小柴加味多愈、甚少作大症候之波折、此殆用藥不同、症隨藥轉之故歟、記待同道研究之、余不敢自欺欺人、以無爲有、以虛爲實也、）殆此症而用國藥治療者。其功能於此獨長。故於諸壞症中。獨少其象耳。按法傷寒論有所謂蓄血症者。其人發狂如狂。下血者反自愈。不下則可以藥下之。其辨症之法。以大便色黑。小便清長不黃短爲根據。目四眥黑。亦其明徵。用方抵當湯丸。均祛瘀峻品。此雖亦傷寒論中一重症。而以下血爲病去之徵。且當使其下血。爲逐瘀清熱之治。固另一症候也。（時賢嚴孟丹君擅長此法、曾目擊其治一柳姓女、傷寒反覆、高熱不退、以蓄血治、下瘀血頗多而愈、惟并不如狂發狂也、至如狂者、曾治一北人王姓者、以桃仁承氣加減而瘥、症不甚重、亦未見下血、惟大便堅而黑、殆即瘀凝之所致耳，重症未遇，不敢妄言，想孟丹君，必有此等驗案甚富也， 至熱病下血。分陽明厥陰二種。陽明多血之府。在陽明者。熱迫血以妄行。分輕重二法。熱重勢熾者。犀角地黃湯主之。勢輕者。銀花炭槐花炭藕節炭等。參入應用方中。亦能取效。厥陰乃藏血之臟。厥陰下血分寒熱二法。熱者白頭翁湯主之。寒者桃花湯主之。仲景聖法也。寒熱錯雜者。千金駐車丸亦主之。論腸出血之危險症。重當然屬於厥陰。一面白頭翁之大清熱毒。苦寒堅陰。治趨邪熾。桃花湯之固腸澀脫。補罅止漏。治重體虛。各有注重之點。自當審症合用。惟以腸出血之熱勢。每由高驟低。腸出血之時期。每由中及晚。觀其驟危倏變。正符陰從下脫之例。專治之外。更重主治血脫益氣。陰亡救陰。爲一定不易之法。則扶正救陰固脫之品。在所必需矣。如吳鞠通氏之三甲復脈、及生脈散等。均是要方。參酌損益。以爲萬一之望。徵之古訓。內經有腸澼身熱者死。血溫身熱者死。二語。腸澼昔均指爲痢疾。其實不符。蓋痢症十九身熱。并非危險之象。至云血溫身熱者死。則明指腸破出血症候。身熱下血。事亦尋常。重在血溫二字。經義之精。於斯可見。曾見昔人醫藥，有以生脈散合桃花湯，治下血之法，當即此症，惜健忘不憶出何書矣， 論方舉治。不外乎此。若云神明變化則存乎其人。凡治大症險症。救亡存危。卽在仲景亦僅熟用之藥數十味耳。貴在藥症相投。自能效如桴鼓。藥之不應。非藥之過。吾不能至此境。而能知此理。惟知易行難。一症之寒熱虛實。一方之溫涼攻補。處處得宜。談何容易。若謂舍此以外。另有奇方秘藥。好奇僻異。轉墮魔道。醫非好手。不能庸。可知研精極髓。正在此尋常日用中也。吾言至此。已嫌辭費。十年未作文字。已成老荒。今以伯未同學之囑。匆促寫此。罅漏必多。但貢一得之愚。以備諸君研究時作談助耳。

熱病卮言

陸淵雷

急性熱病。殆無不有細菌爲病原者。菌不制伏。病則不愈。中醫素不知病菌。今雖如鸚鵡學舌。漫談細菌。然所用以治療者。仍是不知細菌時所流傳之方藥。未聞有所改變。其實亦無須改變。以此等方藥。本所以扶助人體產生抗病力。往昔不知病由菌毒。誤以爲由風寒温熱諸氣。乃誤謂爲祛風散寒清熱耳。

僅僅扶助人體產生抗病力。已盡醫療之能事乎。在今日實無勝此之法。欲求直接殺菌之藥。雖有不可以供內服。中藥然。西藥亦然。少數熱病。西醫治之以血清。血清乃利用動物之抗病力而成。非由人工化學。且反復用之。則起不良反應。成所謂血清病。中醫以藥扶助病人本身產生抗病力。就今日之科學程度言。乃計之最上者矣。

醫書常「邪正」對舉。所謂邪。實卽病菌與其所產之毒。所謂正。實卽病人之抗病力。包抗菌抗毒諸作用。固不必呶呶辨其爲側鎖爲補體也。中醫療急性熱病。惟有憑藉此抗病力——正氣。故「邪存正衰者危。邪盛正竭者死」。所以危與死。爲其無所憑藉以施治也。

旣知病原爲菌毒。而非風寒温熱。旣知藥治爲助生抗病力。而非祛風散寒清熱。則紛紛爭辯「此病爲温熱。彼病爲傷寒者」。皆盲人評古之言。宜與廓清。勿令更汚筆舌。

近數百年。中醫之謬誤觀念。深入於社會者。莫如寒與熱。夫病情與藥性之温涼寒熱。雖有相當理由。究非醫學上第一義諦。俗醫及淺見之社會。誤認發熱爲病情之熱。於是乎急性熱病。無不屬於温熱。其用藥

中国近现代中医药期刊续编·第一辑

無不取寒涼。於是乎不宜寒涼之病。縱不死。亦必久困牀蓐而僅免。謬誤觀念之爲害大矣。或疑既名急性熱病。病情安得不熱。不知此所謂熱病。乃指發熱與內經熱論同一意義。熱論云「人之傷於寒也。則爲病熱」。明明以發熱之原因爲傷於寒。既因傷寒。自須散寒。散寒豈可以任寒涼藥。故以發熱爲病情屬熱者。不但不合科學眞理。亦且違反內經古說。夫病情藥性頭緒多端。俗醫殆欲一切歸納於寒熱二綱之下。此其所以大惑不解也。

人體之熱。生於新陳代謝之燃燒。而分解蛋白質。有所勞作則代謝加速。而熱爲之高。故負重則熱高。急行則熱高。食後營消化則熱高。由是推之。急性熱病之發熱。亦必有所勞作。故因病而體內勞作。非產生抗病力殆無他故矣。病由菌毒。故其抗病力卽是抗毒力。製造血清時。該動物常發熱。人體注射防疫漿苗時亦常發熱。故發熱之由。於產生抗毒力。可以無疑。夫急性熱病不得充分之抗毒力則不愈。抗毒力之產生必發熱。則發熱者直愈病之機耳。彼懼發熱之傷陰汲汲焉用寒涼藥。遏止之者。是不欲其病之獲愈已。

發熱既不宜遏止。則解肌發汗諸劑。必別有作用。而非所以退熱也。明矣。病菌侵入人體。經過相當之潛伏期。然後發病。其繁殖之數。產生之毒。必已可觀。此時抗病力開始產生。不能一蹴而制伏。如許病毒。於是氣血發生向外向上之趨勢。以期出汗而排除病毒。此種趨勢之表現。爲頭項強痛。爲惡風惡寒。爲脈浮。所謂太陽證表證是也。醫者見表證而予以解肌發汗之藥。助其排除病毒。是爲適當治療。解肌發汗。當然不能舉所有菌毒而悉排諸體外。然其妙處。正在排之不盡。蓋抗毒力之產生。必須有菌毒刺激。引發排除大部病毒。使僅留於體內者。不致危及生命。而適足以引發抗毒力。豈非計之至得者乎。解肌發汗之後。熱度暫時退減者。爲藥力之副作用。非其主目的。惟其是副作用。故發汗太過。則招致心臟衰弱而亡陽。其藥後熱遂退。病遂愈者。以病毒既大部排除。而抗毒力之產量已逾病菌之繁殖量。菌毒遂被制服故也。故治表證以退熱法者非法。謂表藥屬解熱劑者非是。

然則解熱劑終不可用乎。是又不然。病毒愈增。則抗毒力之產生愈盛。而熱愈高。且代謝之亢進。一往不返。有抗毒力雖已充分足用。而高熱產生。仍復不能自已者。當此之時。病人將不死於菌而死於熱。以人體耐熱之力自有限度故也。人體能耐若干度之熱。則因體質、年齡、環境、及其所病、而大有上下。在醫療上。則以汗出、口渴、不惡寒反惡熱、脈洪大、爲徵候。即所謂陽明經病。亦即近世温熱派醫家所謂温邪熾盛。而爲需要清熱劑之時也。

新陳代謝必產生若干廢料。於人體有害無益者。須排泄之。抗病抗毒力之產生。營特殊代謝。是生特殊廢料。其隨時排泄於呼吸汗液小便者無論已。又有不易溶解之固形物。須從大便排泄。則結爲燥屎。是爲陽明府病。故府病爲抗病已了。將入恢復期之階段。病至此。或愈或死。更無他變化。所謂「陽明居中主土。萬物所歸。無所復傳」也。舊說皆謂燥屎由宿食與病邪相藉而成。然傷寒論論大承氣證條文至多。惟一二條言「本有宿食。」則知無宿食者亦能結爲燥屎矣。近人亦有視下劑爲排毒療法。與發汗同爲排除病毒者。然苟病毒爲害。則產生抗毒力之發熱。亦當晝夜無間。承氣證之日晡潮熱。乃因發熱已久。司温中樞尚極易興奮。平人本於日晡時熱較高。乃亦於此時升起熱度。餘時熱已甚微。以其平時熱微。知已無須再生抗毒力。而病毒之勢已殺。則下劑非排毒療法可知。代謝產物多不生於腸。而排泄何以必由腸。取何途逕以入腸。則爲未能解答之問題。然初生兒首數次所排特殊大便。俗名胞痾者。爲乍產時破壞多量紅血球之產物。與初生黃疸有連帶關係。又一切瘀血病所瘀多不在腸。而排泄必從大便爲順。故知固形廢料。自能取道入腸也。

太陽表證。氣血趨而向上向外。前已言之矣。陽明府下證。氣血則趨而向下向裏。其表徵爲脈沈。爲腹滿痛。爲轉失氣。甚則爲下利。氣血之趨勢。上與外。下與裏。常相因。予別有說。茲不贅。熱病經過中。復有一階段。氣血之趨勢在表裏上下之間者。卽所謂少陽。其表徵爲胸脅苦懣。寒熱往來。而嘔。藥法以柴胡爲主。乾性肋膜炎爲胸脅苦懣之代表病。瘧疾爲寒熱往來之代表病。皆非柴胡不能速愈。病在胸脅間之肋膜。則外不在軀殼內。不在臟腑。上不及頭項。下不及腰腹。此其所以爲表裏上下之間也。此病得適當之柴胡劑。或汗出而病解。或微利而病解。亦有不汗不利。居然而解者。意柴胡對於此一階段之病。特能助抗毒力之產生耶。

温熱派王孟英之書盛行。誡人不可用柴胡葛根。於是多數醫家及一知半解之社會。皆畏懼此二味。近年惲鐵樵先生多用葛根。踵其法者漸多。惟柴胡仍不理於衆口。然少陽證極多。鄙人用柴胡。受無謂之呰詆亦極多。服之已愈。猶詆爲冒險。苟未愈。則危詞聳聽。如「升提」也。「動肝陽」也。「劫肝陰」也。不一而足。予亦別有辨。讀者知柴胡應用之廣。實不亞於通行之豆卷豆豉。而得效則萬非豆卷豆豉所可比。斯得之矣。

吳鞠通温病條辨。以上中下三焦論病。温熱家喜用其方。多不然其說。予謂三焦實卽太陽少陽陽明耳。

何則。太陽爲表。爲上。陽明爲裏。爲下。少陽爲半表裏。爲半上下。爲中。如表裏上下之相因。則三焦與三陽。一而已矣。此正吳氏驗病有得處。惟以立意認病爲温熱。立意欲與傷寒論對稱。乃舍三陽而說之以三焦耳。

熱病最須預防心臟衰弱與虛脫。此卽舊說之陽虛與亡陽也。自葉香巖而後。醫者但懼傷陰劫津。鮮知陽虛之害。證候必顯然亡陽。然後用淡附片三五分。猶必副以多量陰藥。若普通陽虛。則熟視而無覩。使稍讀科學書。略知循環系之情況。稍讀西醫書。略知心臟衰弱之診察。則陽虛可以不失治機。亡陽可以預防不見。陰功積德。无量矣。

■熱病警語

章巨膺

讀者試一留心。曾見有若熱病者乎。醫爲處方案語。必搆聳聽危詞。曰防變。曰防其昏厥。曰防其昏譫。曰防其虛脫。而用藥則輕淡膚淺。無非豆豉豆卷桑葉菊花之屬。捧金香爐。曰奉內經之旨「輕可去實」。曰宗奉吳門葉氏。號稱葉派。千方百方。張姓李姓。一律爲其固定之醫方程式。等於仙方靈籤。所不同者。不用排版印刷。蓋不欲掩沒其遊龍走蛇之十八帖草書耳。若輩胸中亦多墨水。偏多術語。曰「輕可去實」曰「輕清絡熱」曰「輕宣氣分」曰「輕解氣熱」。類此方法如此。方藥吃不好病。藥不死人。凡流行性感冒時行熱病。病者體力壯碩。或抗病之力富饒。不藥亦愈。時俗生薑黃糖泡湯。桑葉蘇梗煎湯。神曲午時茶泡湯。得湯出汗。病亦可愈。若求治醫家。予以輕劑。自然病亦可愈。乃自詡藥效。益信輕劑可以去病。愈薄經方不合時宜。假定用輕劑而實不去用輕藥。而病不除。病毒鴟張。病日以重。病家決不謂豉卷桑菊所致禍。

反因其預言防變。果然有變。預言防昏厥。果然昏厥。信其有先見之明。益售其欺騙之術。於是犀角羚羊至寶紫雪牛黃丸等恣其所措。冀求倖中。施治於甲如此。施於乙於丙。亦復如此。輕病遷延致重。重病貽誤致斃。幸而愈。焦頭爛額。不幸而死。咎歸天命。嗚呼。孰知正理醫法不如是乎。

江湖積弊。不勝枚舉。最堪痛心者無過於熱病之治療。發熱因於感寒。此通人所知也。何故感寒發熱非盡人能知其詳。市醫亦不究其理。徒從其師傳之醫方程式。三字一藥。三藥一排。湊足十四五藥。能事畢矣。百年壽命斷送於此。目擊心傷。銜恨何極。讀者或疑不佞有門戶之見。所言過甚其詞。茲引前賢陸九芝氏譏蘇談「防其」之論。可左證余說非謬。

假如人得寒熱病。一二三日未必遽命醫也。至四五日不能不藥矣。醫來。病家先以一虛字從箝其口。若惟恐其不以爲虛者。藥用大豆卷淡豆豉。防其留戀而增重也。此數日間絕不用些微辛散。防其虛也。不如是不合病家意。五六日用生地用石斛。立案書防其昏譫。不如是而欲以苦寒去病。病家不樂聞也。越日而昏沉譫妄矣。六七日用犀角羚羊。案則書曰防其肝風動。防其熱入心胞也。不如是而欲以攻下去病。病家所大畏也。踰時而妄言妄見。手肢掣動矣。如是者謂之一候。一候既過。病勢已成。然後珠黃散蘇合香丸及至寶丹紫雪丹貴重之物。於焉畢集。病則舌強言蹇。目光散亂。囊縮遺溺。手足厥冷。種種惡候。相隨而至。於是他無可防。而獨防其脫矣。此等病狀。皆在七日以外。十三四日之內。病家一味防虛。十分忙亂。親友滿堂。或說陽宅不吉。或疑陰宅有凶。或則占巫。或則保福。一面按日開方。所防皆驗。甲乃拉乙。乙乃拉甲。甲乙復拉丙丁。方人人同防。亦人人驗。病至此。卽有眞醫。安能將眞方眞藥。希圖挽救於不可必得之數。而適陷坎中。亦惟有與時俛仰而已。是亦病家迫之使然。薛鶴山曰。病家不咎其手法之疏。轉贊其眼力之高。徐洄溪曰。病家方服其眼力之高。不知即死於其所用之藥。以上云云。切中時弊。洵爲砭時救俗之論。而社會懵懂。莫能覺悟。卒然感病。遂鑄大錯。不佞哀淪喪之慘痛。傷橫夭之莫救。難安緘默。會秦君索稿。拉雜書此。

顧本篇語其詳。非專書不能盡。茲僅約言感寒所以發熱之原理。欲說明何故發熱之先。當言人生之體溫。體溫之來源。由於飲食。飲食入胃。食物中榮養素被消化吸收入於組織內。遇血液中之養氣。即變呈氧化作用。而產生體溫。體溫常度。在攝氏熱度表三十六度半至三十七度間。壯年稍高。老幼稍低。中午稍昇。夜間稍降。此其常也。無論春夏秋冬。雖外界氣候懸殊。體溫常度總在三十七度上下。是爲常溫。有時體溫亢進。則爲發熱。體溫之所以亢進。有三個原因。曰調節體溫之機能失職。曰體溫之反應作用。曰空氣之成分關係。約述如下。

體溫常度。是指人體靜止之時狀態。有時亢進。其原因有三種。其一由於飲酒。飲酒之後。神經興奮。血液運行增速。則體溫較高。其二由於摩擦。摩擦則末梢神經興奮。血液奔赴其處之分量增多。則覺烘烘然熱。其三由於運動。運動或勞力行走之後。因筋肉摩擦。血行增速之故。體溫亦增高。飲酒運動等。皆能產生熱力。而使體溫亢進。然未聞因飲酒運動而發熱。則因體溫有調節機能故也。一方面體溫亢進。一方面體溫有散放。其散放之方法。亦有三種。其一由於皮膚之出汗。夏月外界空氣熱。皮下充血。皮膚出汗。體溫藉以散放。故飲酒運動之後。因無須乎多量之熱。汗出更多。若外界空氣冷。則皮下血管及肌膚均收縮。以限制血行。體温向外散放。止於分肉肌腠。故冬月飲酒運動之後。體温產生較多。則身體和暖如昫。運動劇烈。飲酒過多。體温增高過於適當之量。亦汗出以散放。其二由於腎藏之排尿。尿便不特排洩液體之廢料。成分運動勞力。體温增高。必口渴引飲。其主要原因。因汗出液少。引水自救。其副作用。欲藉水液之通過。可以使高温從小便散放。與出汗是同一機能。故汗多者溲必少。其三由於肺藏之呼吸。呼吸之頃。一呼出體温亦散放。故熱甚者。汗出喘滿。是卽由肺呼氣以散放過量之體温。狗不出汗。其散放體温之方法。以伸舌喘氣。作用最顯着。體温之產生與散放。初無一定。隨外界之温度而異。冬令氣候冷於人體。皮膚血管收縮而血行反速。體温反高散放反多。以抵抗外界之寒冷。夏月外界空氣熱於人體。血管擴大血行反遲汗出疏泄而體温反低。各自適於生存之能事。自爲調節。冬裘夏葛。圍爐揮扇。温漿冷飲。一方面幫助體温之放散。一方面幫助體温之產生。是人工之調節。使抵於平均適宜之候。

人體玄府之開闔。腎藏之排洩。肺藏之呼吸。以及居處衣被飲食之異。皆所以調節體温。旣如上述。假如調節失職。遂至體温之生產與散放不相協調。一方面繼續生產。一方面散放減少。於是體温增高。則爲發熱。是發熱第一原因也。

肌膚爲寒冷所侵。始則體温卻行。感覺寒冷。繼則體温奔集於肌膚。以爲抵抗。冷者轉熱。體温超過適當之量。遂呈熱象。物理壓迫力大者。抵抗力亦大。原動力強者。反應力亦強。故受寒甚者。發熱亦壯。嚴冬凜冽。朔風怒號。僕僕道途。兩耳痛如刀割。迨入於室。兩耳烘烘然熱。冬令浣衣者。兩手冰冷。及拭乾之後。則兩手烘熱如炙。局部感寒發熱之理如此。推而致於全身。同一方式。是發熱第二原因也。

人類肺藏呼吸之作用。在吸收養氣。呼出炭氣。以維繫其康健之生活。平時安靜之呼吸。血液中之養氣與炭酸成分有一定分量。通常之空氣含養氣十分之二強。若吸收養氣之分量不足。則感胸悶窒息。其例有四。其一人衆集會之處。空氣中之養氣不足供人衆之吸收。個人吸收不足。則氣悶呼吸不利。其二處固密之室中。空氣中固有之養氣。有減無增。則漸覺窒息。若養氣減少至百分之二。可以悶絕而死。其三高山之上。空氣漸薄。養氣之量。比例當然減少。故登高至距海面五千密達。呼吸亦感困難。其四夏日空氣稀薄。養氣亦少。復因汗出太多。血液減少。體內養氣存積不多。若不及百分之一。則氣息亦覺不利而胸悶。是故夏日人體因空氣稀薄養氣減少之故。而呼吸不利。準第一個發熱原因。肺臟之呼吸。亦所以排洩體溫者也。當炎熱汗多之頃。液體之排泄體溫方法。已充乎其量。將起液竭之恐慌。故此時肺臟之呼吸排泄體溫之方法。遂在重要之列。乃因養氣不足之故。而呼吸不暢。不能排泄體溫外放。且夏日空氣中含水分多。所謂長夏濕令。妨礙體溫之外放。雖出汗甚多。體溫難於蒸散。坐是體溫鬱積而爲熱。是發熱第三原因也。

明乎此。則發熱因於感寒者。當助體工放溫之機能。順生理自然之調節。無汗者發汗。溲少者利溲。惡寒者辛溫疏解以祛寒。熱壯者辛涼苦寒以清熱。方爲正治之法。麻桂柴葛芩連膏黃。方爲去病之藥。防變防厥之案。豆豉豆卷之藥。去病不足。貽誤有餘。讀者猛醒。

◘論暑

馬芝馨

暑爲六淫之一。夏月正當之氣候也。處此溽暑之令。火傘高張之時。必當調護合法。寒暖咸宜。使氣血不受耗傷。體工原有之能力。不爲減退。其暑邪雖厲。安能侵害我哉。設或不知攝生之法。赤日當空之下。勞苦不辭。終日奔走。大汗淋漓。毛竅開張。暑邪乘襲。侵入輕則爲冒暑傷暑。重則爲中暑伏暑。尤以體氣虛弱之人感受較易。因其抵抗力缺乏故耳。且感受暑氣者。莫不耗氣傷津。經曰暑傷氣。又曰暑先入心。胃爲水穀之海。與本病亦有密切關係。故究其病灶。不外心肺胃三經。論其治法。則以清涼爲主。初則佐之以辛。繼則益之以苦。氣虛者當用甘温以培肺。津傷者當用甘寒以養胃。然必助以涼心。此乃治暑之正法也。古人論暑。每多暑濕並稱。以爲暑必兼濕。故有清暑必挾利濕。治濕必通小便之文。殊不知暑爲純熱之病。濕爲粘膩之邪。暑統風火爲熱。濕統寒燥爲寒。暑與濕。寒與熱。二相對待。豈可認爲暑濕必然合病耶。要知夏令霉雨連綿。經日光之蒸發。人處氣交之中。吸收此種之水汽。往往暑濕夾雜爲患。故謂暑病易於挾濕則可。若謂暑病必兼乎濕則不可。又有張潔古以動而得之爲陽暑。靜而得之爲陰暑。所謂陽暑者。卽暑之正病也。熱病是也。所謂陰暑者。卽暑之兼病也。傷寒病是也。蓋暑本屬火。而兼風寒濕滯。其僞變爲瘧。爲痢。爲霍亂。爲温病。治當用清。乃由兼症之不同。亦有補瀉温涼之區別。司命者不可不知。

暑爲炎熱之氣。其主症爲身熱汗出口渴脉洪。治以白虎湯清胃瀉熱。若脉洪大而芤者。此爲暑傷元氣。投用人參白虎湯兼顧本元。若氣短脉微。肺虛而咳者。進以生脈散培養氣液。陰虛熱盛者。玉女煎亦可用。氣虛暑濕內蘊者。清暑益氣湯亦可投。此乃治暑之正法。若冒於暑者。而頭暈寒熱。汗出咳嗽。脈象浮滑或濡數者。施治當主辛涼。藥如藿香、佩蘭、鷄蘇散（包）杏仁、貝母、枳壳、苡仁、雲苓、荷葉、傷於暑者。偏表則頭痛惡寒。身形拘急。肢節疼痛。無汗或微汗。脈來浮緊或弦而有力。偏裏則面垢喘咳壯熱心煩口渴自汗脈象或洪大。或滑數。偏表治宜宣洩。藥如香薷、藿香、佩蘭、防風、枳殼、赤苓、苡仁之類。偏裏法當清解。藥如黃連、石膏、竹葉、連翹、銀花、甘草、西瓜翠衣之屬。中於暑者。乃現猝然悶倒。神志昏迷。身熱微汗。口渴牙緊。狀如中風。但無口眼喎斜之候爲辨耳。再察脈息。或滑弦。或濡數。症由暑熱內擾。心神無主。腦力不可支持使然。在治療上。當用清暑化濁。宣通機竅之法。香薷藿佩以清暑。扁豆杏苡以化濁。石膏黃連竹葉。瀉熱所以鎮腦。茯神遠志益元散。安神兼可宣竅。此外有暑邪內伏。至秋感受新涼而發。名曰伏暑。症起必見頭重體倦胸痞骨楚。吐瀉不渴。脈形沉滑。治以香薷扁豆、川朴陳皮、枳殼半夏、苡仁茯苓、一二劑後。表邪即解。暑熱之眞象畢露矣。心煩口渴。汗出脈洪。是其證也。投治又當轉入治暑正軌。方以白虎湯加減主之。至若金匱論中之一物瓜蒂散。治汗出當風。寒暑稽留肌膝。而見身熱疼重。脈微弱等症。此爲正虛邪實之的據。既不可用散。又不能用補。唯有取用涌吐一法。蓋涌吐意在宣發。乃治暑之變法也。雖本方未必具有成效。近世用者甚鮮。但其意多足取。不可厚非者也。

暑本熱候。惟有風寒濕滯之兼。因故其治法。不可純作暑病。而專投以白虎湯清胃瀉熱。又當審察病情。隨因施治。如暑挾風症。外因者。則頭痛發熱。汗出惡寒。治以辛涼。方用薄荷牛蒡藿香佩蘭荷葉。內因則手足搐搦。神昏厥逆。脈多弦勁有力。或滑數。宜以清營平肝爲主。方用桑葉菊花連翹天麻天蟲生地元參鈎籐茯神木瓜蠍尾。甚則可用羚羊。又如暑挾寒症。由於天氣炎熱。納涼深堂大廈。或電風冷氣之地。暑氣內伏。外寒又加。於是抑鬱不得宣泄。壯熱惡寒。頭痛或胸悶。有汗或無汗。舌白。脈數不揚。當用辛温之方。香薷防風蘇葉杏仁朴花半夏陳皮等。是倘因啖食生冷。漫進水菓。而致腹痛吐瀉。手足厥冷。倉卒間。即有變成霍亂之可能。輕用藿香烏藥木香腹皮蒼朮砂仁茯神陳皮半夏。甚則可用附桂吳萸。此乃撥亂反正之法。唯一扼要之圖也。再如暑挾濕症。暑之爲病。常以濕熱爲副因。古人云暑必挾濕。良有以也。暑重於濕者則爲暑濕。爲面紅壯熱。爲口渴有汗。爲小溲短赤。方以白虎湯爲主。濕重於暑者則爲濕温。爲漫熱不退。爲胸悶腹脹。爲舌白不渴。爲脈濡帶數。方以三仁湯爲要。在上則頭重如裹。精神疲乏。在中則胃呆納少嗜臥泛噁。在下則泄瀉稀薄。便溺渾濁。上則香薷飲加減。中則胃苓湯出入。下則六一散（包）五苓散酌情加味。三焦瀰漫者可投以三石湯。更如暑挾滯症。夏月飲食不調。生冷雜進。油膩漫啖。致積滯內停。再感暑氣。爲之誘因。互相搏結交阻。爲病在太陽則爲傷暑。在少陽則爲瘧症。在陽明則爲痢疾。但其主要之病症。決不脫離腸胃。爲嘔吐、爲泄瀉。或爲便閉、或爲腹脹。治之之法。初用藿香正氣散。六和湯。不應麻仁丸承氣湯。若由寒暑挾滯交蘊陽明。不吐不瀉。絞腸腹痛者。冷香飲子大順散。均可應症投用。

■流行性感冒欬嗽

胡安邦

流行性感冒欬嗽。即通俗之所謂重傷風也。本症病因。西醫藉謂感受流行性感冒菌所致。

此菌爲一八九三年波氏所發見。乃流行性感冒之原因。存在該患者之氣道肺及小枝氣管內。因之發生呼吸道炎症。同時產生一種毒素。吸收後呈流行性感冒之固有症狀。此菌侵入血中。則蔓延於全身。流行性感冒患者所起之內藏炎性變化。一因細菌之作用。一因毒素之作用所致。此外更有他菌侵入而起續發性傳染。（商務本病理總論下卷一六六頁）

據此傷風欬嗽之病因。爲感受流行性感冒菌。則治本症之道。當以撲滅細菌爲惟一之原因療法也。吾國醫生對於細菌之學。識素不研究。而對於本症之治法。每能迎手而解。豈中醫所擬之方藥有撲滅流行性感冒菌之能力乎。此則不待化驗而可斷言否者也。然則其理由果何在歟。吾思之。吾重思之。夫細菌之爲病因。西醫稱之爲鐵案如山。此事實也。夫感受流行性感冒菌者。未必人人皆患流行性感冒而患本病者。則無不有流行性感冒菌之作祟也。準此。則體溫如常者。雖感受流行性感冒菌而不能爲患。反之。體溫失於調節者。細菌始得生存發育。故以撲滅細菌爲本症之原因療法。則滅不勝滅。若能撥亂反正。恢復體温之正常調節。則不滅細菌而人身之抵抗力自能滅之也。此則爲醫法之最上乘者。吾國醫之治本症。其類此乎。

流行性感冒欬嗽。輕者未必有寒熱。但覺頭痛、鼻塞、欬嗽等症。患者每不就醫。恒服單方以止欬。若梨膏。若冰糖。若肺露。若枇杷膏。若白松糖漿。凡此皆爲患者之所喜。結果無一或瘥。其效者。係患者之體溫已恢復正常之調節故也。故治流行性感冒欬嗽。當以調節體溫。祛除表邪爲主。佐以治欬。則外感除而欬嗽亦止矣。以欬嗽之原因。體溫失於調節所致也。愚治流行性感冒欬嗽。或但欬而無寒熱者。每以三拗湯得效。或曰。不發熱毋得用麻黃。發熱有汗用麻黃。則又犯仲景之戒。奈何其可用耶。曰。太陽病有汗當然不可用麻黃。不惡寒者。雖有汗亦得用麻黃。惟不用麻黃湯耳。換言之。若麻杏石甘湯之治有汗之瘖子及肺風。麻黃射干湯之治不發熱之百日欬。此皆君麻黃而不臣以桂枝之故也。學者極宜理會及之。

流行性感冒欬嗽。初起發熱惡寒者。有汗桂枝湯主之。無汗麻黃湯主之。若兼口渴脈數者。銀翹散主之。

此其大綱也。至於傳變之治法。限於本題。姑置之不論。

今醫家之治感冒欬嗽也。通常習用荆防紫蘇以散寒。薄荷桑葉以解風。象貝杏仁以潤肺。半夏陳皮以燥痰。遠志桔梗以化痰。款冬紫菀以寧肺。枳殼前胡以順氣。旋覆蘇子以降痰。蔞皮竹茹以豁痰。至於頑痰之用葶藶子萊菔子。鬱痰之用瓦楞蛤殼。熱痰之用竹瀝竹黃。寒痰之用南星鵝管石。又當隨症之變化而處治之矣。

百日欬雖非流行性感冒欬嗽。然今歲春夏二季流行頗廣。故併述焉。百日欬一名頓欬。又名鷺鷥欬。欬則連續不已。聲如水鷄鳴。甚則氣急鼻煽。面赤唇青。汗涔涔下。狀極困苦。欬久每致肌肉瘦削。潮熱咯紅。至於雜藥亂投。誤治而致損者。又屢見不鮮。症亦惡矣。醫者遇此棘手之症。雖悉心調理。一時不易奏效。乃惑於百日欬之名。而謂病家曰。此百日欬也。百日之內弗能瘥。噫謬矣。考本症經過之時期。僅七星期耳。雖勿藥至期亦告霍然。此一誤也。又醫者每以本症爲肺藏病。於是所擬之方。無非甯肺肅肺之劑。一誤再誤。七星期之頓欬。安得而不成百日之欬哉。實則其病灶在咽喉。妄爲肺病。此二誤也。雖然。百日欬實無特效之方藥。差可人意者。其惟仲景射干麻黃湯乎。昔者愚與盛君心如談及此。愚以爲百日欬之特效方藥。惟射干麻黃及鷺鷥涎丸。惜滬地所售者。多無鷺鷥涎。聞甬地馮存仁堂有之。不識上海該堂有眞貨否。故愚甯舍之不用也。盛君云。渠治百日欬。以麻黃、射干、天竺子、臘梅花、鳳凰衣爲主藥。若欬時面赤者。加生石膏。愚此後治本症。每以盛君之方加味。雖經過之時期依然。而堪可告慰者。則頓欬較爽。困苦亦少減耳。又愚曾以銀柴胡、鱉甲、青蒿、地骨皮、射干、生石膏等品。治愈數嬰孩之百日欬。而患骨蒸盜汗者。然此亦非經常之法也。外此。愚實無有經驗。不敢妄列方藥以自誤也。

中風雜談

尤學周

千金方謂中風大法有四。一曰偏枯。二曰風痱。三曰風懿。四曰風痹。偏枯者。半身不遂。肌肉偏不用而痛。言不變。志不亂。風痱者。身體不能自收持。口不能言。冒昧不知痛處。或拘急不得轉側。風懿者。猝然昏倒。舌強不能言。喉中窒塞。噫噫有聲。風痹者。風寒溼諸痹類風狀。風勝則走注疼痛。寒勝則骨節掣痛。溼勝則麻木不仁。所謂偏枯。即金匱之中經絡。風痱即中腑。風懿即中藏。風痹類風狀。屬於類中。且包括關節炎而言之。

中風之證。變化甚速。往往於俄頃之間。發生危險。古人狀風。謂其善行而速變。故以中風名之。非肯定其由於外感風邪所致。外感風邪。指病源而言。中風之風。指病狀而言。內經云「諸風掉眩」。掉者。頭與手足牽動。眩者。目花或目珠轉動之意。如枝頭之搖曳。如春水之吹皺。取象於風。故以名之。後人不察。以祛風疎散法治療本症。是爲風字所惑也。

有掉眩之見證者。即謂之風。而其病根則屬之於肝。故云「諸風掉眩。皆屬於肝。」吾人知古人之所謂肝病者。什九皆屬於神經系統。中風之症。乃神經系腦髓疾患中之腦出血。腦之所以出血。實因血管病變之故。據最近之研究。凡有梅毒。大動脈瘤。血管硬化。持續性血壓亢進。心藏肥大。以及卒中質者。每易發生本症。此外如憤怒及劇烈之運動。亦易促發本病。內經生氣通天論云「大怒則形氣絕。而血菀於上。使人薄厥。」與腦出血之說不謀而合。

常人以肢體麻木爲中風預兆。麻木固不一定爲中風。而中風確有此現象。蓋人之知覺。繫於神經知覺神經在大腦皮質內無數神經由皮質方面合成一束。通入延髓。一部左右交叉再入脊髓由此分佈於身體各部及皮膚。大腦內神經合成一束之處。最易發生出血。壓迫神經。失其知覺。發爲麻木。如脊髓皮膚部分發生變化。亦有此現象。除麻木而外。中風者又有下列之預兆。

一、脈弦硬。或寸盛尺虛。或大過常脈數倍。而毫無和緩之意。

二、其頭目時常暈眩。或覺腦中昏憒。多健忘。或常覺疼。或耳聾目脹。

三、胃中時覺有氣上沖。阻塞飲食不能下行。或有氣起自下焦。上行作呃逆。

四、心中常覺煩躁不寧。或心中時發熱。或睡夢中神魂飄蕩。

五、或舌脹言語不利。或口眼歪斜。或行動腳踏不穩。時欲眩仆。或自覺頭重足輕。腳底如踏棉絮。

預兆既見。而不早爲預防。則乘機發作。卒然不省人事。入於昏寐狀態。顏面潮紅。口眼喎斜。瞳孔散大。除呼吸心動外。殆與死者無異。有時或發嘔吐。及兩便失禁。喉間痰濁壅甚。喘鳴如曳鋸。成爲中臟狀態。其症類皆殆危。馬元儀病機彙論謂「忽然汗出者。營衛之氣脫也。遺尿者。命門之氣脫也。口開不合。口角流涎者。脾胃之氣脫也。四肢癱軟者。肝脾之氣敗也。昏仆無知。語言不出者。神敗於心。精敗於腎也。」此乃各該部之運動知覺反射。俱廢絕之故。頗難救治。

中風之證狀。並不盡屬如此之重篤。因出血之多寡。及其出血之部位而異。出血之多者。即發生危險狀態。若中等程度之出血。雖昏厥不醒。間半日或一日左右。自能更蘇。不至喪失其生命。出血之少者。惟略覺頭昏。或晨醒之時。忽覺手足偏癱。並無昏厥之虞。出血之部位。多在大腦。起半身麻木不遂。口眼喎斜。腮內流涎。麻木之程度。亦因血量而有輕重。若出血當延髓部分。則有性命之虞。所謂中臟之症。大都屬於延髓出血。

中風之治法。第一宜安靜。不得移動喧鬧。阻礙其血液之凝固。與出血之吸收。以待神經之作用恢復。內經所謂氣復返則生也。若不安而亂擾。使其腦部繼續震動而受刺激。則血出難已。其氣終不得復。以致夭札者多矣。

治中風有用開關之法者。此為一般庸醫所習用。其流弊所及。直足以催病者之速死。一知半解之病家。亦知其然而不知其所以然。胡亂施用。實為可痛。

開關之法有二。一為外治法。一為內治法。內治法者。用蘇合香丸牛黃清心丸等芳香疏散之品。其中龍腦麝香為開竅必須之品。常人以為閉症為痰氣之閉塞所致。非用香竄峻利。不足以破重圍。不知此症之因氣火上升。激動腦系之病。正氣血上菀之為害。夏令之暑疫穢濁。及南方之山嵐毒瘴。用斬將奪關之法。如諸葛行軍散痧氣蟾酥等。為對症之良方。中風而用香竄之藥。適以助其升浮。正如益薪救火。為虎作倀。其勢必甚。

外治法者。用通關散以開其竅。通關散中大多為細辛皂角等辛烈之品。用其末搐於中。以取噴嚏。中風症而用此法。亦有害無益。中風為血上菀而溢出於腦。最忌震動。不論其有無知覺。宜高枕而使其安臥。有

所震動。則血之上菀者愈溢不止。病必加深。通關散以取嚏爲能事。不嚏則已。一嚏之後。腦受震動。血必復溢。自促其速亡也

類中風腦貧血甚則亦昏然而倒。極類中風。如用開關法。則一嚏之後。因頭部震動之故。血液驟然上奔。或可收效於一時。常人不別眞中類中。一例以開關。是尙大非所宜。惟中風已至卒中昏倒。本屬危險。用開關法非有必效之把握。亦求其幸中而已。最好能早預防。如有頭目昏眩。耳鳴目脹。脈帶弦象。手指麻木等預兆發見。輕則用加味逍遙散建瓴湯以舒肝鬱。此種現象。俗名肝火上升。即腦充血之見證。血壓亢進之期。平肝祛風。所以降低其血壓耳。如證勢較甚者。用瀉青丸當歸龍薈丸等。一面平肝清熱。一面猛悍峻下。引血下行。血壓易於降低。或以冷手巾置於腦部。以減退其血壓。或用生附與麝香同搗成餅。縛於兩足心。可以引血下行。此外治法之至佳者也。惟此種血壓亢進之現象。前人多列入於肝陽或肝火類中。少有視爲中風之預兆。常人所謂中風預兆。乃指肢體麻木及口眼喎斜。已成中風。腦雖出血。其量尙少。苟能注意調理。不至引起大變。此時而用預防法。非預防其不發。乃預防其證情之擴大耳。

肢體麻木。乃中絡之證。治以宣通絡脈爲最要。中風中之宣通絡脈法。有三種意義。其一。刺激末梢神經。恢復其知覺。其二。使微血管擴張。減低頭部血壓。其三。循環如常。血行不生障礙。故採用祛風行血之劑。如天麻丸烏藥順氣散等。皆有此功能。

口眼喎斜。普通皆用外治法。如塗牽正散（白附子姜蠶全蠍）及蟮血之類。或用大楓子、草蔴子、蛇床

子木鱉子各一兩。高粱一斤。置瓶中。火煑。如口眼喎斜者。用右手掌置瓶口。取其熱氣。在患處向下摩撫七八次。再取氣再摩撫。如歪在右面者。用左手行之。甚效。或單用蓖麻子置膏藥內。貼於患處亦可。然此乃治標之法。就口眼之已喎斜者而糾正其形態耳。非治本之法也。內服可用醫醇賸義之清風返正湯。此湯較普通治中絡之小續命及大秦艽等意義爲勝。(附方如下)

加味逍遙散 治肝經鬱火。眩暈振搖。耳鳴脈弦之症。

柴胡 甘草 茯苓 白朮 當歸 白芍 丹皮 山梔 薄荷

建瓴湯 治腦充血。

生山藥 淮牛膝 生赭石 生龍骨 生牡蠣 生地 生杭菊 柏子 磨取鐵鏽濃水煎藥

當歸龍薈丸 治一切肝胆之火。以致頭暈目眩。耳聾耳鳴者。

當歸 龍胆草 山梔 黃連 黃柏 黃芩 大黃 青黛 蘆薈 木香 麝香

天麻丸

天麻 牛膝 萆薢 元參 杜仲 附子 羌活 獨活 當歸 生地

烏藥順氣散 治語言蹇澀。遍身麻木。手足不遂。

麻黃 陳皮 烏藥 川芎 殭蠶 白芷 甘草 枳殼 桔梗 乾姜

清風返正湯 風痰內擾。口眼喎斜。

羌活八分 天麻八分 蝎尾五支 殭蠶一錢半 貝母二錢 羚羊角一錢半 石斛三錢 花粉二錢 麥冬二錢 黃荊葉五張

中国近现代中医药期刊续编·第一辑

小續命湯　前人以此爲中風之主劑。

防風　桂枝　黃芩　白芍　杏仁　甘草　川芎　人參　防己　麻黃　附子　棗　薑

大秦艽湯　治手足不能運動。舌強不能言。以養血榮筋爲主。

秦艽　石羔　甘草　川芎　當歸　芍藥　羌活　獨活　防風　黃芩　白芷　生地　熟地　白朮　茯苓　細辛

類中温故論

劉民叔

余既撰中風温故論。已發表於本刊第一期。唯昔人尚有類中之說。是又不能已於言者。夫云類矣。當別爲一病。徵之經義。惟厥類焉。爰就厥逆論略。以當類中温故論而已。用貿通方。勿嗤譾陋。

考素問方盛衰論云『氣上不下。頭痛巔疾』脈要精微論云『厥成爲巔疾』靈樞五亂篇云『亂於頭。則爲厥逆。頭重眩仆』夫厥字從逆。故下逆於上謂之厥。巔與顛通。故高至於頂謂之顛。靈樞五色篇云。『在地爲厥』。地者相家謂之地閣。猶言病起於下也。脈要精微論云『上實下虛。爲厥巔疾』猶言自下逆上之疾也。兩足爲下。胸腹爲中。腦頂爲上。徵之經義。得三則焉。一則解精微論云『夫人厥則陽氣幷於上。陰氣幷於下。陽幷於上則火獨光也。陰幷於下則足寒』此言厥逆壅遏於下者。則兩足清寒也。二則腹中論云『有病膺腫頸痛。胸滿腹脹。此名厥逆。』此言厥逆壅遏於中者。則胸滿腹脹也。三則奇病論云。『所犯大寒。內至骨髓者。以腦爲主。腦逆故令頭痛齒亦痛。病名曰厥逆。』此言厥逆壅遏於上者。則頭痛顛疾也。靈樞厥病篇。有厥頭痛可治。眞頭痛必死。厥心痛可治。眞心痛必死之說。緣眞痛病在臟。眞臟眞絕減。手足寒至節。旦發夕死。夕發旦死。若厥痛則病在經絡。在經絡則氣血可以復返於下而痛已。所以厥逆之道。皆在經絡。經絡爲脈。脈爲血府。靈樞口問篇云『經絡厥絕。脈道不通。』是也。所以三陰三陽十二經脈。三百六十五絡。皆得發爲厥逆之病。讀素問厥論可以知也。

『黃帝問曰。厥之寒熱者何也。岐伯對曰。陽氣衰於下。則爲寒厥。陰氣衰於下。則爲熱厥。』熱厥之起也則爲足下熱。寒厥之發也。則至膝上寒。靈樞衛氣篇云『下虛則厥。下盛則熱。』此以寒爲虛。熱爲盛。厥則一也。素問痿論云『心氣熱則下脈厥而上。上則下脈虛。』夫心氣熱則其所主之血脈。未有不厥逆而上者。解精微論云『厥則陽氣幷於上。』幷於上則上實而下虛。此爲勢所必然者也。經絡論云『夫絡脈之見也。其五色各異。寒多則凝泣。凝泣則青黑。熱多則淖澤。淖澤則黃赤。』經義於熱厥以酒氣慓悍爲訓。則其診候從可識矣。但民叔臨病診候。寒厥多。熱厥少。所以靈樞五色篇云『厥逆者。寒溼之起也。』脹論云。『厥氣在下。營衛留止。寒氣逆上。眞邪相攻。兩氣相搏。乃合爲脹也。』素問陰陽應象大論云『陰勝則身寒。汗出。身常清。數慄而寒。寒則厥。厥則腹滿死。能夏不能冬。』通評虛實論云『氣逆者。足寒也。』五藏生成篇云。『臥出而風吹之。血凝於足者爲厥。』逆順肥瘦篇云『別絡結則跗上不動。不動則厥。厥則寒矣。』以上六例。皆可資爲左證者也。

素問厥論『帝曰。厥或令人腹滿。或令人暴不知人。或至半日。遠至一日。乃知人者何也。岐伯曰。陰氣盛於上則下虛。下虛則腹脹滿。陽氣盛於上。則下氣重上。而邪氣逆。逆則陽氣亂。陽氣亂則不知人也。』此言三陰走腹。故令人腹滿。三陽走頭。故令人暴不知人也。素問調經論云。『血之於氣。幷走於上。則爲大厥。厥則暴死。氣復反則生。不反則死。』此正陰陽應象大論所謂『厥氣上行。滿脈去形』者是也。

揆諸厥有寒熱之義。則和劑局方所載之黑錫丹。主神昏氣亂。喉中痰響。正寒厥之治例也。千金方所載之鐵精湯。主病不能言。喘悸煩亂。正熱厥之治例也。素問病能論以生鐵落爲飲治怒狂陽厥云『夫生鐵落者。下氣疾也。』生氣通天論云『陽氣者。煩勞則張。精絕。辟積於夏。使人煎厥。目盲不可以視。耳閉不可以聽。潰潰乎若壞都。汩汩乎不可止。陽氣者大怒則形氣絕。而血菀於上。使人薄厥。』此正玉機眞藏論所謂『肝脈太過則令人善怒。忽忽眩冒而巔疾』者是也。

揆諸厥本氣血之義。則金匱方救卒死用麻黃杏仁甘草三味。名還魂湯。甚者以竹管吹其兩耳。此治厥之屬於氣分者之治例也。本事方治忽如死人。身不動搖。用白薇當歸人參甘草四味。名白薇湯。甚者以倉公散吹入鼻中。此治厥之屬於血分者之治例也。

素問陽明脈解篇云『厥逆連藏則死。連經則生。』按脈之大者爲經。脈之小者爲絡。氣血厥逆。一上不下。若絡脈未破者。則或至半日。遠至一日。仍可循經而復返於下。卽所謂連經則生。亦卽西說之腦充血也。若絡脈已破者。則血必溢出而浸腦。腦亦臟也。卽所謂連臟則死。亦卽西說之腦出血也。金匱要略云『寸脈沉大而滑。沉則爲實。滑則爲氣。實氣相摶。血氣入藏卽死。入府卽愈。此爲卒厥。何謂也。師曰。唇口青。身冷。爲入臟卽死。如身和。汗自出。爲入府卽愈』沉則爲實。謂血實也。滑則爲氣。謂氣實也。實氣相摶。謂血之與氣幷走於上也。臟謂腦也。腑謂脈也。脈要精微論云『脈者血之府也。』入臟卽死。謂血出浸腦。連臟則死也。入腑卽愈。謂循脈下返。連經則生也。若訓爲五藏六府之府。則身和汗自出。爲入府卽愈。兩句旨義。又將何以爲釋耶。

素問大奇論云。『脈至如喘名曰暴厥。暴厥者不知與人言』。釋名云。『喘湍也』。詩召旻箋云。『湍猶急也』。是可訓爲脈急曰厥。然則暴厥之萌漸其脈至也。當爲西說之血壓高矣。

夫暴厥之與中風有極相似者焉。惟厥屬血脈。風屬神機。神機卽西說之神經也。靈樞九鍼十二原篇云。『神者正氣也』。所以神經主氣。氣出於腦。故中風者多偏於氣分也。血脈主血。血出於心。故暴厥者多偏於血分也。靈樞營衛生會篇云。『血之與氣。異名同類』。故風厥之不同者幾希。所以今之譯西說者。莫不誤以暴厥溷爲中風。雖然溷厥爲風。早已濫觴於本事和劑諸方。固不自今日始。讀三生飲星附散黑錫丹眞珠圓諸主治之語。可知也。

靈樞經脈篇云。『實則厥。虛則痿躄。坐不能起』。揆以有者爲實。無者爲虛之義。則神經主氣。氣若虛也。血脈主血。血爲實也。脈爲血府。厥屬血脈。故厥逆爲血實之病。與痿躄屬虛者不同。然厥亦有不盡屬實者。素問繆刺論云。『五絡俱竭。令人身脈皆動而形無知也。其狀若尸。或曰尸厥』。又脈解篇云。『內奪而厥則爲瘖痱。此腎虛也』。斯二者。爲無血上逆之厥。西說名爲腦貧血是也。但與厥論『此人者質壯。以秋冬奪於所用。下氣上爭不能復。精氣溢下。邪氣因從之而上』。同而不同。

然無血上逆。何以爲厥耶。考說文云。『囟頂門骨空。自囟至心。如絲相貫不絕』。所謂如絲相貫不絕者。乃血脈之細絡。與腦主之神經。互相貫注之道路也。素問痿論云。『心主身之血脈』。靈樞營衛生會篇云。『血者神氣也』。今以五絡俱竭。內奪而厥之故。則絡脈無血。無以上榮於腦。囟心之間。絲貫已絕。心之神明腦之精明。不相順接。突然停頓。所以暴不知人也。聖濟總錄用地黃飲。本事方用眞珠圓。皆所以補其虛。通其竅。洵爲對證用藥。較之血氣幷走於上之大厥。其虛實之異。判然兩途。命曰虛厥。又曷若名以類厥之爲愈也。中風有類中。厥逆有類厥。雖爲徇俗。義卻顯明。

或問厥於足下。逆於頭上。方治之例。於古可徵。惟厥逆於中者。如靈樞癲狂篇所謂『厥逆爲病也。足暴清。胸若將裂。腸若將以刀切之。』其治例也。又當如何。曰金匱要略雜療方載有三物備急丸。云『主心腹諸暴卒百病。若中惡客忤。心腹脹滿。卒痛如錐刺。氣急口噤。停尸卒死者。以煖水苦酒服大豆許三四丸。或不下。捧頭起。灌令下咽。須臾當差。如未差。更與三丸。當腹中鳴。卽吐下便差。若口噤。亦須折齒灌之。』卽此是爲厥逆於中者之治例也。厥病多端。未能一一曲盡。聊陳大略於此。

■赤痢

薛寒鷗

一、證因概要

痢疾古名滯下。又名腸澼。以腸中澼積而便下不爽也。見於夏秋居多。他時則間有之。大抵素因由人恣啗瓜菓冷物。及過嗜油膩辛燥。或壞死動物之肉。一切飲食之不衞生。腸胃鬱熱。加以誘因空氣寒温無常之壓迫。微菌飛揚。從口鼻直接吸收傳染。充滿於腸內。蘊釀既久。遂不免有炎性機轉之變化。其病竄蔓延擴張之部。爲盲腸結腸曲腸等處。腸間粘膜。起加答兒性充血腫脹。若瘡瘍然。其處有滲出粘液之排洩。則爲白痢。苟血管潰爛。致血液流出。卽赤痢也。更有兩者混和以下。乃赤白痢也。西醫籍於各種急性疫痢統

中国近现代中医药期刊续编·第一辑

以赤痢賅括立說。爲其診斷時。祇發現一種赤痢桿狀短菌。故不如中醫之以症候分析而異其病名也。茲所論列者。亦不過揭櫫其一端。以赤痢當熱令流行甚衆。傳染性質頗爲惡劣。且痢之初期。正氣尙充。眞陰未損。屬熱屬實者。匪鮮治之應手。何致變症叢集。瀕於危境。正常治療。固祇利氣行血解毒存陰四法而已。舉一隅反。則其餘諸痢。自可迎刃而解矣。

赤痢之發生。中多挾暑燥濕熱之病毒而作。故其體溫。亦每隨腸部炎症進行之程度。以階昇熱度高者。可達華氏表百零三四度左右。起始常由大便不正。瀉水或粘液。患者無特殊不快之感覺。漸至排洩之物。無顯著之糞色。或腸垢帶血。或純下鮮血。其次數則自疎而密。卒乃日夜無度。同時肛門括約肌起抵抗作用。而呈裏急後重。此時腸胃機能甚形弛緩。腸管壁彈力完全消失。至炎症波及腹膜直腹筋。則生痙攣狀態。故臍腹等部。往往疞痛。有似刀刮。胸腔內自覺如焚。按之灼手。復因三焦氣化不通。於下分泌吸收俱無形障礙。小溲赤澀。或竟點滴而痛。口渴時欲引飲。面赤唇紅。或兼嘔噁。四肢痠輭。舌苔黃燥起刺。六脈滑數。左關且兼弦勁。若熱毒循神經上犯於腦。則見頭痛。痢久必精神萎頓。大肉削脫。目眶深陷。預後綦爲危殆。古人於赤痢之研究。主熱主血。與白痢主寒主氣之說相對待。可云片面之見解。不足以爲論斷。其實赤者自小腸來。白者自大腸來。今人有所謂小腸性痢疾。庶乎近似。殆固指赤痢而言也。蓋痢之名類繁蓰。不遑枚舉。若辨症不清。寒溫雜投。攻補妄施。罕有不僨事者。昔東垣設治痢十法。吾人於此可悟及一病之變化紛歧。迥非單純之方法。所得籠統論治者也。

二、診斷辨惑

（1）**辨疑似**　本病與腸傷寒常相併發。亦極易相混。傷寒具胸悶、肢痠、發熱、下利、口渴、頭昏等症。本症亦有之。然則何以為辨。絜其綱領。析其異同。可使無誤也。請舉發熱一症論之。傷寒病之熱型。始由稽留性而變為弛張性。本病則由弛張性而轉趨稽留性高熱之現象。且傷寒係協熱而利。本病乃因痢而發熱也。其間之先後轉變程序。固不容或紊。在治療上雖同以消腸炎為唯一對象。見解然而表裏上下。判若霄淵。誠不可相等而語。至本病又有與便血泄瀉相誤之處。便血不腹痛。其血液漉漉而下。泄瀉則由於組織內水分過賸。胃腸起醱酵作用。故便泄稀薄。腸鳴腹脹。本病特有之徵候。則有腹痛後重。排出纖維素片。膿血攙雜。色澤稠厚。自不同於上症。此時若誤加溫補兜濇。直猶抱薪救火。禍不旋踵。難免斯民於夭札者矣。

（2）**辨虛實**　方書云。無積不成痢。是舉其正常原因而言。凡痢之初起。舌苔燥膩。滿布芒刺。繞臍疼痛拒按。不妨暫用承氣。枳實導滯之類。以蕩滌宿垢。而為通因通用之法。但體有虛實。症有新舊。醫者不能援為定例。若瀉後痢。腐穢盡去。攻下當禁。瘧後產後痢。元氣下陷。破血涼血。擾動經絡臟腑。尤非。又須分地方性與時間性之不同。詳為體認攷察。以資治療。大抵滯下脹滿堅鞕。急痛懼以手按。口渴喜冷。實熱挾積可知。腹部輭急。痛而喜按。面色晄白。精神困憊。煩渴不甯。虛坐努責。正却邪勝為多。後重而新病屬實。後重而久病屬虛。脈大而沉實為實。脈大而浮洪為虛。始身熱為大邪所發屬實。久身熱夜甚者為亡陰屬虛。蓋痢多濕熱內薄。積而不去。腸胃之氣先傷。肺腎之津繼竭。縱體壯病實。苟纏綿不斷。人身蘊藏之脂肪膏油。滲出而成腸壁腐爛之組織物。時時排洩。寧有不由實就虛。因虛而致惡候也耶。經旨實者瀉之。虛者補之。虛虛實實之誡。不獨治痢為然。於他證亦應作如是觀也。

（3）**辨吉凶**　經云。腸澼之屬。身不熱。脈不懸絕。滑大者生。懸濇者死。此以脈象決死生也。又曰。腸澼便血。身熱則死。寒則生。則以症候論吉凶也。夫痢疾非有發熱之現象者必死。乃發熱不止。用退熱藥無效者。必死。因病毒上侵。迴腸血中氣化力亢進。熱度增高。則有轉成壞疽性赤痢之可能。其後果每使腸壁腐潰大孔洞穿。心臟瀕於極度衰弱而告斃。反之治療佳良。則心力旺盛。而脈管擴張。俟腸胃機能恢復。自然痢止身涼而愈。凡本病迄於末期之逆變。最危者無如嘔吐。噤口。呃逆。三症。以胃為後天之本。病毒進行劇烈。故胃氣升降無權。痢見嘔吐。當屬噤口之漸。倘加呃逆。乃胃絕之候。則其治愈希望頗為微渺。至古醫籍於本病之凶證。謂腹痛不休者死。下痢鮮血者死。如屋漏水者死。（屋漏水卽血水之黯滯不稠者）如塵腐或猪肝色者死。（喻血色紫黑之意）肛門大孔如竹筒者死。小兒出痘及新產婦人卽發痢者死。有一於此。卽在不救之列。所謂一逆當永日。再逆促命期。正虛已極。匪醫工可圖倖功於萬一也。

三、治療程序

古人治痢大法。謂行血則便膿自愈。利氣則後重自除。潔古因之。作芍藥湯。為寒熱並用。氣血分治之總方。後世什九皆宗此法。以為出入。施於一般初痢之實熱症。間多弋獲。但方內取大黃之峻下。與肉桂之溫補。能刺戟腸部。使之炎症加劇。中間自不無可商之處。若不循緩急。不審逆從。一例隨手投以此方。其與鄉愚病痢。就藥肆購成藥。如香連丸。木香梹榔丸等。服之同一弊病。不佞認為治本病要旨。首須解毒消炎。佐以殺菌之劑。既不戕賊腸胃。復能驅除病毒外出。蓋痢當初期。雖由熱積在中。實因感邪鬱閉於外。仲景葛根芩連湯。治熱病脈促。胸滿之下痢。若本病發熱無惡寒現象時。可遵古法。先煎葛根。後納諸藥。俾其輕清上升。苦寒下降。各不相悖。一則制止其生溫機能。一則發揮其健胃作用。日服二三劑可愈。而喻氏倉廩湯之逆流挽舟法。與上方原有異曲同工之妙。爲本病之兼有寒熱表症者而設。不過此偏於燥。彼偏於涼。先聖後聖。本出一轍。祇須臨床上加以注意可耳。如轉入中期。舌赤口渴。後重難忍。便泄數十次。內含多量血液。白頭翁爲主方。以白頭翁爲解痢熱藥之代表作。常有效於急性大腸加答兒及本病。同時能弛緩肛門括約肌之收縮。得黃連黃柏秦皮爲配合藥。即能入腸清熱殺菌。爲一種消炎收斂劑。凡本病之有急迫症者。用之可信其有利而無害也。至末期快利得減。邪退正虛。則宜黃連阿膠湯以靖其餘波。因痢後陰血必傷。阿膠善退諸失血症之虛熱。復可使腸間已破裂之血管自動栓塞。血液自不致滲出。此處更佐芩連。即在廓除過剩之病毒。以停止細菌之活動能力耳。之三方者。靡方不用芩連。據 Tobe 氏所云「凡苦味藥皆有亢進食慾。亢進吸收之作用。」則是芩連爲直入胃腸之藥。古人謂取其苦能堅陰。證之今說。當係苦味質能具上述之收斂發炎性機轉而止其熱之意也。又本病緣毒素侵入血分。在症勢進行期。宜量加血藥。行血如桃仁紅花延胡歸尾。涼血如赤芍丹皮生地。止血如地榆三七棕炭。均可隨宜參用。若苦參揀子。爲殺痢菌之特效藥。每方皆在必加之例。不然其效將不彰也。

附用藥加減法

腹痛——加芍藥、乳香、沒藥。因氣滯加青皮。木香。食滯加查炭。枳實。

身重——加茯苓。蠶沙。木防己。赤芍。

腹重——加木香。梹榔。桔梗。

溺澀——加木通。茆根。四苓。

嘔吐——加陳松蘿。石蓮肉。虛者加生山藥。人參。

噤口不食——加石菖蒲。牛膝。

滑利不禁——加赤石脂。乾薑。

咽乾口燥——加麥冬。茯神。栝樓根。

瘧後痢——加柴胡。赤芍。青蒿。

產後痢——加甘草。阿膠。當歸。白芍

正瘧與類瘧

張伯臾

瘧疾內經稱之痎瘧。其論得病之原。曰夏傷於暑。秋必痎瘧。治法詳於針刺。忽於藥劑。蓋上古治病重針灸。非獨於瘧然也。瘧發有遲早之不同。有日日發。間日發。三日發者。因而別其名曰每日瘧間日瘧三陰瘧。發病之時期雖不同。病狀則相差無幾。初起均先惡寒戰慄。面唇慘白。二三時後即轉壯熱口渴。繼則汗出熱退。本病之特徵。熱退後病者自覺爽然若失。飲食起居多能恢復常態。自以為病已愈也。然及期寒熱又起。一如前狀。始知已患瘧疾也。醫家治法。歷來多宗仲聖傷寒論小柴胡湯。考小柴胡湯為治少陽病寒熱往來之主方。少陽屬半表半裏。今正瘧之病原。亦因夏受暑濕。不即發病。蘊藏於內。及秋涼邪外觸。遂致發病。以其蘊邪亦在半表半裏。故治以小柴胡湯。實為對症良方。都能獲效。惟臨症之時。尚須考察兼症及體氣虛實。如兼表症而乏汗者。本方內當加疏表發汗之品。如豆豉荆防羌葛等。量加一二味。蓋瘧邪都由太陽陽明而來。仍當驅使從原路而去。此先哲所謂瘧疾無汗者。當使汗出而愈之法也。又謂汗多者當使汗少而愈。則兼風多汗之瘧。參用桂枝湯於小柴胡之法也。瘧疾初發。或體氣充實。邪濕鴟盛。苔膩脈弦實。小柴胡中參棗之壅補。必宜除去。否則邪濕壅塞。膈中煩躁不安。釀成實實之變。瘧疾數發之後。或秉體素弱。邪氣漸從表解。苔薄脈弦小。則參棗之補正。自不宜少。蓋斯時病者正氣已虛。瘧邪留戀。若不參扶正。邪安能達。此則當用小柴胡全方以取效者也。至間日瘧之熱重苔黃脈實者。壯熱汗多體疼。必處桂枝白虎湯。方能獲效。惟三陰瘧爲瘧疾中之最重最難愈者。蓋瘧邪深入。已在三陰之經。故和解之中。當參溫經達邪之品。偏於熱者。可用鱉甲等以搜清之。此乃正瘧之大概也。

但逢秋後。類瘧疫瘧最爲流行。尤以鄉間爲甚。類瘧之症。寒熱如瘧。或微寒。或微熱。但不能如瘧分清。脈滯不爽。舌苔厚膩。脘痞渴悶煩寃。身熱甚於午後。入暮更劇。天明得汗。熱勢稍緩。但不涼清。日日如是。最難速愈。此乃症狀類瘧。而實非正瘧。病屬伏暑晚發。純粹時症也。決不可因病狀類瘧。而以瘧法治之。此則當宗先賢葉天士法。其要在據其現症。分別治之。初起宜用清宣泄化。而開氣機。氣分開。則新邪先解。伏氣隨透。更有不惡寒。但暮熱早涼。舌絳苔薄。脈形弦數。此乃邪熱鬱蒸血分。當用吳氏青蒿鱉甲湯。以清陰分之熱。疫瘧之症。寒熱往來。或一日二三次。或一次。而無定期。寒輕熱重。口渴有汗。脘悶嘔吐。煩躁。舌苔垢膩而黃。脈象糊數不清。病則漫延一方。長幼相染。症狀類同。此乃寒濕穢熱錯雜之邪。盤踞膜原。治宜仿疫病例。宣透膜原。佐以攻逐。以又可達原飲法加減。最爲有效。然本症亦極纏綿。更有化熱劫津神糊之變。至若救逆之法。與溫熱病壞症同。

又方書論瘧名目尚多。更有暑瘧、風瘧、濕瘧、寒瘧、温瘧、癉瘧、瘴瘧、牝瘧、食瘧、痰瘧、鬼瘧、虛瘧、勞瘧、以及瘧母等等。其實以上諸瘧。不必另立名目。均納之於正瘧類瘧二門可也。試析言其理。如寒瘧牝瘧乃瘧之偏於寒重者。虛瘧勞瘧。乃瘧之兼虛兼勞者。痰瘧食瘧。不過瘧疾中之夾痰夾食者耳。瘧母因治不得法。經久瘧邪凝結僻處。脇腹有塊。乃屬瘧之變症。以上諸瘧。均係正瘧之兼症夾症變症。納之正瘧範圍。誰曰不宜。暑瘧、風瘧、温瘧、濕瘧、瘴瘧、乃以其所感之邪名其瘧。乃時症之類。入之類瘧可也。可疑者。癉瘧見證頗似陰虛內熱。初起卽宜甘寒生津。更覺與瘧無涉。至因瘧發時恐怖多夢。而遂名曰鬼瘧。治以符咒。際茲科學昌明之日。實覺荒唐無倫。此二者不當以瘧名之者也。

總之正瘧與類瘧。病原旣不相同。治法亦不得相渾。正瘧與類瘧之分。猶西醫傷寒有正副之別也。惟西醫書祇有正瘧。而無類瘧。其診斷瘧疾也。間須於病者血液中查出瘧疾原虫。始得稱之爲瘧。故瘧病門中。祇有每日瘧。間日瘧。三日瘧。及惡性瘧疾之分。因其病名嚴格限定。不以類似之症羼入。故學者極易鑒別。吾國醫如須改進者。亦應以寒熱分清而有定時之正瘧。以外其他一切類瘧等等。均收入時症門中。庶乎眉目一清。而免誤治之過矣。鄙見如斯。未識有當否。尚希同道有以政之。

■瘧疾病理之中西觀

陳桐侯

瘧疾病理。根據西說。謂係瘧蟲作祟。瘧蟲入人血中。卽據赤血球爲巢穴。生長發育。及時分裂。能破壞其所寄生之舊赤血球。再入新赤血球中。逐漸繁殖。生生不息。是爲無性生殖。瘧蟲分裂時期。每日或間日不等。通常隔四十八小時分裂一次者爲間日瘧。七十二小時分裂者爲三日瘧。凡遇分裂之時。能使人體溫度上升。始則末梢動脈收縮。皮膚之血量大減。故灑然毛髮起立而作寒慄。繼則血管漸張。蒸然發熱。終則末梢動脈大張。汗出淋漓。溫熱排泄。病症乃失。此爲瘧疾寒熱之理。由瘧蟲爲祟。且能傳染他人。恆藉瘧蚊爲之媒介。蚊飲瘧者之血。幷瘧蟲而吸之。蟲入蚊身。能營有性生殖。以蟲在蚊身。即變雌雄體之二種生殖球。媾合而產卵。繁殖醜類。充滿蚊身。此種帶瘧之蚊。刺嚙人膚。瘧蟲即隨蚊之唾液移殖人血。由是感染而爲病。此西說之大略也。

內經論瘧與西說絕不相同。茲節錄經文瘧論篇如下。『夏傷於暑。熱氣盛。藏於皮膚之內。腸胃之外。此榮氣之所舍也。此令人汗空疏。腠理開。因得秋氣。汗出遇風。及得之以浴。水氣舍於皮膚之內。與衛氣併居。衛氣者。晝行於陽。夜行於陰。此氣得陽而外出。得陰而內薄。內外相薄。是以日作。帝曰。其間日而作者何也。岐伯曰。其氣之舍深。內薄於陰。陽氣獨發。陰邪內著。陰與陽爭。不得出。是以間日而作也。帝曰。其作日晏與日早者。何氣使然。岐伯曰。邪氣客於風府。循膂而下。衛氣一日一夜。大會於風府。其明日日下一節。故其作也晏。此先客於脊背也。每至於風府。則腠理開。腠理開。則邪氣入。邪氣入。則病作。以此日作稍益晏也。其出於風府。日下一節。二十五日。下至骶骨。二十六日。入於脊內。注於伏膂之脈。其氣上行。九日出於缺盆之中。其氣日高。故作日益早也。』

內經文字。不易明瞭。讀者往往穿鑿附會。根據本節經文。瘧疾病源爲風與水。則甚明顯。僅僅風與水。本不能傷人。風水所以舍於皮膚之內。則以夏傷於暑。故內經以四時爲本。春溫夏熱秋涼冬寒。此四時正氣之序。不致病人。若冬應寒而反熱。夏應熱而反涼。此為時令反常。感之者往往發病。故經曰冬不藏精。春必病溫。夏暑汗不出者。秋成風瘧。然冬令過寒。夏令過熱。氣候太過。亦能為病。故經又曰冬傷於寒。春必病溫。夏傷於暑。秋必痎瘧。夫夏令過熱。既非時令反常。何以亦能病瘧。瘧論篇所載。即為此問題之答案也。夏傷於暑。熱氣盛。何以藏於皮膚之內。腸胃之外。須知此非伏氣之說。照現代解剖所得之常識。皮膚之內腸胃之外。當是黏膜。熱氣藏於黏膜之內。豈非費解。內經之意。五臟六腑在軀體之內。而其氣則行於軀殼腠理之間。故有十二經脈之名。夏傷於暑。熱氣盛。毛孔大開。至秋令則奉收者少。故曰此令汗空疏。腠理開。秋令主收。因汗空疏不能收。人體抵抗力薄弱。則遇風及浴。皆可為病。夏令汗空本當開。故熱氣雖盛不為病。經謂暑當與汗俱出也。然傷暑太過。熱氣蒸於皮膚之內。腸胃之外。令人汗空疏。腠理開。至秋令當收。而玄府不閉。所謂逆夏氣則失其承制之道。無以奉收。所以遇風及浴則為病也。由此觀之。西醫以瘧蟲為瘧疾之病源。而內經則以風水為病源。用顯微鏡能照見瘧蟲。而不能窺見風水。然則根據科學判斷。瘧蟲之說固無可非也。上古科學本不發達。雖有病菌。不可得見。然二千年來國醫治病成績。往往不可思議。則又何耶。蓋國醫雖不知解剖。不識微菌為何物。其所根據者則為疾病之形能。形能之說。始於內經。古人以為人體當法天則地。天地運行不息。如環無端。於是知人身氣血亦循環運行。此就勢力以推測物質之結果。不期而與西籍血液循環之說吻合。衛氣晝行於陽。夜行於陰。亦是根據氣血循環之理。特是衛氣之循環。健體不能見。病時然後得見。故曰根據疾病之形能。風水之為病源。則根據四時六氣而來。有四時然後有六氣。吾人苟明白古人就勢力以推測物質。就疾病之形能以推測病理生理之變化。然後對於瘧疾病理之陰陽深淺。日早日晏之理。亦可觸類旁通矣。

瘧疾寒熱無論日作間日作均有定時。傷寒溫病由太陽傳入少陽。熱有弛張。形雖似瘧。而其實非瘧。西藥金鷄納霜可以治瘧。而不能治寒熱往來。傷寒論之小柴胡湯可以治少陽寒熱弛張。而普通瘧疾屬少陽者亦可治。但陰病則例外。瘧疾既有多種。治法均詳載醫籍。茲不贅述。惟吾儕深信內經學說。頗堪研究。根據西籍所載。微菌學說。即使鐵案如山。亦必與氣候有關。以一則病菌之生存。必値適應之機會。二則寒暖失常與調護不週。能削弱人體之抵抗力。內經所謂逆四時之氣。無以奉生長收藏也。準此則冬日室中之裝置熱水汀。與夏日之開放冷氣。均爲不合理的衞生。滬上公共場所。尤多是項設備。而時居夏令。一切冷飲若冰淇淋刨冰之類。充斥市場。內經言暑當予汗出。而今人一至暑令。則用種種方法。阻止出汗。殊可怪也。

泄瀉之種種

包繼舜

泄瀉。腸病也。腸何以病。風寒暑濕之邪外加。消化不良之因內起。而臟腑機構。亦有相維相繫之能。故其他各臟腑之病。及於腸者亦多病。此古人大法。入手雖分表裏三因。而扼其寒熱虛實。方不致內外蒙混。虛實倒置。投劑自多中肯。不憚詞費。縷析如次。

風瀉　內經云。春傷於風。夏生飧泄。此即因風致瀉之症也。其症自汗頭汗。惡風發熱。腸鳴腹痛。便瀉水穀。脈多浮弦。或見浮緩。兩關不調。舌苔薄白。治宜疎風解表。和中滲利。防風、荆芥、白朮、白芍、茯苓、陳皮、腹皮、六䊀、穀芽、荷葉之屬。風邪外出。腸不激盪。則瀉自止。

寒瀉 眞陽素虧。感受寒冷之氣。直中三陰之經。身不發熱。口不作渴。小溲清利。腹中綿痛。所下澄澈清冷。或完穀不化。若腸胃有熱。寒邪外來。內熱不得發泄。惡寒身痛。發熱口渴。則爲寒傷三陽經之熱瀉症。三陰寒瀉。脈必沉遲。右關沉遲。寒中太陰。左尺沉細。寒中少陰。左關沉弦。寒中厥陰。若身熱脈浮緊。寒傷太陽也。身熱脈浮弦。寒傷少陽也。身熱脈浮長。寒傷陽明也。三陰寒瀉。治宜溫中散寒。益火之源。以消陰霾。理中湯、四逆湯、眞武湯主之。寒傷三陽熱瀉症。先當解表散寒。倉廩湯加減。內熱口渴苦黃者。葛根黃芩黃連湯。若表解而裏未和者。但當利其小便。利小便。正所以實大便也。

暑瀉 夏秋之令。暑熱蘊蒸。感而成病。身熱煩悶。口渴喜涼。板齒乾焦。面垢多汗。腹痛利下。瀉出稠黏。小溲短赤。脈形濡數。或見沉滑。法當清涼滌暑。分利陰陽。滑石、甘草、青蒿、藿佩、扁衣、連翹、銀花炭、茯苓、通草、瓜犖、竹葉之類。無汗惡寒者。又宜五物香薷飲。解表和中。祛濕佳利。

熱瀉 熱淫所勝。濕火炎蒸。積熱之人。又中邪熱。暴注下迫。瀉出如射。肛門灼熱。腹痛且鳴。痛一陣。瀉一陣。瀉而不爽。非如食積泄瀉之瀉後卽鬆。脈多數疾。舌苔黃膩。或糙。溺赤濇。口必渴。治宜芩、連、石羔（煆）、甘草、茯苓、澤瀉、車前、木通之屬。經云。熱淫所勝。治以鹹寒。佐以苦甘。苦寒滌熱。以消腸炎。則瀉自止。

濕瀉 濕侵於脾。脾失健運。不克滲化。腸鳴水瀉。腹反不痛。身重且痛。胸悶泛嘔。脈多濡濇。或見浮緩。治宜祛濕滲利。胃苓湯加減。形寒身痛有表邪者。又宜敗毒散、羌活勝濕湯。以祛表而勝濕。

痰瀉 脾胃素弱。食飲不節。肥甘縱恣。或食後卽臥。或臨食粗嚥。磨化不及。遂成痰積。痰氣襲肺。氣逆痰咳。痰積下溜。乃爲痰瀉。脈多弦滑。胸腹迷悶。頭暈目眩。時而瀉。時而不瀉。或多或少。或下如白膠。如蛋白。腸中漉漉有聲。或如雷鳴。或兩脅攻刺作痛。治宜化痰理氣。氣行則痰自化。二陳平胃湯加木香、丁香爲主。脈滑實者導痰湯。有下症者可加大黃元明粉。通因通用。搗其窠囊。痰積廓清。繼用六君子、或補中益氣湯以調補脾胃。

食瀉　飲食自倍。膏粱縱口。損傷脾胃。運化乏權。嚥酸噯腐。胸脘痞悶。惡聞食臭。腹痛甚而不得瀉。得瀉則痛脹遂寬。脈氣口緊盛。或右關沉滑。初起宜保和丸。查曲平胃散。以消食化積。若腹有筋突起。或成坑成條者。則宜大小承氣湯。或萸黃丸。分寒熱下之。

脾虛泄瀉　脾陽素虛。健運無權。或飲食不節。勞傷脾胃。或大病之後。過服寒涼。損傷中氣。以致身弱畏冷。面色痿黃。手足清冷。四肢倦怠。不思納食。所下澄清。儼如鴨溏。腹中綿痛。小溲清長。脈緩怠近遲。法當扶土益火。火土合德。則中氣有權。宜仿理中成法。平調以四君子、參苓白朮散之類。

五更泄瀉　命火式微。不能生土。土氣薄弱。不能安穀。平旦陽生。眞陽不足。故每至五更而泄瀉也。瀉而腹痛。痛連腰背。臍冷膝冷。尺中微細。火不生土。腎氣丸主之。關尺皆輭。糞門墜脹。清氣下陷。脾腎俱虧者。五味子丸主之。或用補中益氣湯合四神丸加減。益氣扶土而益火源。提防鞏固。則瀉自止。

久瀉傷陰　泄瀉既久。脂液下滲。天熱傷陰。瀉下稠黏。小溲短濇。脈多細濇。或見細數。口乾舌光。五心煩熱。形瘦肉削。法當酸收甘緩。扶土斂中。烏梅、白芍、茯苓、白朮、淮山、石斛、訶子、粟殼、伏龍肝之類。

夫寒濕作瀉。祛寒燥濕。暑熱泄瀉。清化分利。虛寒泄瀉。溫補固濇。久瀉傷陰。斂陰救液。人多習知。第病延既久。勝復之氣。正反之治。往往出諸意外。此不特泄瀉然。一切病症。莫不皆然。經過臨床者。類能道其詳也。

心悸與失眠

賈省之

心悸與失眠。均屬虛弱疾病。主因則爲貧血而志火妄動。神經衰弱。症狀雖有參差。大要初無二致。昔人或責之痰。或責之水。或責之氣。或責之熱。實屬某種病之兼症。或發此病之副因。非所以論本病之主因也。故本文範圍稍加限制。

(ㄅ)悸與驚之辨　驚悸之候。或因怒傷肝氣。或因驚氣入膽。母虛令子亦虛。因而心血不足。或因遇事繁冗。思想過度。則心君爲之不寧。神明爲之不安也。

悸即怔忡也。心築築惕惕然。本無所驚而心自內動。不得安寧。無時而作者是也。驚者駭也。因外有所觸而卒動。甚有欲厥之狀。二者悸屬心而爲陰。驚屬肝而爲陽。皆血虛而心房無能主持。故心氣強者不易驚悸。易驚悸者。必肝膽心血之不足也。亦有清痰積飲。留於心胞胃口。此時不可固執爲心虛。宜參脈證而攻其究竟。雖有客邪。亦當知先本後標之義耳。

(ㄆ)血虛之治　心之所養者血也。心血一虛。神氣不守。陰氣內虧。虛火妄動。當補血而虛火自平。心悸自安。如產後失血。心悸無時者。養心湯或四物安神湯。

(ㄇ)兼氣虛之治　血虛氣衰。心中空虛。火氣內動。若傷寒三日。心中悸而煩者。小建中湯。少陰病四逆而悸者。四逆湯加桂苓。甚則心氣不定。五臟受損。悶悶不樂。忽忽善忘。心悸驚惕。千金定志丸或六君子湯加茯神、遠志。此從傷寒而論。經云。血氣者。心之神。則是陰陽氣血在心臟未始相離也。今失其陰。偏傾於陽。陽亦以失所承而散亂。故怔怔忡忡不能自安也。如是者當於心臟中補其不足之心血。以安其神氣。可服補心神效丸。不已則求其屬以衰之。此治雜病之概要。

（ㄈ）心悸而引起之症　心悸不已。神不寧靜。繼之而起者。多爲健忘。蓋健忘之原。血虛而榮衛留於下。久之不升。心腎不交。陰火亂其神明。精氣伏而不靈。治宜千金茯神湯。

（ㄅ）失眠與艱寐之辨　失眠與艱寐包括邪正二字。寐本乎陰。神其主也。神安則寐。神不安則不寐。其所以不安者。或邪氣之擾。或榮氣之虧。失眠爲無邪而眞陰不足。陰陽不交。通宵翻覆。絕不得眠。艱寐爲正虛邪擾。時寐時醒。去其邪而神自能安。

（ㄆ）心虛之治　無邪而失眠者。必榮氣不足。榮主血。血虛則無以養心。心虛則神不守舍。或驚惕。或恐畏。或若有所戀。或無因而偏多妄想。以致終夜不寐。當養榮養氣爲主。治此於神經衰弱者。常恆見之。養心湯、十全大補湯均可賜予。

（ㄏ）兼腎虛之治　失眠亦有心腎並虧者。因腎水不足。眞陰不升。而心火獨亢。不能上通於心。下行於腎。心氣不歸於腎。則失眠矣。應用熟地、山萸、以補腎。腎氣有根。自然上通於心。肉桂以補命門之火。腎氣既溫。相宛有權。則心氣下行。君火相得。自然上下合。心君臣合德矣。當用大補元劑。

（ㄈ）失眠而引起之症　失眠經久。痰火易擾。心神不寧。火熾痰鬱。不得疏散。每至五更。隨氣上升而發燥。先宜快脾解鬱。清痰降火治標。然後養血安神治本。次之則多思慮。蓋脾主思。心亦主思。血虛者思慮必過度。每多懊懷嗟吁。獨語書空。若有所失。晝則作事無緒。夜則輾轉疑懼。亟當補養。使心氣充足。而妄想減少。歸脾湯、天王補心丹主之。

心悸與失眠。既屬衰弱之佈露。則陰陽俱敗之人。必互相而起。有因心悸而失眠者。有因失眠而心悸者。有心悸與失眠併發者。治法不離乎養心神而安情志也。

■胃病

朱作三

胃病云者。涵義至泛。包括之病症至夥。胃爲消化之主要藏器。內經謂「脾胃者倉廩之官。五味出焉」又曰「胃爲水穀之海。飲食於胃。游溢精氣。上輸於脾」所以爲五藏六府之本。後天生命之大源也。當今之世。習尚繁縟。七情易感。六慾易傷。起居難合其宜。飲食不適其時。於是患胃病者日衆。稽其病因。古人云「亦由清痰食積鬱於中。七情九氣觸於內」而經曰「飲食勞倦則傷脾胃」故病類雖多。原因不一。而初時原發性者。不越二途。卽因精神感動、憂鬱、疲勞、或忿怒、及過食急食。烟酒無定度。飲食無定時。使胃受機械、溫熱、或化學之刺激而起。發生痞滿脹悶。胃脘疼痛。或嘔吐、或噯氣、或吞酸、或不能食。或大便難、或瀉利。或面黃之候。我國醫籍。向以氣化及原因以辨症候。初時類以消化不良狀態爲始。遷延不治。或另增其內外因。則成慢性諸症畢現。而今之學說。以實質部位爲標幟。考之急慢性胃炎。胃酸過多症。或至胃潰瘍症。均氣之有所阻實也。若至胃神經衰弱症。或老年胃癌。則陽之不振。夾虛者矣。故二者立論雖殊。歸途則一。症狀療法。近似無別也。

胃病普遍之症狀。厥以痞滿爲最。氣食痰濕之滯於胃者。清氣不得升。濁陰不得降。中焦因之痞塞不利。胸膺胃脘之部。有膨滿或壓重之感。而經曰「太陰所至爲痞膈中滿」。諸種胃病均常感之。痛係自覺症之最顯明者。氣鬱化火。濕鬱蒸痰。與夫食滯均足以妨礙升降之道路。使氣絡之不和而痛。作食後作痛者實症無疑。得食痛緩者兼虛之候。但「通者不痛。痛者不通」尤宜注意也。痛之部位始於中脘心窩部（劍突尖及臍中央）。胃炎痛在胃之全部而不劇。胃潰瘍發在食後半小時有極痛之點。如灼、如切、如嚙、如鑽。而常連及胸部背部及腹部。胃神經痛係精神刺激而起。與飲食無關。劇痛突作。痛處喜按。因壓迫則輕快。常以噯氣、矢氣、欠伸、嘔吐等。致三焦之氣分暢通。得以痛止。而老年胃癌患者。常作持續性之劇痛。並可觸知其癌腫瘍部。嘔吐係胃氣不得降之故。緣胃以通降爲和。不降則氣逆而上。嘔吐乃作。若食留於胃者。一時不能下達於腸。更非吐出不暢。但常因肝逆衝胃致之。昔人雖有嘔屬陽明。吐屬太陽。噦屬少陽爲言。然總屬之中焦。多緣肝木犯胃。或胃虛肝乘耳。吐物多含痰狀黏液。或夾食片。或混膽汁。通常多呈酸性。胃潰瘍者最痛時嘔吐暗赤成塊之血。胃癌者有時或吐咖啡狀褐色之血。惡液變化至盛。至於噯氣多由胃中氣滯欲得舒伸。吞酸類多痰火鬱中。瀉利則脾氣亦虛。不能運化。胃液缺乏之症類有之。面黃係胃氣不降致肝膽亦逆。濕熱不運。膽汁滲入組織而成。諸種胃病常見之也。

療治之法變化萬端。亦應審寒熱虛實。與夫痰食燥濕諸因。論治食滯者消導之。蘊痰者蠲化之。燥者潤降。濕者滲利。其有中寒者温之。中熱者清之。兼虛者補之。兼實者攻之。應用方劑既繁且複。如枳朮丸、二陳湯、平胃散、枳殼煎、左金丸、瀉心湯、越鞠丸、逍遙散、香砂六君丸、七味白朮散、補中益氣湯、治中丸等等。均通常習用。少有偏倚而可隨症增減者。顧若以此等藥物加以分析。不外五類。一曰消化之劑。具有酸性或鹼性或中性之藥品。足以補助胃腸間內容物溶解或糜化之作用。山查爲酸性。鷄內金爲弱鹼性。麥芽卽爲中性。二曰調整之劑。類有一種未曾明晰之作用。能使胃腸之機能得以調整。其範圍頗廣。如朮夏枳樸等均是。三曰芳香之劑。其氣芳香。嗅之可得。如木香沉香等。四曰辛辣之劑。其氣味皆勝。味之刺激尤甚。類從温性。如桂薑等。五曰苦味之劑。則有味而無氣。多從涼性。如黃連黃芩等。是三者藥物。其或氣或味。均足以直接或間接戟刺胃腸之粘膜。藉以引起其機能。發生變化。而得復常。以爲健胃劑焉。

藥療既如上述。顧吾人對於疾病。每以防患於未然爲要務。未病者。衛健其身。已病者。阻其進展。而攝生之法尙焉。是以避免精神與飲食之刺激爲主。通常厥宜精神愉快。起居有定時。疲勞應休息。多作有益之運動。勿暴飲暴食。而多進滋養類食品。爲是。胃病患者。日常飲食。除尙有食滯於胃。或正在嘔吐。或痛至劇烈時。應使之靜臥。而暫時停進食物者外。正餐以煑稀輭之米飯爲主。糜粥次之。每日宜有定時。採多餐少食法。使消化能力充分而攝取之營養。亦不至匱乏。食後務當休息。不可勞動。或思慮用腦。更有胃弱者或有胃下垂症者。食後當向右側靜臥數十分鐘爲宜。平時食鷄卵、牛乳、麥糊、藕粉作點。或視其能納。煑山藥粥、扁豆粥。更可補養胃氣。佐餐則動植物性食品。務必混合調度。總以物性之燥濕寒熱適宜爲是。但脂肪太重之猪肉。究宜少食。而常取牛羊獸肉。或鷄鴨鳥肉。爲最當。蔬菜則以新鮮爲佳。若含纖維素較多者。亦少食爲宜也。水菓類。只以蘋果橘子等。暫時少食。以作調節胃腸則可。至以夏季冷飲。絕不可進。刺激性者之香料酒類。如胡椒、蕃椒等辛辣之品。以及烟、酒、咖啡、酸類等。不宜食時爲多。要亦應隨其例。如胃酸過多急性胃炎等症。絕對禁止。而慢性胃炎及胃弱等症。常可飲少量葡萄酒類。及咖啡、茶、等以促胃機能之活動。或增分泌而助消化。更有進者。作飲食之調度時。尚有宜注意之點如次。一須富於營養。使各種營養素及生活素都得含有。通常情形下。蛋白質、澱粉質、脂肪質等。不可過偏。即有時如胃液分泌過多者。宜多食澱粉糖類。胃液分泌弱者。宜多食蛋白質。而酸過多者。常需適量脂肪性肉食。酸過少者。應多食澱粉質等等情形之外。只可常如調換增減。二須務必食以日常之品。與素所嗜好之物。絕對不可疑忌而不予。因胃病其轉慢性衰弱者。爲因常不在於病。而在於營養不足也。又須注意美味之品。俾使精神興奮。胃之分泌旺盛。足以促助消化。又當常加設想。增多食品種類。並常變換調理方法。亦使病者對於飲食發生快爽之精神。則消化機能。愈得佳良。三須注意病者特質。或疾病種類。而異其調度。前者如肉食則下利。鷄卵食之則胃覺不快。則宜減少或避免之。後者若因器質變化。或因心理作用。而缺乏食慾。如胃潰瘍患者。恐食後疼痛。而不欲食者。在調護者。應慰撫之。一方面更變食品之調理法及其狀態。以易其心理。更有一點吾人習慣。患胃病時。常以米粥肉汁等柔軟食物。容易消化。然或有不能適用者。例如胃弱者。反因米粥之黏稠性。害胃之運動。反至益弱。而胃肌弛緩者。更宜常以強靭食物。以促胃肌之活動能力。亦當加以注意者也。

◻脚氣病新方

馮端生

拜讀秦伯未先生中醫療養專刊導言。有屏浮言。戒高論。埋頭苦幹。將眞實不虛之療養法。開誠佈公。貢獻社會。又讀百忍先生脚氣病之療養。以及漱六先生重用肉桂能治衝心等語。作者因而有感。謹將臨床所得脚氣病之特效處方一則。貢獻社會。藉資研究。

甜多朮三錢五分　甘枸杞四錢　製首烏五錢　無灰米糠（夏布包）二兩四錢　上黃耆三錢五分　新會皮二錢　飯赤豆一兩二錢　紅棗十枚　潞黨參三錢五分　茯苓三錢五分　生大麥芽二兩四錢　鮮檸檬蘋菓各三大片後下

煎法。藥罐宜大。水量需多。用文火煎透。切弗焦枯。檸檬蘋菓後下。分頭二三煎。一日三次分服。

按以上處方為大劑補氣養血之品。即現代富於維他命之榮養劑也。本方對於脚氣病具特殊顯著之效率。統計歷年治療所得成績效率有百分之九十比例。初期衝心脚氣有百分之七十比例。而惡性衝心之比例。尚在研究統計中。蓋個人開業醫師內於臨床所得。究屬有限。且統計匪易。今有中醫療養院之創設。則患者入院治療。既可得多數醫師試驗。復可得精確詳明之統計。切盼吾道同志羣起指正。毋任歡迎。本方之效驗比率。決非憑空臆造。必藉多年之臨床經驗。然後得以證明確實無誤。但個人試驗。究屬孤陋私見。莫若處方公開。俾諸大醫師予以準確試驗。庶可證明。惟試驗本方確實效能之最堪注意者。尤須認明脚氣病之症候經過預後等。方能應手取驗。他如類症鑑別中之下痿症（即脊髓癆）每有誤認為脚氣病者。則非本方之所能奏效也。用將本病之原因及病理解剖症候診斷以及試驗法則等。擇要摘錄。以供探討。除在本刊第一期百忍先生已經將各種原因症候參明在先者。茲不復贅。特以未備之處。爰再補述於后。藉資實地研究。而免臨床診斷誤會。俾本方之效能。而得顯著準確也。

原因及病理解剖　本病原因。已見本刊第一期。如米中毒。缺乏維他命乙等是也。惟病理解剖。尚付闕如。夫本病衝心致死之因。多數醫籍文獻探討。俱謂缺乏維他命。心臟麻痹而死。考現代最新學說。凡脚氣衡心之死。固屬缺乏維他命。但病理解剖變化。乃係血管壁發生海綿樣體之附着物。各部血管壁之海綿樣體。隨病情而增進。致令血流壅塞不暢。血行障礙。窒息而死。爲醫者如能早期給以充分維他命治療。則血管壁海綿樣體立即可以消失。衡心症候亦隨之霍然而愈矣。

症候及診斷 本病自四月至十月爲發作期。貧苦階級患之者較多。病後及產婦續發者亦多。乾性脚氣無衡心症。惟麻木之遺患症候。輒有延綿長期性。濕性脚氣間有突然惡寒發熱之前驅症。第一日體溫達三十九度左右。第二日體溫大致稽留於三十八度左右。於是兩腿麻木開始。膝蓋腱反射消失。浮腫及脚氣諸候顯著而來。數日以後。體溫自動分利。而腹脹嘔吐胸悶氣急等候相繼頻仍。漸漸踏上脚氣衡心之階段。初期衡心症候。通常發現氣急胸悶欲絕等。迨至本期惡性衡心發作時。則氣急益甚。脈搏頻數。每日口唇週圍等處。約有數次發現青紫色者。不數秒鐘。轉瞬即退。此惡性衡心之特徵。預後險惡不良。

試驗法 試驗本方之效能。務須選擇兩個相等初期衡心脚氣之患者。以中西比較對像治療。甲以西藥注射維他命乙及內服米糠素等類藥品。乙以中藥本方按法煎服。兩者對像分別施治。則中藥本方效能非常顯著。作者曾經試用所得經驗。一服而氣急平。二服脈搏頻數胸悶嘔吐減。三服則衡心症候盡去。精神漸漸復原。食慾驟增。本方神效。往往不可思議。雖然作者經驗如此。但仍覺未敢妄斷自信。質之海內賢達。還望加以指正。

食餌之禁忌及選擇 關於白米製成之乾飯稀粥糕糰等。兩月以內絕對禁忌。完全以麥類等食品代之。他如新鮮水菓。尤不可缺。每日服蘋菓一只。檸檬冰糖水一大罐。（約兩磅）以代一日間之飲料。其他富有營養各種食品。希參閱本刊第一期脚氣病之療養法可也。

說各種以濕爲名之病

賀芸生

中國醫學。解說外感病理。多數依據風、寒、暑、濕、燥、火六淫之邪。關於濕字者更夥。茲就余之所知。分釋各病。蓋濕所云者。未必盡屬於濕。有多數之所謂濕者。乃一種代名詞而已。

夫濕乃重濁有質之邪。黏體難化之垢。居於胃府。較諸流質之水爲厚。吐出口外則又間或稱之爲痰。故雖有濕痰二字之分。而間有卽是同屬一體。至有泛濫於皮膚。竄走於經絡。灌注於膀胱。侵入於血分。流出於毛孔。上升於耳目者。亦皆名之曰濕。其實已非上言重濁之邪。黏體之垢。乃係身體上應當排除之廢料液體。而古時醫家無以名之。遂統稱之謂濕。此卽余之所謂代名詞也。

濕之來源。有從山嵐瘴氣。天雨濕蒸。遠行涉水。久臥濕地。常著汗衣濕衫。致濕氣侵入肌膚者。此外感之濕也。若膏粱之人。嗜食炙煿。或食生冷瓜菓甜膩之物過度。致脾陽不運而化濕者。此內生之濕也。外感者爲輕。內生者爲重。然其甚也。則外感之濕。必漸入於臟腑。內生之濕。必漸傳於經絡。至其證狀。在上則頭重目黃。鼻塞聲重。在中則痞悶不舒。在下則足脛跗腫。在經絡則日晡發熱。筋骨疼痛。腰痛不能轉側。四肢痿弱痠痛。在肌肉則腫滿。按肉如泥。在肢節則屈伸強硬。在隧道則重著不移。在膚則頑麻。在氣血則倦怠。在肺爲喘滿欬嗽。在脾爲痰涎腫脹。在肝爲脅滿㿗疝。在腎爲腰疼陰汗。入腑則腸鳴嘔吐淋濁。大便洩瀉。後重。小便秘濇黃赤。入臟則昏迷不省。直視無聲。治濕之法。以利脾清熱利小便爲主。用風藥可以勝濕。洩小便可以引濕。通大便可以逐濕。吐痰涎可以袪濕。在上者宜發汗。在裏在下者宜滲泄。裏虛者宜實脾。挾風者宜解肌。陽虛者宜補火。陰虛者宜壯水。濕而有熱者宜苦寒之劑。燥之濕而有寒者宜辛熱之劑。除之此皆古書之所云。而非余於此篇之所欲言也。余所欲言者列於左。

一、聚於胃腑之濕　此濕乃余意所認爲之眞濕。其他所謂之濕。卽非眞濕而僅以濕爲名之廢料液體也。此濕之來。卽所納之穀食。未曾消化所產之粘液。未及運用。留聚於胃。無病之時。猶能新陳代謝。偶受感冒抑鬱。則積阻不去。輕則欬嗽痰多。胸悶納減。卽濕阻症也。重則氣機窒塞。蘊釀發熱。卽濕温症也

二、浮腫病之濕　此所謂濕。卽非上條所言粘體之垢。而是流體之水。由於腎之不能蒸化。脾之不能運行。肺之不能宣暢。三焦之不能流輸。因而泛濫於皮膚。乃成浮腫之病。而醫者之解說病理。亦稱之謂濕。其實此所謂濕者。已是應當排除的廢料液體之代名詞矣。

三、絡痛病之濕　絡之所以痛。是因氣血不和。流行不暢。由於曾受風寒之刺激。或血液成分之不潔。凝聚遲緩。而醫者之解說病理。亦稱之謂濕。其實此所謂濕者。亦非粘體之垢。而是血絡病之代名詞也。

四、小便病之濕　小便或短赤。或刺痛。或不爽。或不潔。而醫者亦云之由於濕熱。其實此乃膀胱與尿道本能失常。或本體有所變化也。是以此所謂濕者。亦非粘體之垢。而以之爲代名詞也。

五、顆瘡症之濕　或有體發細小顆瘡。此乃血分中有不潔之液體。之所不需。則排之於體外。發成細小之顆瘡。而醫者之解說病理。亦稱之謂濕。其實此所謂濕者。亦非粘體之垢。而是血分中不潔液之代名詞也。

六、汗液體之濕 或有足指足底發生水泡。或出汗體之液。醫者之解說病理。亦稱之謂濕。其實此濕亦非粘體之垢。乃是皮膚間應排除之水體。僅以濕字爲代名詞也。

七、耳目垢之濕 耳中多垢。目中多眵。醫者之解說病理亦稱之謂濕。其實此所謂濕者。亦非粘體之垢。是耳目腔中應排除之廢料液體。乃以濕字爲代名詞也。

諸如此類。不勝枚舉。若概認濕爲不謬。則濕字雖同。而濕之體不一。若拘認粘體之垢方爲濕。則其他各症之所謂濕。必係用之爲代名詞。常人或云小便之能轉赤顆瘡之能發出水泡。脚汗之能透達。耳目垢之能多見。皆是濕之去路。雖患之而不必治之。若以敷藥塗治。卽是閉塞出路。必患他病。事誠有之。然余則以爲此非閉塞濕之去路。乃是閉塞應排除的廢料液體之路。去之則佳。留之則病。是以余又有濕字除胃府中粘體之垢。外其他所云之濕。卽是一切應排除的廢料液體之代名詞也。但愚者之見。不識智者以爲何如耳。

■如何消痰

陳慰蒼

痰卽津液所化。氣血不順。脾胃失運。不能散精。則臟腑津液。釀成痰涎。從喉頭氣管內面之黏膜分泌而出。梗於喉中。由口唾出。其原因多由風寒濕熱之盛。七情飲食之鬱。以致氣逆液粘。釀成多量稀稠之痰濁。或吐咯上出。或凝滯胸膈。或留於腸胃。或發於筋絡。或阻於四肢。隨氣升降。遍身皆到。其所見之症。在肺爲喘爲欬。在胃爲泛漾。爲嘔吐。在心爲嘈雜。爲怔忡。在頭爲暈眩。在背爲冷。在胸爲痞。在脅爲脹。在腸爲瀉。在筋絡爲腫，在四肢爲痹。驟迷心竅者爲厥爲癲。變幻百端不可勝計。昔人所謂怪症多屬痰之爲患也。

所謂消痰云者。乃詳究原因之所而後求其適當之治療。風痰散之。寒痰溫之。熱痰清之。燥痰潤之。濕痰燥之。鬱痰開之。食痰消之。氣痰利之。驚痰平之。頑痰軟之。痰在胸膈者吐之。痰在腸胃者下之。若五臟虛而生痰者。則當滋補培養。前賢有「見痰休治痰」之說。以治必探本求源。而隨症立方耳。是故同屬消痰。則標本治療之方。決非一法所能統治。必研求其原因所在。然後施以對症之藥。庶不致南轅而北轍也。姑列數種於后。

（一）風痰　風痰者。謂因感風而生也。外感風邪。襲人肌表。束其內鬱之火。不得發泄。外邪傳裏相搏蒸薰而成。致見形寒身熱。頭痛暈眩。氣逆吐嗽。涎沫。脈象浮滑。治宜辛散解表爲主。然風有寒熱之分。風兼寒者。治當辛溫發表。辛以散其邪。溫以祛其寒。如防風丸。三拗湯合小半夏湯。均屬辛溫之治。適應於風寒乘表鬱裏之痰。若夫風挾熱者。則以辛涼解肌。邪雖在表。其性則熱。其治應汗。此非辛溫所宜。當以辛涼。是尚如參蘇飲。荆防甘桔湯。荆防瀉白散之屬是也。若風在肝經。則易躁怒。怒則動肝。肝動則亢陽上升。乃致頭痛面青。肢脅滿痛。或因風火相煽。於是腸胃失司。以致便秘溺澀。故其痰液多泡。是宜十味導痰湯。或二陳湯加白附子南星。或則千緡湯加大黃川芎、或川芎丸、祛風丸、導痰丸、水煑金花丸之類。均可酌用。

附方：防風丸：防風　川芎　天麻　甘草　硃砂

三拗湯：麻黃　杏仁　甘草

小半夏湯：半夏　生姜

參蘇飲：人參　紫蘇　葛根　前胡　半夏　枳殼　桔梗　陳皮　甘草

荊防甘桔湯：荊芥　防風　桔梗　甘草　薄荷

荊防瀉白散：荊芥　防風　地骨皮　桑白皮　甘草

十味導痰湯：半夏　南星　廣橘紅　枳實　赤苓　甘草　羌活　天麻　蠍尾

二陳湯加白附子南星：陳皮　半夏　茯苓　甘草　白附子　南星

川芎丸：川芎　薄荷　細辛　防風　桔梗　甘草

千緡湯加大黃川芎：半夏　皂莢　甘草　生姜　大黃　川芎

祛風丸：半夏麵　荊芥　槐角子　白礬　橘紅　硃砂

導痰丸：半夏　甘遂　百藥煎　全蠍　殭蠶

水煑金花丸：南星　半夏　天麻　雄黃　白麵

（二）寒痰　寒痰者謂感受寒涼而致也。痰色清冷。四肢不舉。骨節酸痹。氣結刺痛。是宜温中化痰丸。或温胃化痰丸。如其寒在腎經。頻欬頻出。痰出稀白。或間有黑點。脈沉面黑。小便急痛。心多恐怖。足冷而逆。是宜温化消解爲主。如桂苓丸加澤瀉車前。用以温化利水。或則妙應丸加胡椒丁香肉桂。或則胡椒理中丸加南星半夏。或二陳湯加乾姜肉桂。或姜桂丸。八味丸之屬。皆可選用。

附方：温中化痰丸：高良姜　青皮　乾姜　陳皮

温胃化痰丸：半夏　炮姜　陳皮　白朮

桂苓丸加澤瀉車前：肉桂　茯苓　澤瀉　車前

妙應丸加胡椒丁香肉桂：附子　蓽撥　破故紙　青皮　胡椒　丁香　肉桂

胡椒理中丸加南星半夏：胡椒　款冬花　甘草　蓽撥　高良姜　細辛　陳皮　乾姜　白朮　南星　半夏

二陳湯加乾姜肉桂：陳皮　半夏　茯苓　甘草　乾姜　肉桂

姜桂丸：半夏　官桂　南星

八味丸：熟地黃　肉桂　牡丹皮　澤瀉　茯苓　山萸肉　山藥　五味子

（三）熱痰　熱痰有因煩熱燥結而生。有因火鬱心經而致。前者由於熱鬱。津液受其煎煉。故痰色稠黃。頭面烘熱。喉閉咽乾。目赤眼爛。懊憹嘈雜。甚則神志不清。形成狂疾。是宜以清氣化痰丸清熱導痰湯等治之。後者脈多洪數。面赤唇燥。口乾心痛。時有煩熱或喜笑。形成癡疾。其痰堅而成塊。是宜小黃丸。二陳湯加黃芩黃連之瀉熱滌痰。或枇杷葉、枳實、竹茹、竹瀝、瓜蔞通草之屬。用以清化濕熱。或涼膈散加茯苓半夏下之。

附方：清氣化痰丸：半夏　陳皮　赤苓　黃芩　連翹　梔子　桔梗　甘草　薄荷　荊芥

清熱導痰湯：瓜蔞仁　黃芩　黃連　半夏　南星　陳皮　赤苓　桔梗　白朮　人參　枳實　甘草

小黃丸：南星　半夏　黃芩

二陳湯加黃連黃芩：陳皮　半夏　茯苓　甘草　黃連　黃芩

涼膈散加茯苓半夏：大黃　芒硝　連翹　山梔　甘草　黃芩　薄荷　竹葉　茯苓　半夏

（四）燥痰　燥痰謂因燥而生者。其原因乃由亢陽行役。時逢火令。燥熱之氣。干及嬌藏。為喘為欬。傷於腸胃。為痰為嗽。其病狀發熱唇焦。煩渴引飲。喘欬短息。時作時止。痰涎如線如珠。或如膠漆。吐咯難出。脈象洪數。現於左脈。燥在肺胃。現於右脈。燥在肝膽。是宜二母二陳湯。二母石膏湯之類。以清熱潤燥。降火滌痰為主。蓋熱清則火降。水分不易蒸發。則潤燥而痰自化。此乃治本之道。所謂燥者潤之之法也。如其痰濁蒙於肺經。則病狀為面白氣逆。喘促灑淅寒熱。時現愁悲不樂之象。其痰澀而難出。或如米粒粘亮而少。是宜利金湯去枳殼加葳蕤。利金丸。潤肺飲為主。或加桑葉菊花枇杷葉瓜蔞皮橄欖蘿蔔之屬。均可酌用。

附方：二母二陳湯：知母　貝母　半夏　茯苓　陳皮　甘草

二母石膏湯：知母　川貝母　石膏

利金湯去枳殼加葳蕤：桔梗　甘草　貝母　橘紅　葳蕤　茯苓　生姜　白蜜

利金丸：桔梗　甘草　貝母　橘紅　枳殼　茯苓　生姜　白蜜

潤肺飲：人參　厚朴　半夏　官桂　杏仁　川芎　當歸　白芍　生地黃

（五）濕痰　濕痰者。謂因濕而生也。夫濕為重濁有質之陰邪。有外受內生之別。其自外受者。曰「外濕痰」。乃由山嵐瘴氣。風雨霧露。或遠行涉水。或臥坐濕地。或著汗衣濕衫。或因空氣中水蒸氣飽和。汗液不得蒸發排洩。則濕氣侵入。與體中之水分交凝積聚。內經所謂「風雨襲陰之虛。病起於上而成積。清濕襲陰之虛。病生於下而生痰」是也。其顯著之症象。寒熱頭面目浮腫。身重而軟倦怠困弱。嘔吐噁心煩滿不飲。痰涎清碧。脈多浮大而滑。大凡身熱而脈浮大者。宜散風除濕。羌活勝濕湯主之。胸滿脈滑者。宜利濕化痰。二陳湯平胃散主之。其自內生者。曰「內濕痰」。膏粱之人。嗜食炙煿。或食生冷瓜果甜膩之物。致脾陽不運。而生濕濁。證見肢體沉重。嗜臥不收。腹脹食滯。面黃脈緩。其痰滑而易出。色白而多。是宜袪濕痰湯。二陳湯加枳朮。白朮丸之類。若濕痰積於脅下。隱隱作痛。每值陰雨。疼痛更甚者。輕則二陳湯加白芥子消之。重則控涎丹攻之。若濕痰痞塞。胸中不快。氣不宣通者。宜沉香化痰丸疏之。若肥虛多濕。粘痰膠固於中外動則喘滿眩暈者。是宜運痰丸主之。若夫濕薰蒸痰阻竅。神呆語蹇者、宜主開鬱。如藿香、鬱金、菖蒲、厚朴、半夏、佩蘭、遠志豆蔻枳殼之類佐之。總之治外濕痰。當以祛濕爲先。濕除則痰自消。治內濕痰。當以理脾爲務。脾運則痰自化。蓋其本源固有別也。

附方：羌活勝濕湯：羌活　獨活　防風　川芎　甘草　藁本

二陳湯：半夏　茯苓　陳皮　甘草

平胃散：蒼朮　厚朴　陳皮　甘草

祛濕痰湯：茯苓　胆星　半夏　羌活　獨活　當歸　黃芩　白朮　蒼朮　陳皮　薄荷　甘草　香附　防己　威靈仙

二陳湯加枳朮：半夏　茯苓　陳皮　枳殼　白朮

白朮丸：白朮　南星　半夏

二陳湯加白芥子：半夏　茯苓　陳皮　甘草　白芥子

控涎丹：甘遂　大戟　白芥子

沈香化痰丸：沈香　木香　半夏麴　黃連

運痰丸：沈香　木香　半夏麴　黃連　人參　白朮　茯苓　甘草

（六）鬱痰　鬱痰謂氣鬱生痰也。此因七情鬱結。肺氣凝滯。清陽不運。憂思氣結。悶鬱成痰。形如敗絮或若梅核。梗於咽喉。咯之不易出。嚥之則不下。胸悶飽脹。九竅閉澀。懊憹煩悶。太息頻頻。或氣逆不利。搖肩喘息。或泛漾嘔吐。臨臥不安。或腸胃不爽。飲食呆鈍。脈象沉滯。治當行氣解鬱。以二陳湯加香附。或清火豁痰丸主之。若夫寒鬱則當辛散。宜用香芎二陳湯。如爲熱鬱則當清解。宜用梔連二陳湯。更有肺經鬱痰者。則稠而粘。尤難咯出。皮毛焦枯。口乾咽燥。咳嗽喘促。面色如枯。是宜采用節齋化痰丸加膽星昆布療之。

附方：二陳湯加香附：半夏　茯苓　陳皮　甘草　香附

清火豁痰丸：大黃　白朮　枳實　陳皮　梔子　半夏　黃連　黃芩　南星　貝母　連翹　花粉　茯苓　神麯　白芥子　元明粉　青礞石　青黛　沈香　甘草

香芎二陳湯：半夏　茯苓　陳皮　甘草　香附　撫芎　白芥子

梔連二陳湯：半夏　茯苓　甘草　陳皮　川連　山梔

節齋化痰丸加胆星昆布：天門冬　黃芩　橘紅　海蛤粉　瓜蔞仁　芒硝　香附　桔梗　連翹　青黛

（七）驚痰　驚痰可分因驚駭而生痰及氣鬱而生驚二種。其由驚而生者。心驚則神不守舍。以致痰涎侵入。是宜除痰法中。佐以安神鎮攝之劑。如壽星丹、控涎丹加辰砂遠志之類治之。如其婦人產後。或月事未淨而行房。致驚氣乘虛而入。結爲痰塊。停於腹部。發則轉動跳躍。痛不可忍。宜用妙應丸加硃砂全蠍與之。若日久塊堅者。用妙應丸如穿山甲、鼈甲、玄胡索、蓬朮服之。以利爲度。若夫因痰而生驚者。亦有二種。一爲氣鬱生痰而驚悸不眠者。一爲痰感而驚者。均以鎮靜爲主。惟前者佐以行氣。方如四七湯加茯神遠志石菖蒲。後者佐以滌痰。方如加味定志丸之屬。細辨症治。則如響斯應。不難應手而瘳。

附方：壽星丹：南星　硃砂　琥珀

控涎丹加硃砂遠志：甘遂　大戟　白芥子　硃砂　遠志

妙應丸加硃砂全蠍：附子　蓽撥　破故紙　青皮　硃砂　全蠍

妙應丸加穿山甲鼈甲玄胡索蓬朮：附子　蓽撥　破故紙　青皮　穿山甲　鼈甲　玄胡索　蓬朮

四七湯加茯神石菖蒲：蘇葉　半夏　厚朴　赤苓　陳皮　枳實　南星　砂仁　神麴　青皮　蔻仁　檳榔　益智仁　茯神　石菖蒲

（八）食痰　食痰謂因食積而生也。大抵胃強能納。而脾弱不運。前食未消。後食隨進。於是停積成痰。每覺飽滿厭食。惡心嘔吐。口出臭惡之氣。或攻四肢肩背作楚。下遺大腸時瀉時止。或時吐痰。口中覺甘。或挾瘀血。遂成窠囊。治宜消食化痰。佐以利氣宣導。如導痰湯枳朴二陳湯三子養親湯或括蔞丸保和丸之屬。其甚者。或以滾湯丸下之。

附方：導痰湯：南星　橘紅　茯苓　半夏　甘草　枳實

枳朴二陳湯：枳實　厚朴　半夏　茯苓　陳皮　甘草

三子養親湯：蘇子　萊菔子　白芥子

括蔞丸：括蔞實　山查　半夏麴　神麴

保和丸：山查肉　半夏　橘紅　神麴　麥芽　茯苓　連翹殼　黃連　蘿蔔子

滾痰丸：青礞石　沈香　大黃　黃芩

（九）酒痰　酒痰謂因酒而生也。大都嗜飲太過。或酒後多飲茶水所致。蓋酒性熱毒最盛。或冷熱兼飲。日久遂傷胃脘。清陽不運。氣聚不流。致成濕濁之痰。飲食乏味。嘔吐酸水。或得酒吐食。每起醱酵。是宜瑞竹堂化痰丸。或以妙應丸加雄黃全蠍。或以葛花枳椇子等以解酒毒。並用通便劑以下之。

附方：瑞竹堂化痰丸：半夏　南星　生姜　白礬　皂角　青皮　陳皮　葛根　蘇子　神麴　麥芽　查肉　香附　杏仁

萊菔子

妙應丸加雄黃全蠍：附子 蓽撥 破故紙 青皮 雄黃 全蠍

（十）飲痰 飲痰者。水飲停積而生痰也。此證多由飲食不節。水漿不忌。胃雖能納。食不能運。肺不通調。停積於胃則成稀薄之液。狀若清水。內積則外不榮於肌表。故素豐漸瘦。由胃下流。水走腸間則瀝瀝有聲。心下胸脅支滿。四肢倦怠。嘔吐目眩。神疲懶言。脈見弦數。或雙弦。甚則沉伏。是宜理脾逐濕爲治。金匱云「病痰飲者。當以溫藥和之」又曰「心下有痰飲。胸脅支滿。目眩。苓桂朮甘湯主之。」蓋飲痰爲水寒凝結。法當溫中健脾。則氣化痰行。若投苦寒之劑。則反凝結不散矣。若短氣有微飲。當宗開支河法。從小便去之。如苓桂朮甘湯。腎氣丸主之。飲痰傷胃。嘔逆胸滿。則宜推廣蒼朴二陳湯治之。

附方：苓桂朮甘湯：茯苓 桂枝 白朮 甘草

腎氣丸：懷生地 澤瀉 茯苓 山藥 丹皮 山茱萸 附子 肉桂

推廣蒼朴二陳湯：熟半夏 陳皮 甘草 茯苓 熟蒼朮 厚朴

（十一）虛痰 凡氣分不足。精神困憊。以致津液凝濁。不生血而生痰。以脾肺腎三者爲尤甚。此證腹脅常熱。惟頭面手足。每當寅卯乍涼。是於脾虛之濕痰。宜健脾以運之。法主四君湯。參朮健脾丸。脾氣滯者。異功散加砂仁主之。中氣弱者。補中益氣湯主之。脾胃兼虛而挾濕者。脈多濡緩。痰多清稀。法主六君湯加炮姜。補中湯加茯苓半夏。如爲肺虛火痰。則宜清肺飲主之。若夫肝有積痰。與咯血結熱者。治宜補陰。當歸龍薈丸主之。如爲肝腎兩虛而痰中見血者。法主六味湯加烏鰂骨參三七。如爲腎陰虧耗。火動而痰生者。

法主百花膏。如相火爍痰而津涸者。法主滋陰清化丸。如腎陰衰弱。水泛爲痰者。法主薛氏八味丸。如不應。眞武湯與之。其由勞損而咳白痰。狀如蛋清。俗名白血者。宜補肺湯。此均藏虛生痰之種種治法也。大抵痰之由於虛者。其源不一。治亦不同。脾虛生痰則宜培脾以化其涎。肺虛生痰則宜保肺以滋其液。腎虛生痰則補腎而助其氣。化不生痰而生血。百病自除。

附方：四君湯：人參　白朮　茯苓　甘草

參朮健脾丸：人參　白朮　茯苓　陳皮　半夏　砂仁　厚朴　甘草

異功散加砂仁：人參　白朮　茯苓　甘草　陳皮　砂仁

補中益氣湯：黃耆　人參　甘草　歸身　橘紅　升麻　柴胡　白朮

六君湯加炮姜：人參　白朮　茯苓　甘草　半夏　陳皮　炮姜

補中湯加茯苓半夏：升麻　柴胡　歸身　蒼朮　麥芽　澤瀉　五味　甘草　黃耆　神麴　紅花　茯苓　半夏

清肺飲：白芍　人參　升麻　柴胡　甘草　天冬　麥冬　陳皮　黃芩　黃柏

當歸龍薈丸：全當歸　龍胆草　梔子仁　黃連　黃柏　黃芩　大黃　蘆薈　青黛　木香　麝香

六味湯加烏鰂骨參三七：地黃　桂心　芍藥　寒水石　黃芩　甘草　烏鰂骨　參三七

百花膏：百合　款冬花

滋陰清化丸：熟地黃　生地黃　天門冬　麥門冬　當歸　鼈甲　阿膠　白芍　茯苓　貝母　花粉　甘草
五味守　山藥

八味丸：熟地黃　肉桂　牡丹皮　澤瀉　茯苓　山茱萸肉　山藥　五味子

眞武湯：茯苓　芍藥　生姜　白朮　附子

補肺湯：五味子　乾姜　桂心　款冬花　麥冬　桑白皮　大棗

（十二）痰核　是因濕痰流注。竄入經絡。病在皮裏膜外。陡起如果實中核。故名痰核。而挾氣者。則名爲癭。不紅不腫。不硬不痛。亦不作膿。生頸項之間。推動軟滑。亦有生於手臂肩背者。大抵生於上體者。多兼風熱。生於下體者。多兼濕熱。其治宜分別述之。生於頸項者。宜痰核丸。消核丸。海帶丸之屬。或用白殭蠶大黃青黛南星各等分蜜丸噙化亦效。核在下頦者。用二陳湯加大黃酒炒柴胡桔梗連翹。咽喉結核腫痛頸項不得同轉。兩腋下有塊如石者。宜消解散。生於耳後連及項下三五成簇者。宜含化丹。項後疙瘩赤硬腫痛者。宜山藥膏。風痰鬱結而生核者。宜消風化痰湯。生於手臂肩背。微痛不紅者。宜二陳湯加黃芩連翹川芎角刺蒼朮。胸中胃脘至咽門窄狹如線而痛疼。手足俱有核如胡桃者。宜開氣消痰湯。酒後怒發。痰核生於腋下。腫痛潰膿。久不能瘥者。宜內托白蘞散。療之自愈。

附方：痰核丸：枳殼　大黃　斑蝥

消核丸：橘紅　赤苓　大黃　連翹　黃芩　山梔　半夏麴　玄參　牡蠣　花粉　桔梗　蔞仁　白殭蠶　甘草節

海帶丸：海帶　貝母　青皮　陳皮

二陳湯加柴胡桔梗連翹：半夏　茯苓　陳皮　甘草　柴胡　桔梗　連翹

消解散：南星　半夏　陳皮　枳實　桔梗　柴胡　前胡　黃連　連翹　赤芍　防風　獨活　蘇子　蓬莪茂　木通　白附子　蔓荊子　甘草

含化丹：大黃　胆星　殭蠶　青黛

山藥膏：山藥

中国近现代中医药期刊续编·第一辑

消風化痰湯：白附子 木通 南星 半夏 赤芍 連翹 天麻 殭蠶 天冬 桔梗 金銀花 蒼耳子 白芷 防風 羌活 皂角 全蠍 陳皮 甘草

二陳加黃芩連翹川芎角刺蒼朮：半夏 茯苓 陳皮 甘草 黃芩 連翹 川芎 角刺 蒼朮

開氣消痰湯：桔梗 香附 殭蠶 陳皮 雲苓 枳殼 前胡 半夏 枳實 羌活 荊芥 檳榔 射干 威靈仙 木香 甘草 生姜

內托白蘞散：白蘞 赤芍 當歸 連翹 黃芩 白芷 瓜蔞仁 川芎 花粉 乳香 防風 桔梗 柴胡 白蒺藜 甘草

綜上所述。可知痰之爲患與人身健康有密切之關係。務宜施法除之。但其如何治療。則當推究其源。心領神會。庶不致刻舟求劍耳。

▣本院及各部重要職員題名錄▣

董事長：潘仰堯
名譽院長：謝利恒
院長：秦伯未
醫務部主任：唐思義
藥劑部主任：王維新
出版部主任：院長兼
西院院長：院長兼
總院門診部主任：院長兼
西院門診部主任：邵鈺言
東區門診部主任：李樹秀
中區門診部主任：賈省之
西區門診部主任：包繼舜

學醫實習之途徑

獻給醫校同學及有志習醫者

▲須有充分之準備，歸納之方法．

▲力戒依樣葫蘆，不知取擇，流於浮泛．

當醫校三年級同學。將減少日常課程。而加增實習之最後階段。計其時日。在此一年之中。卽須從實習而完成其學業。其爲期之短促。過程之迅速。已成爲目前之最大問題。他姑不論。僅就個人之智能言之。以有限之腦力。受各科之灌輸。其應付之困難。進修之艱苦。每增有時而窮之慨。故當實習之時。若不以懇切誠摯之志向。繼續努力。勢必流於浮泛。習尙通套。依樣葫蘆。不知取擇。此風不戢。術斯下矣。因談實習之途徑。以助同學之精進。亦爲一般之借鏡。此日此時。總匯百川。導流入海。資前者之結束。爲後者之準備。着手之處。允推仲景傷寒六經之變化。金匱所載證治之分類。以及葉、薛、吳、諸氏所述温病之條例與治法。最爲切於實用。就平日之所得。爲短期之整理。務求簡要明辨。淸疎不紊。庶幾於臨診之時。心領神會。若與相應。蓋先有充分之準備。而後注意於實習。往往事半而功倍也。

余願以實習時之經驗。爲諸君告。凡出於名醫之門。每日求診者百餘人。呻吟擁擠。不堪久待。爲師長者。不得不敏捷應付。愈速愈妙。而學者執筆錄方。惟有埋首疾書。但求無誤。絕無檢討餘地。若是而言實習。其獲益殊覺膚淺。苟以忙碌之餘。游散逍遙。事過忘懷。必且並膚淺之益而不可得。是豈實習之眞意乎。此其一。不寧惟是。每日門診之方。其類似者十之六七。習焉旣久。大意疏忽。遂成通弊。由是半途自畫。不求精進。卽使隨從出診。亦不肯以靜細之心靈。爲深刻之硏摩。輕於着筆。草率了事。究其實在淺薄無源。此其二。關於以上二點。亟應矯正而痛改者。茲縷擧如次。

臨事匆忙。必待事後反覆考按。在晚上自修時間。就每日錄方底簿。爲之分門別類。合數人之力。以歸納方法。分工合作。於是前後比較。其相同者可以併合。其不同者。卽須推究。一病之中。先以見症分別治法。再以舌苔脈象而定加減。是故每一方中。卽一二味藥品之出入。其性味功能相等者。不足爲異。倘屬異性。其辨之易明者。亦不足爲奇。惟尋思而不得其解者。必當擇要請益。務期明了。觸類旁通。其獲益不止所問而已。更有進乎此者。診治一人之病。其纏綿而經久者。其症輕重無定。方藥因之而變化。不足爲異。倘病無變化。遷延不解。用藥由輕而重。以期勝病。果獲效驗者。亦不足爲奇。惟當重劑屢投之後。病情不增不減。又非藥不對症。忽然轉移目光。以退爲進。改投輕靈之劑。其效驗竟有出乎意外者。此雖用藥之伎巧。實賴醫者之心靈手敏。有以致之。是必於沉求默察之中。能意會而不能言傳也。葉天士爲清代名醫。其從師最多。足見醫術之精。得之於師傳者。自屬多數。惟能博采衆長。故有獨到之處。然學無根基。卽無定識。多師何益。徒增淆惑而已。深願有志之士。從實習之時。力圖精近。以鞏固其根基。以增強其定識。而後虛懷採訪各處。尋求擷諸家之精華。期發揮而光大也。

（黃文東）

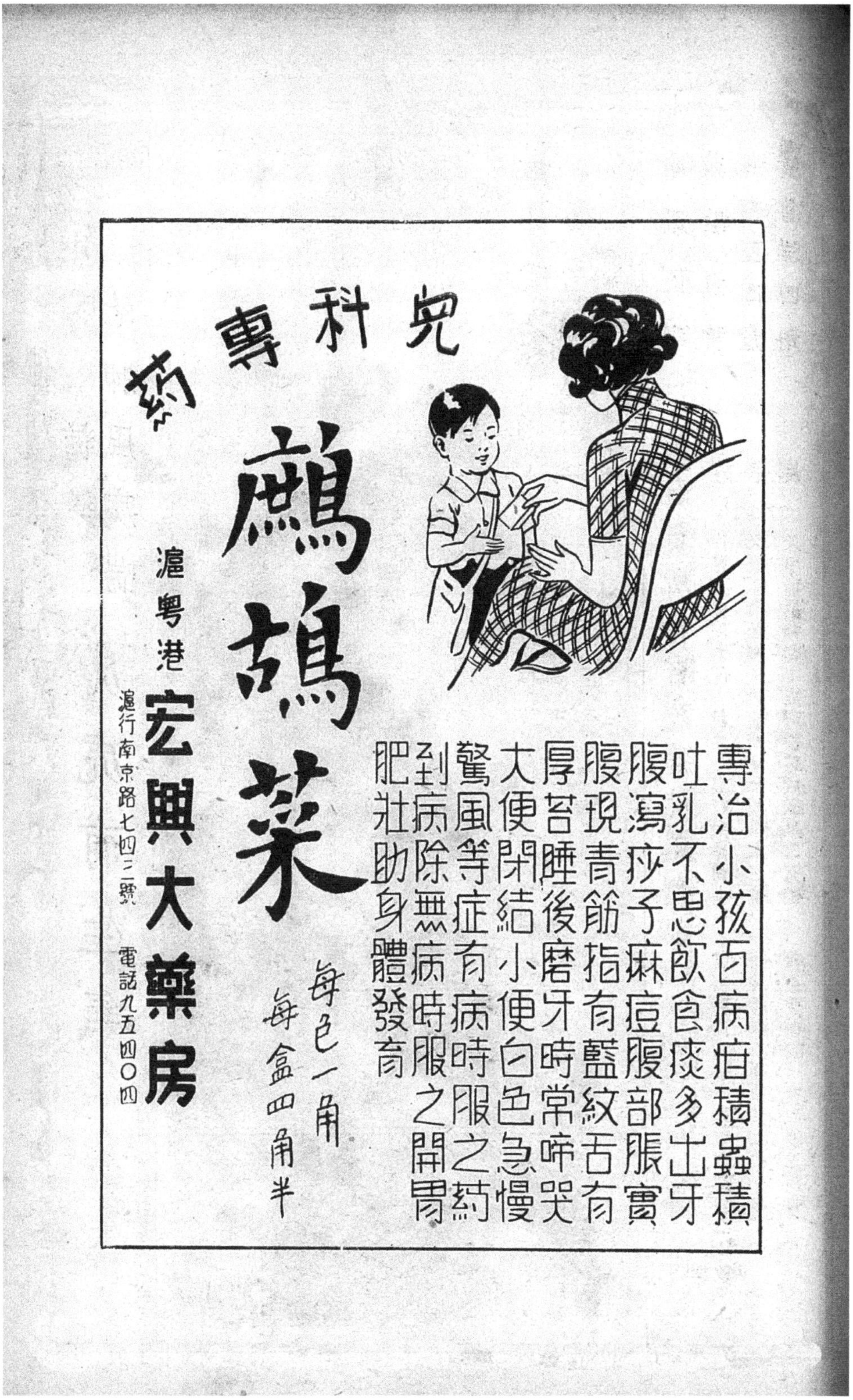
兒科專藥
鷓鴣菜
專治小孩百病疳積蟲積
吐乳不思飲食痰多出牙
腹瀉痧子麻痘腹部脹實
腹現青筋指有藍紋舌有
厚苔睡後磨牙時常啼哭
大便閉結小便白色急慢
驚風等症有病時服之藥
到病除無病時服之開胃
肥壯助身體發育
每包一角
每盒四角半
滬粵港
宏興大藥房
滬行南京路七四二號
電話九五四〇四

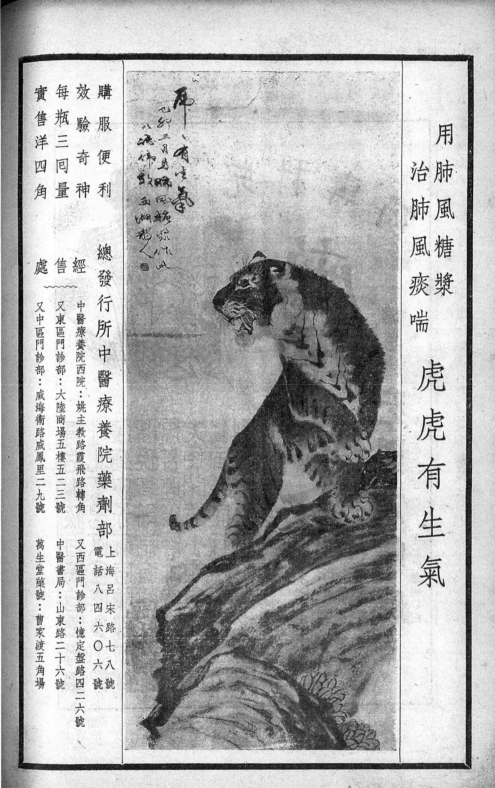

痧疹通論

董漱六

痧疹爲小兒流行時病之一。其原因於胎毒內蘊。必待適合病體之時氣誘而外發。非尋常之氣候所可透泄其毒素也。每逢春冬之交。天時失調。寒暖不常。小兒感受其氣。往往流行。痧疹沿門闔境。遍地皆是。此乃時令之氣候。適合痧毒之發洩也。細究痧疹之病灶在於肺胃。症治亦不脫乎二經。但有初中末時期之不同。而其病態則有相當之階段。用藥更有一定之程序。至若轉變各症。必有適當之救治。茲爲詳細說明。一一分析如下。然乎否乎。尚乞識者加以指示。是所榮幸。

（甲）痧疹症象之階段

初起時期 凡在痧疹未發之前。其所發現之症象。爲發熱惡寒。爲頭痛欬嗽。爲鼻流清涕。爲嘔吐乳食。爲腹痛泄瀉。初起頗與傷風傷寒症相類。而其不同之病狀。（一）眼胞浮腫。（二）目淚汪汪。（三）噴嚏頻作。（四）呵欠連連。除此四種特症之外。其尤爲顯著者。爲齦肉白腐。呈現水晶顆粒。甚則上下腭間。均爲波及。此痧疹之預兆。病之先機也。是以診察小兒之初。對於口腔咽喉等部。又須重加檢查。切勿忽視。聖人以「望」居四診之首。確具至理。

已出時期 發熱三日或五日。痧點逐漸露佈。先而頭面。次而胸背。再而四肢。但其最初見標。必有數粒發現於耳後及頸項等部。因其稀少隱約。不能引起大衆之注意也。惟發見痧疹顆粒。貴在分清顏色。妙在紅潤。尤以遍體透密者爲上。設或佈而不齊。則見胸悶煩擾。嘔吐腹痛諸症。此爲邪伏不達之象。一至邪氣盡泄。則熱毒自然畢露。輕則面紅目赤。口渴舌絳。重則神昏譫語。鼻衄齒血。再按痧疹之透齊。不在四肢與全身。而在頭面與鼻準。蓋頭爲諸陽之會。鼻爲肺臟之竅。苟全身透佈。而頭面鼻準寥若晨星者。此爲肺中伏毒未盡。不可認爲透齊。而早投清涼之劑。氣急鼻煽者有之。泄瀉內陷者亦有之。

收後時期　痧疹自初起發熱見點以至收沒。大約以三三如九日爲標準。少則七八日。多則十一二日。俟後熱退身涼。肌膚如常。並無若何痛苦。即有一二餘症。亦爲邪去正虛之衰弱病態。如神疲嗜臥。骨楚胃呆是也。倘若痧疹退後。欬嗽有增無減。胸痞腹脹如故。二便不調。脈數未靜。反有手足不溫。耳輪獨冷見象者。此乃痧毒未盡。又當繼續外發。或夾痘或夾痦或兼紫斑或兼痳痧。邪毒深伏。不易一次發盡。往往有發二三次。甚則五六次者。其因可分二種。（一）病者體氣薄弱。不克將其伏毒一齊透盡。（二）醫者失於宣散。痧毒未能悉數排泄。當此之時。審症之虛實。診病之輕重。再用宣達或補托。不可以病退而泛視之。

（乙）痧疹用藥之程序

宣肺達邪　痧疹初起發熱之際。首以宣肺達邪爲要。然在宣散劑中。又當辨明偏寒偏熱。而用辛溫辛涼之方。由於風熱者。治以辛涼爲主。薄荷、蟬衣、桔梗、桑葉、杏仁、連翹、山梔、枳殼、鬱金、雲苓、通草、西河柳之類。由於風寒者。治以辛溫爲法。荆芥、防風、葛根、升麻、半夏、梔皮、枳殼、鬱金、葱白之屬。甚則可用麻黃（紫萍代之亦可）芫荽作爲引導。若服藥之力量。又感不足。助以外洗之方。芫荽荆芥二味。酒水合煎。溫浴全體。宣疏腠理。佐其外達之能。溫暖肌肉。增加抵抗之力。煎時可在病人室內。密閉窗戶。使藥氣不與外界空氣接觸。俾病者呼吸之間。純爲藥氣出入。如此肺胃之伏毒。步步足以出清。痧疹自當逐漸增多矣。

清胃解毒　痧疹既已密佈。宣肺達邪之劑。暫可勿用。必以清胃解毒爲是。蓋表邪外散。熱毒必然內熾。病不在肺而在胃經。用藥不在宣肺而在清胃。但在清胃之中。又宜分明虛實。實者當以苦寒爲治。直清胃府實熱者也。藥如黃連、黃芩、連翹、銀花、石膏、知母、竹葉、竹茹、茅根、蘆根等味。腸有熱滯者。可加瓜蔞仁、郁李仁、大麻仁。甚則大黃、元明粉均可酌投。虛者當以甘寒爲法。養胃兼清邪熱者也。藥如洋參、石斛、麥冬、元參、知母、竹葉、銀花、甘草等味。毒甚者。加人中黃。口渴者。蘆根（去節）。代茶。鼻衄者。茅根（去心）啜飲。肺陰傷者。加沙參。心腎陰傷者。加生地。使熱清毒解。胃陰不受損傷。乃爲最上至妙之法。

涼血滌熱　肺主皮毛。胃主肌肉。痧毒出於肺胃。由血分而轉出氣分。倘氣分熱毒未清。常有移入血分之患。故痧疹至收後時期。顆粒依然鮮紅。毫無回謝之象。餘熱退而不盡。口渴如故。間或煩擾欬嗽。未平者。此爲痧毒未淨。轉入營分所致。治當一面涼血。一面瀉熱。俾餘邪悉除。不致有死灰復燃之弊。內服藥劑。如生地、白薇、青蒿、連翹、子芩、丹皮、赤芍之屬。寒熱如潮者。可加鱉血炒柴胡。便結者。加瓜蔞、杏仁。溲短者。加茯苓、通草。凡痧後餘熱。非與血分有關。卽當注意二便。蓋大腸與肺。小腸與心。膀胱與腎。均爲表裏臟腑。具有傳導排泄之作用。苟或二便中感覺失常者。卽係本病之焦點所在。明察及此。投劑自無不效。

（丙）痧疹轉變之救治

病中變症　痧疹之發。順者不藥自痊。逆者每多變症。如閉不出。出不透。出而復沒。沒而復出等。皆係痧疹之逆候。循因施治。亦能轉危爲安。茲姑不論。但求其增變之症象。擇要分說如下。

（一）氣急鼻煽　肺開竅於鼻。邪伏不達。稽留肺部。故而氣急鼻煽。咳嗽痰鳴。涕淚俱無。音嗄肢冷。一派肺閉見象。非由復感外邪。卽因初失宣解。法當宣肺豁痰。如麻黃、杏仁、芥子、射干、南星、桔梗等。若壯熱無汗。大渴引飲者。可用麻杏石甘湯法。去南星、芥子、重用石膏。並可加入蘆根。或由痧毒內陷。不克由表外達。而氣急鼻煽者。投治非專宣肺一法。足以勝任。必當麻黃葶藶合用。一面宣肺達邪。一面瀉肺降氣。表裏雙解。內外分消之法也。

（二）泄瀉稀水　夫痧疹透發期中。全賴氣血扶助托毒。故氣宜升不宜降。泄瀉一症。極爲禁忌。乃緣正氣下陷。有妨毒素之透泄。古人早有痧疹忌瀉之說。明矣。余謂痧疹見瀉。非純不相宜。當以時期定順逆。以病症決吉凶。簡言之。初起見泄瀉者爲逆。已出見泄瀉者爲順。詳言之。因泄瀉而痧疹不透。或出而復沒者爲凶。治宜升陽益氣。助其外發之能力。或泄瀉無礙痧疹之透泄。反有排洩毒素之能事者爲吉。治宜通腸利便。開其排毒之門路。豈可專以忌瀉一語。貽誤後生。惟此所謂之泄瀉症。乃指痧毒內陷者而言。治以升麻葛根。陽虛寒甚者。可用附子。按症佐以副藥。提其下陷之清氣。益其透達之機能。乃逆流挽舟之意也。

（三）吐衂齒血　痧疹本屬火候。吐衂齒血。亦屬火症。初起見之。確有分消熱毒之可能。已出見之。實有陷入血分之危險。萬不可當作一例以視之。蓋血以下流爲順。必藉氣火上升。方克逆道而出於清竅。經所謂血熱妄行是也。初起只宜降火下氣。無須大劑苦寒。遏抑其熱盛之勢。藥如桑葉、菊花、連翹、梔皮、杏仁、貝母、竹茹、茅花、（或茅根）若在痧出之後。法當涼血清熱。又非輕劑足以奏功。藥如生地、麥冬、元參、黃連、石膏、側柏、銀花、連翹、赤芍、牛膝。甚則犀角、（磨汁另冲）陳墨汁（磨）童便。作爲引導。倉卒間。童便不易選用。重以秋石代之。

（四）神昏譫語　痧疹中見此症象。大抵發現於已出時期。初起並不多覯。其原非熱毒逆傳心包。即係胃中熱滯交阻。仲景所謂胃家實是也。此外又有邪毒內閉。風寒外束。以致不得外泄。擾亂心神者。

治以宣散伏邪爲主。荊防麻豉。皆可酌症施用。未可純以苦寒泄熱之一法。概而治之。果因熱入心包者。則以清心泄熱爲法。方用鮮生地、黃連、竹葉、連翹、山梔、益元散（包）遠志菖蒲蓮子心之類。牛黃清心丸。安宮牛黃丸。研末另吞服。因胃熱挾滯者。則以清胃導腸爲務。方用大黃、瓜蔞、枳實、神麯、麻仁、郁李肉、銀花、連喬、甘草之屬。紫雪丹亦可用。胃經熱甚者。石膏蘆根加入前劑可也。

（五）手搐項强　痧疹由於胎毒。化風化火。均屬可能。風火相煽。熱毒內熾。薰灼筋脈。爲手搐。爲項強。病在乎肝。治用羚羊、天麻、菊花、天虫、蠍尾、茯神、鈎籐、龍齒、牡蠣等藥。潛肝陽以熄肝風。舒筋脈以安神魄。蓋風之生。本於血虛。肝之動。由於熱盛。先賢云。治風先治血。血行風自滅。信哉斯言。清血者。生地丹皮。瀉熱者。銀翹石膏。隨症投用。活變在人。今肆中所售之羚羊價值驚人。無力服之者。可重用生石决代之。痰多者。可用竹瀝冲服。胆星竺黃。審情酌與。

（六）舌卷囊縮　舌爲心苗。舌本乃爲心脾腎三經所繫。腎司二便。陰囊又爲厥陰脈路所過。故舌卷囊縮。關於心肝腎。具有莫大關係。一見此種症象。邪毒深入。病勢凶險可知。今爲背城借一之計。姑擬育陰清熱之法。藥如鮮生地、鮮石斛、元參、知母、連翹、銀花、川連、木通、石膏、竹葉、滋腎陰以平肝風。瀉心火以清胃熱。病至於此。生望極微。聖人不治已病治未病者。治病之先機也。朱子云。願未雨而綢繆。毋臨渴而掘井。二語亦示人防範於未然者也。

除以上六種嚴重變症之外。又有其他夾症之轉變。約分爲四。續述於后。

（一）痧夾痘　痧痘之源。純由胎毒。痧則發於肺胃。痘則出乎肝腎。痧則先氣後血。治之大抵偏涼。痘則先血後氣。治之大抵偏温。痧重色質。而以紅潤密佈爲貴。痘重形氣。而以漿足稀疎爲佳。苟痧痘並發本因雖同出一源。而其處治立方。稍有差異。當在初起未見標時。宜表解肌之法。乃爲不可缺少之步驟。藥如荊芥、防風、連翹、殭蠶、牛蒡、桔梗、蟬衣、西河柳等味。是爲第一要劑。俟痧痘分佈之後。則當辨其氣血。別其寒熱。氣虛者重在補氣。血弱者重在滋血。寒者主之以溫。熱者主之以涼。變通活法。存乎其人。例如痧倍於痘。而有一派血熱症象者。治當以痧爲主體。投用涼血清解之藥。如生地、連翹、丹皮、赤芍、銀花甘草等。倘若痘勝於痧。而有一派氣虛症象者。治當以痘爲目標。進以益氣宣透之劑。如當歸、黃芪、荊芥、防風、角刺、殭蠶、鬱金、蜂房等。如表邪已解。純至灌漿時期。荊防刪之。參朮益之。但培氣又當活血。丹參、紅花亦宜加用。此乃診治痧痘之正法。反言之。痧宜溫散。痘宜涼解者。亦常有之。不可泥讀古人痧宜涼痘宜溫之成句。一概而論之也。

（二）痧夾斑　痧毒自表而外達氣分。斑毒由裏而直入血分。痧宜辛涼解散。不可驟進苦寒。斑宜苦寒泄熱。又不可輕用表散。痧斑同爲熱毒之源。施治則略有區別。今痧斑並發。法當兩顧。爲宜一面辛涼解肌。以洩其壅塞之痧毒。一面苦寒泄熱。以平其炎炎之盛勢。方用豆豉（豆卷亦可）生地同打。或薄荷（牛蒡亦可）石斛合杵。助以銀花、連翹、升麻、石膏、竹葉、知母等味。不應可用犀角、大青、人中黃、烏元參。熱極則血紫成瘀。通血之藥。千萬不能缺少。歸尾、赤芍、丹皮、牛膝、荊芥、紅花之輩。酌症採用。熱毒熾盛。五臟均受消灼。故大劑寒涼藥中。必當兼顧各臟。如三黃湯。黃連涼心。黃芩清肺。黃柏瀉腎。三經合治。五臟並清。臟熱清則腑熱亦清矣。是故痧斑熱盛期中。常以此方爲主。如腸有熱滯錮結不化者。可重用大黃。勿以苦寒遏邪之說。不敢試用。

（三）痧夾瘖　痧由胎毒。瘖因濕熱。二症並發。治以宣肺化濕爲要。不可純用辛涼。更不可專用苦寒。要知濕爲粘膩之邪。熱爲薰蒸之氣。必用芳香之品。宣而化之。既不礙乎痧瘖之外發。又不妨於濕熱之運化。荊防薄荷以解表。藿佩苡仁以化濁。喬梔黃芩以清熱。芩瀉車前以利便。胸痞者樸花鬱金。腹脹者枳殼腹皮。毒甚者銀花甘草。濕重者茅朮厚樸。胃熱治以石斛。血熱主以生地。脾虛者治以白朮。氣弱者主以黨參。病有虛實寒熱之分。治有溫清攻補之異。司命者隨症加減可也。

（四）痧夾痹　痹痧者。喉痧是也。西醫謂之猩紅熱。以其形象類乎猩血而名之也。細究痹痧一候。分析言之。實屬二症。痹則由於君相之火。痧則由於肺胃之毒。一則只在局部。一則遍在全身。蓋時毒之氣。由口鼻而入。鼻通於肺。口通於胃。咽喉爲肺胃之門戶。皮膚肌肉。又爲肺胃所主司。先天胎毒蘊藏於裏。時令之氣誘引於外。發爲痧疹矣。若挾厥少之火。乘勢上炎。薰灼咽喉。輕則紅腫作痛。重則腐爛不堪。俗名爛喉痧是也。內經曰。一陰一陽結。謂之喉痹。一陰一陽者。即少陰少陽。君相二火合病之謂也。輕如薄荷、桔梗、甘草、銀花、連翹、赤芍、山豆根、板藍根、牛蒡、竹葉、或去薄荷牛蒡。加麻黃射干。重加生地、元參、麥冬、竹葉、石膏、黃連、連喬、銀花、人中黃、蘆根、甚則犀角西黃均可加入。馬勃、金籐、青果、卜英等。乃爲普通風火咽喉之藥。不足勝任大病。且除煎劑之外。又可助以外吹之末藥。紅腫者冰硼散或玉鑰匙。疼痛者錫類散。或中白散。腐爛者珠黃散。按本症初起之時。可獨用白蘿蔔汁。盡量灌飲。方雖平常。奏效頗捷。平時服之。亦能預防喉症。因其具有清熱化痰之作用耳。

痧後遺患　痧疹同後。體氣虛弱。或餘毒未淨。因循不治。均足釀成遺患。變爲他種疾病。當此之際。又須早爲設法。免致遷延。斵喪生命。茲擇主要之病症。再爲分述如左。

（一）痧後癆　痧疹退後。而獨身熱未淨。或乍涼乍熱。或朝減暮加。或越六七日復熱一次。或始終潮熱不退。同時髮焦膚槁。肌瘦如柴。納少便溏者。此爲精氣交傷。營衛不和所致。但亦有由於熱實者。或誤服辛温。毒未清解。或過服寒涼。毒未透淨。延綿不醫。均足製成痧癆。不可忽視。實者可用荊芥、防風、連翹、山梔、銀花、枳殼、鬱金、黃芩、茯苓、通草。解其未盡之餘毒。虛者可用白薇、青蒿、丹皮、赤芍、地骨子芩、生地、鱉甲、柴胡、秦艽。清其血中之餘熱。惟諸方中必宜挾入補脾養胃之品。脾陽虛弱者。參、朮、茯苓。胃陰不足者。生地、石斛。蓋脾胃爲後天之本。水穀之海。蒸化萬物。均賴於此。書曰。有胃氣則生。無胃氣則死。可謂至理明言矣。

（二）痧後疳　痧疹本由熱毒透發。周密。方能盡淨。否則餘毒內蘊。多致遺患。牙疳乃其一也。初起發現之症狀。爲面目浮腫。環口黧黑。或舌唇生瘡。臭穢難聞。甚則牙齦腐爛。顋穿齒落。更重則唇脫鼻壞。毒涎內收。或黑腐不脫。牙落無血。病勢暴疾。危險極多。論治首宜辛涼。次用苦寒。再用甘寒或鹹寒等法。辛涼如薄荷、桔梗、連翹、銀花、甘草、石膏、竹葉、茅根、苦寒如黃連、大黃、黃芩、黃柏、山梔、中黃、銀花、甘草、蘆根、甘寒如生地、石斛、元參、麥冬、連翹、竹葉、甘草、丹皮、赤芍、牛膝、鹹寒如犀角、生地、知母、黃柏（鹽水炒）銀花、中白、秋石、外吹之方。輕則中白散、馬鳴散、救苦散、均可用。重則赤霜散（即棗砒散）與之。此外另有一方。淨用經霜莧菜連根不拘多少。炙炭存性、研末、加冰片少許。吹患處。不論出血腐爛均效。

（三）痧後痢　痧毒本於肺胃。總以透齊爲佳。倘有一分餘毒。即是一分病根。首宜宣肺者。所以托邪也。次當清胃者。所以排泄毒素也。初失宣散。餘邪伏肺則成痧咳。或失清泄。胃毒未除。下流大腸。則成痧痢。久病之後。脾胃虛弱。健運乏力。加之口腹不慎。生冷雜進者。往往亦可變爲痧痢。茲以痧痢論治。由於熱毒而成者。治宜清解。藥如黃連、白芍、黃芩炭、銀花炭、連翹、山查炭、枳壳、腹皮、茯苓、澤瀉。由於脾虛傷食而成者。法當兩顧。藥如白朮、山藥、茯苓、扁豆、陳皮、木香、神粬、山查、枳實、檳榔。一以消毒飲加減。一以清中啓脾湯出入。治法各不相同。而其歸功則一也。

（四）痧後咳　痧後咳嗽不愈。由於肺邪未盡者。治以清肺為主。佐入化痰之品。如桑皮、杏仁、貝母、蔞皮、黃芩、旋覆、蘇梗、枇杷葉等。或因風寒外感者。治以疏散為先。如荆芥、防風、桔梗、杏仁、梔皮、竹茹等。或因恣啖生冷而停留水飲者。治以溫化為要。如蘇葉、（連梗）半夏、陳皮、茯苓、樸花、杏仁、枳壳、查肉、生姜等。甚則五味、乾姜亦可加入。若嗆咳氣喘。痰如白沫不能平臥者。葶藶、蘇子、萊菔、白芥、南星、尚可酌投。嘔吐者。可加吳萸。或因熱毒蘊結。成為肺癰而咳嗽者。其症必現胸膺隱痛。痰粘黃厚。或帶膿血。氣味腥臭。大便秘結等象。治當清解肺熱。兼排癰腫。如桑皮、瓜蔞、杏仁、苡仁、冬瓜子、桃仁、赤芍、皂角刺、黃芩、蘆根等。或因肺氣虛弱而乾咳無痰。胸脇引痛。咯紅吐血者。治當補益肺氣。兼通絡脈。如沙參、麥冬、元參、紫菀、杏仁、遠志、玉竹、百部、阿膠等。久咳不止者。加訶子肉、罌粟壳。此其大要也。

◻慢驚之鑑別與療法

錢今陽

驚風之名。不見載於古籍。迨至仲陽。始立斯名。而喻嘉言、程鳳雛諸氏。僉以驚風即病痙。同病而異名。陳飛霞從而有傷寒痙雜病致搐。併竭絕脫症。分為三則。以搐字概之。曰誤搐。曰類搐。曰非搐。其他各家。於急驚、慢驚、慢脾風三症。多有闡發。其所立言。各具卓識。舍從在乎學者。茲篇所述。以慢驚為範圍。聊供同道及病家之參攷而已。

慢驚與急驚之不同

吾人欲言慢驚。當先辨明急慢驚之不同。夫慢驚與急驚。雖同以驚名。但其虛實各異。寒熱相反。急驚症多屬實屬熱。實卽邪實。邪實則病發也暴。當其發時。形勢凶惡。倘藥不中病。行見險象環生。判其生死於頃刻之間。故治當從標。急投逐風鎭驚之劑。慢驚症多屬虛屬寒。虛乃正虛。正虛則病來也緩。及其旣成。日漸重篤。雖藥盡對症。難期立就坦途。起其沈疴於瀕危之中。故藥必治本。宜以溫中補脾之品。世有以二者相混。藥亦妄投。鮮有不僨事者。要知急驚峻利太過。勢必轉成慢驚。慢驚誤進寒涼。何異促其速斃。毫厘千里。豈容忽諸。故治驚須辨是急是慢。療法當明從標從本。若是則隨症施治。未有不確中肯綮者也。

慢驚之原因與診斷

小兒形體未充。氣血不足。腠理不密。抵抗力弱。易受病侵。宜速就醫。倘不及早遏止病毒之蔓延。咸有轉變慢驚之可能。基此。驚風以小兒爲多。慢驚尤常成於病後。凡稟賦虛弱。脾虛肝盛。或因吐瀉之後失於調治。或飲食積滯。攻伐太過。或急驚作時。過服寒涼。或久痢久瘧。或痘後疹後。皆足致成本病。其成因雖有多端。而以脾虛爲其主因。蓋脾胃爲後天。吐能傷胃。瀉必損脾。藥過寒涼。以及病久失調。亦足戕及脾胃。脾藏虛寒。眞陽衰耗。脾旣傷而肺亦弱。肺弱則不能制木之妄動。元虛陽越。內生驚風。此則已由慢驚而進爲慢脾風矣。其症多見陰冷不足之狀。（慢驚與慢脾風之見症輕重不同。均詳於後。）脈息常現沉遲無力之象。先賢莊在田氏對本病（此處所稱慢驚包含慢脾風。）之診斷。約有數端。堪作臨床之指歸。摘錄如次。

1. 慢驚吐瀉。脾胃虛寒也。
2. 慢驚身冷。陽氣抑遏不出也。（服涼藥之後往往致此。）
3. 慢驚鼻孔煽動。眞陰失守。虛火爍肺也。

4. 慢驚面色青黃及白氣血兩虛也。
5. 慢驚口鼻中氣冷中寒也。
6. 慢驚大小便清白腎與大腸全無火也。
7. 慢驚昏睡露睛神氣不足也。
8. 慢驚手足抽掣血不行於四肢也。
9. 慢驚角弓反張血虛筋急也。
10. 慢驚乍熱乍涼陰血虛少陰陽錯亂也。
11. 慢驚汗出如洗陽虛而表不固也。
12. 慢驚手足瘈瘲血不足以養筋也。
13. 慢驚顖門下陷虛至極也。

上列諸證雖不全見但慢驚與慢脾風之症狀當不出此數條治療之時必也脈症相參確認虛實勿爲疑似之假象所惑變更用藥正常規律假象者何例如驚風有「搐」「搦」「掣」「顫」「反」「引」「竄」「視」八候爲急驚所應見慢驚亦見之倘治慢驚因而誤認屬實仍投金石腦麝諸品。則生望必絕可不懼哉。

慢驚慢脾風之證治

慢驚之候身無大熱眼合神緩睡臥露睛手足瘈瘲時作時止面色淡黃或青白相兼大便色綠成因既如前言治法當從溫補脾胃着手脾虛肝旺緩肝理脾湯鈎藤六君湯均爲相宜其有於上述症象以外復兼痰多者醒脾湯可投他若虛挾痰熱症見身熱心煩痰涎上泛氣粗不平者宜以清心滌痰湯先去其痰熱後再治其本此爲慢驚之偏於陽者故仍宜先治其標所謂慢驚爲半陰半陽症者即指此等症候而言若病延既久中氣益見虛憊病全歸脾而成脾風症見頭額汗多面唇青黯昏睡不醒四肢厥冷口鼻氣冷甚或噤口咬牙嘔吐清水此乃純陰無陽之症既無風之可逐復乏驚之可療肝脾虛於前心腎弱於後惟有溫中補脾暖胃回陽方用溫中補脾湯固眞湯寒極者逐寒蕩驚湯附子理中湯朮附

湯。搐甚者。蝎附散。急切圖之。尚慮不及。因循遷延。難見。回春世俗所謂慢驚難療者。即慢脾風。故慢驚病輕。慢脾風爲重也。兩者相較。病勢深淺。懸殊。所以急慢驚固有虛實寒熱之異。慢驚慢脾風亦因其輕重而應分別也。

■肺風

吳克潛

六氣列風爲首。風爲百病之長。風性善行而數變。國醫重視風之爲病。蓋有超越乎一切者。雖然人處氣交之中。無風則不能生存。設風而果能害人者。大地之上。人無噍類矣。風之害人固須視其爲如何風。更須視其爲如何人。兩者間之機緣適可相湊。而病乃以成。試言肺風則嬌嫩之肺。適逢時氣之風。遂爲造成此證之原因。此證以小兒爲多者。正以小兒肺臟獨嫩也。以春夏之期爲多者。正以皮毛當開泄之令。肺氣不固也。故小兒之肺無不嬌。有不受邪者。蓋愼防時氣之侵襲。壯年雖有受風而不致成病者。蓋肺體堅強。邪難展布。自亦消弭於無形。至不愼起居。不節飲食。縱在閉藏之令。有風即有邪。有邪即能侵襲於人體。一旦抵抗薄弱。病即蔓延無制。雖稚子壯年。俱不能免此。所以肺風一病。四時皆有。不論老幼。固宜先事預防者也。

五臟以肺獨居最高之位置。最與風氣相接觸。因吾人最需和風。賴肺以吸收清氣（養氣）也。肺於心相連屬。有此清氣而心運以健。君火以明。其本體既營此工具。故組織完全爲具有漲縮寬緊性質之小氣胞所成。胞中充盈清氣。體積即增。胞中呼出濁氣。體積即減。氣胞之間。滿佈孫絡（即微絲血管）與心臟來往之血脈相通。濁氣化清。氣濁血化清血。惟肺是賴。肺中有涎質分泌。以時所以使呼吸隨時調節。肺外有肋膜。中含清水。滋生有序。所以使肺體隨時潤澤。清肅之體。不染纖塵。一旦受有障礙。病可

中国近现代中医药期刊续编·第一辑

影響全身。至呼吸障礙之所由起。由於內傷不足。腎之攝納無權。不能吸氣下行。反上奔而爲喘者。則爲虛。由於外邪感受。肺之痰涎阻塞。不能通暢下行。反上奔而爲喘者。則爲實。是治肺病者。祇求能合乎肺之生理。使肺得遂其機能。即可以達痊愈之望。換言之。虛者使腎氣充實。肺氣得以清肅下行。實者使痰熱無阻。肺氣得以宣通舒暢。而諸恙自平矣。

肺臟之生理既明。肺風之病理有可得而言者矣。考肺風云者。一言其病源。一言其病狀也。前者謂受病於風。能受和風。即能受邪風。病於風中之有邪。邪入於肺而成也。後者謂呼吸急促。痰涎壅塞。甚者呼呼嗚響如風聲。俗所謂肺風痰喘者是也。淺者以爲肺中有風之爲患。其實乃肺中有邪之爲患也。蓋以肺中受邪。鬱而發熱。釀而化痰。左右上下。俱有阻塞之象。於是尋覓出路。或爲喘逆。或爲抽搐。或欲咳而艱難。或頭面汗出如蒸。此所謂風性善行而數變也。西醫所謂肺炎。由感冒傳染。其病由空氣中來。空氣流動而爲風。是言其病源爲風。要亦相合。至風中傳播病邪。種類繁多。蔓延最速。固不僅肺風而已。謂爲百病之長。誰曰不宜。

肺風初起。多似尋常之感冒。較有區別者。尋常之感冒或無熱。而此則必有熱。其熱度往往一再上升。愈上升則氣息益粗。欬嗽反艱。頭痛嘔心。亦均連帶引起。自初起至鼻煽痰喘。雖無定期。然大率在一星期左右。抵抗力較強者。肺體受患部分較少。大約延至一星期後而增劇。抵抗力較弱者。直入肺臟。最易受患部分亦較廣。不及四五日。已現極度之高熱。人事昏迷。抽搐並見矣。此證有輕有重。要視病者體質爲轉移。其人神經質者。肺癆質者。心臟病者。染之均不易痊愈。餘如先天不足。及後天有腸胃病之人。爲重。豫後亦欠佳。平素營養充足。及居處有良好之環境者爲輕。此證之熱型。與傷寒迥異。傷寒之熱型。上午為低。下午為高。病進則熱度增高。其一起一落。常有定序。病退則熱減之序亦然。而此證初則熱度銳進。不易低落。縱或因汗而減退。亦無一起一落之定序。至熱度極高之期。皮表常不覺其甚。而實際已超出華氏一百零五度。人既疲乏。其畏熱常欲手扶冷器。焉高熱持續至數小時乃至十數小時後。常有汗出。以頭上為獨多。汗出之後。其熱度往往突降。不及本度。（九十八度六）或祇達九十六度上下。此其兔起鶻落之情形。為本病之特徵。若在傷寒見此。當為亡陽之證。雖用參附龍牡。不能挽其脫。而在本證。未必可危。蓋熱降之後。不數小時內。仍可突升至百度以上。惟當高熱時。有心臟病患及神經質者。每多發現危象。汗多者亦難免有亡陽之慮也。此證汗不出則肺中鬱熱不得泄。熱侵神經而譫語咬牙抽搐。等證狀均為之引起。咳不爽則痰無出路。阻塞肺竅。而喉中呼呼。鼻息煽動。亦為應有之現象。重證肺氣閉塞。脈數無倫。往往逐漸陷於虛脫。輕者其熱旋升旋降。咳嗽鬆爽。雖險狀漸脫。然往往纏綿至旬餘。猶未全清。且小兒一經感染以後。觸發最易。每遇感冒。輒須謹慎。在老年人亦為可慮。至壯年人則豫後當較老弱為佳也。

◻小兒外敷治病談

茹十眉

貪甘怕苦。本屬人之常情。而尤以小兒為甚。余近年臨診。極多引用外敷治法。使病者直接可以減少服藥之量。而促其病之向愈。間接亦可免去小兒因怕苦不肯吃藥。父母順其情而延其病之流弊也。憶年前被邀往診一孫姓。驚搐頻作。面赤腹脹。便秘旬日。氣喘痰鳴之小孩。經數醫診斷。均不肯開方投藥。病家亦以其無望。墊以草薦。置之於地。據述又曾飲以單方服入必吐。余診後亦祇囑先用白鴿一只生剖其腹。納麝香分許於兒臍。將鴿剖處乘熱覆縛上。

觀數小時後之動靜。再行議方。及晚又邀往診。則云如法行之歷三小時後兒腹大鳴。得下糞穢甚多。腥臭難近。嗣卽抽掣不作。且能啼叫索乳矣。余繼投散藥。亦能稍服。卒服湯劑十餘帖而愈。此後余更注意外治亦可輔助服藥之不及。每瀏覽古今方書。必摘錄外治方法。以便參攷或試驗。良以古之治病。最初砭石。繼又鍼灸。又有湯熨。皆從外治。法雖爲近者內科醫士所不多採。究醫之目的爲愈病。不論其方法之爲如何也。茲謹列試用有效者若干則於下。深望同道能提倡而光大之。

□水瀉腹痛　小兒多食生冷。或露腹受寒。以致寒邪凝結。腸鳴腹脹。時復疼痛。所瀉皆澄澈淸冷。面色淡白。飲食懶進。甚則四肢厥冷。可用下法外敷。

吳萸八分　丁香五分　玉桂五分　熱五倍子三錢
乾薑八分。

共研細末。鷄蛋白調如小餅。縛臍上。

□防熱入腦　小兒發熱之原因雖多。最可慮者爲肢涼而頭腦獨熱。蓋熱不外散。則向上升。若不急治。熱一入腦。卽成世俗所謂驚風之狀態。如用下法則可引熱下行。急變可免。

甜杏仁三錢　桃仁三錢　生梔子四錢

研爛。燒酒。蛋白。乾麵同調勻。敷兩足心至足熱肢溫爲度。

□風寒咳嗽　小兒肺之組織最嫩。易爲風寒所乘。或喜啖生冷。以致寒邪傷肺。發爲咳嗽。痰多噴嚏流涕。鼻塞聲重。可用。

麻黃四分　細辛三分　薄荷三分　白芷五分
皂角針四分　升麻三分　芒硝一錢　石羔二錢
赤石脂二錢　白芥子四分　乾薑四分　玉桂三分
吳萸三分。　五味子三分

共研細末。每用置少許於無心膏藥中。貼背後第三節骨。卽肺俞穴。

□胸悶嘔吐　小兒食傷痰阻。胸悶嘔吐不止者。可用。

白芥子末
鷄蛋白和勻燉熱敷胸脘。

□久瀉綠糞 小兒久瀉綠糞。多因消化不良。脾不健運。再延必致精神疲乏。面黃懶食。結果或有慢脾之變。

連鬚葱二根　連皮薑三錢　黃丹一錢

先將葱薑搗爛。然後加入黃丹和勻。敷臍眼上。以布縛之。泄止後三日取去。

□急驚風症 小兒或感風寒。或積乳食。以致熱高昏悶。四肢搐搦。可用。

殭蠶三條　藤黃七分　青黛七分　川連一錢　全蠍三條

共研細末。水煎爲糊。置無心膏藥上。當中加冰片麝香各少許。趁熱貼兒臍上。少時腹響大便。驚象即退。膏藥過一日方揭去

□食積腹脹 小兒食積內傷。面黃肌肉消削。腹脹如鼓。心下痞硬或痛。

皮硝四錢　梔子二錢　桃仁三錢　葱根白六個　乾麵　蛋白　蜂蜜

先將上藥四味搗爛。調入乾麵蛋清蜂蜜。貼肚皮上。用布外縛。

□痰涎壅厥 小兒痰多。喉鳴氣喘。甚至突然厥去。宜用。

吳萸五錢

爲細末。醋調塗兩足心。能引痰下降。

□乾霍亂症 乾霍亂多起於夏秋之間。其狀欲嘔不得。欲瀉不能。腹痛如絞。指尖厥冷。

麝香五厘　母丁香一錢　桂心一錢　生香附一錢　硫黃三錢

共細末。每用一分五厘。重者加倍。先將煖臍膏藥烘透。再將藥末放在中間。即向兒臍貼上。

□帶下病治療集

衛景慶

一洗滌　二拴塞　三內服

帶下爲何如病乎。考內經經絡篇云。任脈爲病。男子內結七疝。女子帶下瘕聚。是可知帶下爲任脈病也。但任脈何以病。帶治之奈何。則在內經無所稽考。

是不可不徵之後世方書矣。茲節錄數說以資研究。

（一）金匱婦科雜病論曰婦人經水閉不利。臟堅癖不止中有乾血下白物礬石丸主之。按礬石丸者拴塞劑也。仲師以拴塞劑治療帶下是可知帶下屬陰部之病也。

（二）張景岳曰婦人淋帶。其因有六、一心旌搖動心火不靜而帶下者、一慾事過度滑泄不固而帶下者。一人事不暢精道逆而為濁為帶者、一濕熱下注而為濁帶者、一元氣虛而帶下者。一脾胃氣虛而下陷為帶者。據此而論則帶下之原因十之五由於性生活反常十之五由於濕熱下注體虛不攝。

（三）秦天一云帶下者由溼熱流注於帶脈而下濁液。故曰帶下。赤則屬熱。兼熱兼火治之白者屬濕兼虛兼痰治之。年久不止補脾腎升提。據秦氏之論。則帶下之病必屬有濕。治濕當辨寒熱。而年久不止。宜以扶正為主。此說與張氏之論。雖略有不同。但實互相發明。當兼觀而併參也。

（四）傅青主女科帶下篇曰。帶下之病。皆屬於濕。謂之帶者。以帶脈而名也。其脈通於任督。任督病。則帶脈無力難於維繫。凡脾氣之虛。肝氣之鬱。濕熱之侵。皆能致之。傅氏之說與上述秦說大略相同。但其治療之法。着重帶下之顏色。故篇中有白帶青帶黃帶黑帶赤帶五種證治。推其原意。諒因帶下之見證。既各不相同。自當分別施治。不容混淆。此醫者治病必當辨證之規矩也。

（五）程國彭醫學心悟云。帶下之症。方書以青黃赤黑白分屬五臟。各立藥方。其實不必拘泥。大抵此症不外脾虛有濕。脾氣旺則飲食之精華生氣血而不生帶。脾氣虛則五味之實秀不生氣血而生帶。予用異功散加扁豆苡仁山藥投之輒效。尚挾五色。則加本藏藥一二味足矣。程氏此論雖不免武斷。且有誤解傅氏見證論治之弊。但其治濕之法從脾氣着手而不專事分利。實有足多者。

（六）葉天士曰。濁膩膏淋曰下。最易損人津液。絡脈遂枯。況八脈隧道紆遠泛然。補劑藥力罔效。難經謂十二經屬通渠旋轉。循環無端。惟奇經如溝渠滿溢流入深河。不與十二經並行者也。樹根草皮。此症亦難奏效。須用血肉填補固澀。庶可希其獲效。據葉氏此論。則帶下之久。必從奇經論治。我人若合金匱及景岳之說觀之。則帶下當屬性病無疑。內經之所謂任脈者。殆指人身之生殖系統而言乎。

上舉六說。雖屬數家片斷之論。但於帶下之病理治療。殆已闡發無遺。我人於昔賢之垂訓。信本學理與經驗而言。原可無所用其懷疑。但在此科學時代西醫學者方譏中醫之說爲不合科學。則究竟上述之說。是否在科學上有其眞實之價值。會當再取西醫之說。以爲之比較反證。考西醫於帶下之病。全藉解剖之助。知爲陰部發炎。其所下粘液。卽因炎症分泌過旺所致。其爲病或爲外陰道炎。或爲子宮炎。或爲輸卵管炎。其原因有因性生活反常者。有因感染淋毒者。有因他病逗引者。在診斷方面。分爲急性慢性及頑固性三種。其所謂急性者。卽患部炎症嚴重灼熱搔癢。分泌物黃赤腥臭是也。其所謂慢性及頑固性者。由於急性牽延不治。所致患部炎症不顯。而分泌物依然多量。且發全身虛弱症狀是也。至其治療之法。則除原因療法外。以外治消毒防腐。及內服利尿排瘀劑爲主。對於急性炎症。則用冰囊或緩下劑。以助消炎。對於慢性及頑固性帶下。則取滋養強壯劑。以助體工自然療能。我人若取中西醫之議論比較觀察。則當不禁發生極大之興趣。蓋兩者研究之方式雖不同。而其認證治療之分界。竟宛然不謀而相合也。何以言之。西醫以解剖生理爲根據。取縱的方式論病。故一種病可分急性慢性及頑固性三種。中醫以病變之性質爲依據。取橫的方式論病。故不問何病。但分濕熱寒濕虛症。而治無不合。其所用之術語固各不相同。而其結果固無異致也。再如西醫外治以消毒防腐劑。我仲師之礬石丸亦不外此種之作用也。西醫內服利尿排瘀劑。我中醫亦嘗注重利濕之法矣。更若西醫於急性炎症。採用冰囊緩下。於慢性及頑固性帶下。採用滋養強壯。與中醫之於溼熱當用清化之法。與虛症當從奇經脾腎着手。其理亦有可通。然則中醫固不知解剖。而未嘗不能治病矣。中醫固不知科學。而未嘗見其不合科學也。昔賢之論。終當為我人所深信。但若我人即此而謂中醫已有完備之學理與治療。便可摒棄西說。則又不然。蓋中醫之徒重經驗與理想。究不若西醫之根據解剖實驗。更為切合事實也。不觀乎中醫論溼。終多抽象附會之談。若無西醫之研究。將何以明瞭為炎症之分泌物乎。中醫帶下拴塞劑。仲師早已發明。而今人極鮮應用。若不參看西醫書藉。將何以研究而利用之乎。是可知中醫決不能不究西說。而可自求進步也。世之抱殘守缺。泥古不化。而自稱保存國粹者。余適見其卑鄙愚陋而已。固何足道哉。茲再列論帶下治療方法於左。以資結束。

一、帶下洗滌方研究

帶下之原因。既屬陰部發炎。故外治之法。不外消炎消毒防腐收澀。但急性炎症（即濕熱性帶下）與慢性頑固性（即寒濕性或虛性帶下）之證狀各異。前者炎症嚴重。而致灼熱搔痒。帶下黃赤腥臭。故當消炎消毒防腐為主。後者炎症不顯。而分泌不減。故當防腐消毒收濇為主。考國產藥物中具此藥效之藥物頗多。但以古人已經試用。及藥效比較確實者選之。勉議二方。以備試驗。

一濕熱性帶下洗方

苦參　槐花　枯礬　蛇床子　生甘草

二慢性或頑固性帶下洗方

花椒　蒼朮　枯礬　蛇床子　生甘草

至於炎症嚴重灼熱赤腫。可於第一方中加用芒硝。炎症消退。陰戶陰寒。可於第二方中加用硫黃。是在用者之因證變通矣。

二、帶下栓塞方研究

病在外陰部。則洗滌之法。足以治療。若病在深部。則當採用栓塞劑。金匱蛇床子散礬石丸及儒門事親方以蛇床子枯白礬為坐藥。皆所以治子宮內部之病者也。但據金匱蛇床子散用法條。綿裹納之自然溫。儒門事親方用法條。綿裹納入陰戶。如熱極時再換。日一次。及金匱礬石丸用法條。但舉納藏中。劇者再納之觀之。則可知凡用蛇床子之坐藥兼有溫煖子宮之效。不用蛇床子而用礬石者則無之。考之本草蛇床子之藥性為苦溫。礬石之藥性為酸寒。則金匱蛇床子散與礬石丸之兩方。宛然已有急性與慢性或溼熱與寒濕之分劃。我人現當假定金匱之蛇床子散及儒門事親方。為治慢性或頑固性帶下之栓塞劑。金匱礬石丸方。為治濕熱性帶下之栓塞劑。更從而試驗之研究之擴充之。誰謂國醫帶下栓塞療法終不及西醫。我不信也。

一金匱蛇床子散　婦人陰寒。溫陰中坐藥。蛇床子散主之

蛇床子　右一味末之。以白粉少許。和合相得。如棗大。綿裹納之自然溫。

二金匱礬石丸　婦人經水閉而不利。臟堅癖不止。中有乾血。下白物。礬石丸主之。

礬石燒三分　杏仁一分　右二味末之。煉蜜丸棗核大。納臟中。劇者再納之。

三儒門事親方　治赤白帶下。月水不來。

蛇床子　枯白礬等分。為末。醋麵糊丸彈子大。胭脂為衣。綿裹納入陰戶。如熱極時。再換。日一次。

三、帶下內服方研究

帶下內服方劑。當以利尿排瘀爲其主要目的。在古今方藥中。莫如威喜丸爲最合理想。蓋該丸由茯苓澤瀉黃占三藥組合而成。實具化濁防腐利水排瘀之效。凡濕熱重者。合黃柏或熟軍等清利濕熱。寒濕重者。合蒼朮陳皮萆薢等溫化寒溼。赤帶血分有熱者。合歸尾赤芍丹皮等清其血。感染淋毒小便淋澀者。加滑石海金砂琥珀等解毒利竅。氣虛不攝精道滑脫者。合四君龍牡芡芍等補氣止帶。帶下之久氣血並虛者。合八珍十全或歸脾等補其氣血。奇經虧損者。合龜鹿阿膠杜仲輩溫補奇經。再如肝鬱者當舒肝。脾虛者當健脾。其間見證而投。固不遑一一枚舉。但屬帶下之症。殆無不可合威喜丸而用之。故余特別提出。以爲帶下內服之主方也。

半夏殞胎辯

唐思義

婦人妊娠。用藥宜辨。恐有礙於胎氣也。雖然有故無殞。內經早有明訓。有病則病氣當之。胎元固無與也。若姑息養奸。因循坐誤。吾知其愛之適以害之。然而大毒治病。十去其六。常毒治病。十去其七。小毒治病。十去其八。無毒治病。十去其九。據此毒藥施用之有限制。亦昭然若揭。惟時醫於胎前之用半夏。畏若蛇蝎。一似毫不可沾唇者。詎不知合於病機。則硝黃恆可生死人。違背病理。參耆亦足以殺生人。豈特胎前用藥爲然哉。是以片面禁止則可。一概禁絕則萬萬不可。茲爲揭開衆疑計。幷將半夏之產地性能述之如次。

禮記月令。五月半夏本品生。當夏之半。此半夏之所由名。產於湖北荊州爲最。其次湖南常德。日本產額亦不亞於中國。今藥肆所售。恐非純粹國產。其性辛溫而具小毒。燥濕化痰。乃其本能。降逆止嘔。亦擅特長。其在胃中。無何等作用。一入腸間。略能促進腸液之分泌。並與膵液化合。而被腸壁吸在血中。能刺激神經。使精神陡發。血液之循環增快。同時促進肺之呼吸作用。使痰濁便於咯出。故爲欬逆嘔吐之聖藥。本經主用傷寒寒熱。心下堅。胸脹欬逆。頭眩。咽喉腫痛。腸鳴下氣。止汗。別錄主用消心腹胸膈痰熱滿結。欬逆上氣。心下急痛堅痞。時氣嘔逆。消癰腫。療萎黃。悅澤面目。二經所主。並無殞胎之說。後世醫家。立論各歧。惟仲景實事求是。可得而論之。仲景於半夏一味。認爲主治痰食嘔吐。旁治心痛逆滿。咽中痛。欬悸。腹中雷鳴等症。

傷寒論大半夏湯證曰。嘔吐。小半夏湯證曰。嘔吐穀不下。小半夏加茯苓湯證曰。嘔吐。又云眩悸。半夏厚樸湯證曰。咽中如有炙臠。半夏瀉心湯證曰。嘔而腸鳴。生薑瀉心湯證曰。脇下有水氣。腹中雷鳴。甘草瀉心湯曰。腹中雷鳴。亦曰乾嘔。大小柴胡湯證。一曰嘔不止。一曰嘔欬。又曰心下悸。小青龍湯證曰。心下有水氣。乾嘔發熱而渴。葛根加半夏湯證曰。嘔。黃芩加半夏生薑湯證曰。乾嘔。越脾加半夏湯。苓甘薑味辛夏湯。一云痛。一云嘔。瓜蔞薤白半夏湯證云。心痛。黃連湯證云。欲嘔吐。附子粳米湯證云。腹中雷鳴切痛。小陷胸湯證云。結胸病正在心下。按之則痛。半夏苦酒湯證云。咽中傷生瘡。金匱甘遂半夏湯證云。續堅滿。半夏散證云。咽中痛。半夏乾薑散證云。乾嘔吐逆吐涎沫。半夏麻黃丸證云。心下悸。歷觀諸方主治痰飲嘔吐也明矣。倘妊娠而得嘔逆。痰涎。心下痞悶之證。將不敢用半夏。而一任胎氣因嘔逆上衝而振盪不安乎。抑權用之而使其風平浪靜乎。孰是孰非。稍具臨床經驗者。類能辨之。且金匱妊娠嘔吐不止。並出乾薑人參半夏丸之治法乎。

試更進言之。半夏之所以礙胎。以其有毒也。則仲景云婦人懷妊六七月。脈弦發熱。其胎愈脹。腹痛惡寒。少腹如扇。所以然者。子臟開故也。當以附子湯溫之。方雖未見。以意推之。名其湯爲附子。則附子自在必用之例。而以附子之毒什百倍於半夏。先哲猶毅然用之。何今人臨病躊躇。獨斤斤於半夏乎。或以其辛燥而礙胎。則仲景云婦人懷姙腹中疞痛。當歸芍藥散主之。內有川芎一味。其雄烈辛竄。豈半夏所能望其項背。而仲景抱有是證用是藥之主義。所以大膽用之。而今人心粗膽小。獨狐疑於半夏何也。

余於中醫療養院主持醫務。每遇胎前惡阻而挾痰者。往往於舒暢氣機和胃悅脾方中。羼入半夏一二錢。以其化痰開痞有特效。且歷試不造禍。而反邀病勢之減退者。審之詳而辨之確也。淮南子云。所以貴扁鵲者。知病之所生也。倘能對病發藥。則一二錢之半夏。更何礙於胎事。此眞實經過。非海市蜃樓可比也。銘諸心而鐫諸腦。欲發於外者。亦非一日。乘診餘之暇。走筆書此。願與同道一斟酌之。

◻論諸種瘡瘍之症候及治療法

張贊臣

瘡瘍雖爲局部病。然人身氣脈一貫。局部每關於全身。除紅腫潰脹等瘡部變化外。常現各種之症象。又不可不知也。茲略論之。

（1）痛癢麻木　痛癢麻木。俱由知覺神經不能行使職權。西醫稱各種瘡瘍爲炎。中醫則謂諸痛癢瘡瘍皆屬心火。中西學說。理實一貫。夫火之爲物。能消爍萬物。殘敗百類。故人之肌膚。附近火灼則爲瘡。若肉近火則痛。微遠則癢。此火之用也。或有癢痛如鍼尖輕刺。猶火星灼之。然瘡瘍時灸之以火。潰之以湯。而癢轉甚者。是因微熱助之也。有因而不癢者。是因熱皮膚舒緩。腠理開。陽氣通。而熱得洩也。有癢而用冷水沃之則暫退。良久復癢者。乃寒主收引。陽氣鬱滯也。癢得抓而解者。陽氣得洩也。麻木而不知痛癢者。是氣虛而不運。又兼毒液壅塞經絡使然也。

麻者木之輕。木者麻之重。大抵未潰之前麻木者毒塞輕重之分也。已潰之後麻木者。乃肌肉腐爛。血氣已虛。神失所養也。

（2）**作渴** 瘡瘍作渴。焮痛發熱。便利調和者。上焦之熱。可投竹葉石膏之類。腫痛發熱。大便閉塞。內臟熱也。可用四順清涼飲。焮腫痛甚者。熱毒蘊結也。宜仙方活命飲。漫腫微痛者。氣血虛壅也。用補中益氣湯。因胃火消津者。用竹葉黃耆湯。因胃虛津枯者。用補中益氣湯。因胃傷亡津者。宜七味白朮散。因腎水乾涸作渴者。加減八味丸最妙。景岳曰。『凡內熱之甚。則其渴喜冷冰水。而腹堅便結。脈實氣壯者。陽症也。凡口渴而喜熱不喜冷者。此非火證。蓋中寒水虧也。凡陽邪雖盛。而眞陰又虛。不可因其火盛喜冷。便云實熱。』誠經驗之言也。

（3）**嘔逆** 瘡瘍嘔逆有二因。一因初起失於內托。伏熱在心。一因脾氣不正。伏熱在脾。在心者則心煩身熱。焮腫作痛。脾氣不正者。則不煩熱。但聞穢氣便嘔。凡脈象洪實數。大便閉。不喜冷飲者。宜降火清中。黃連解毒湯可用。如喜熱飲。惡寒作嘔。便利如常者。則宜養胃調中湯。此外變化甚多。更宜圓機活法。隨時隨地斟酌也。

（4）**瀉利** 瘡瘍之大便瀉利。或起於寒涼剋伐太過。或由於脾虛下陷。或由於命門火衰。不能生土。或因腎經虛弱。不能調節。或因脾腎虛寒。不能司職。治療之道。寒涼傷脾者。用六君加木香砂仁。送二神丸。脾虛下陷者。用補中益氣湯。送二神丸。命門火衰者。可投八味料。送四神丸。腎中虛弱者。宜薑附湯加五味吳萸等品。脾腎虛寒者。宜參附湯。送四神丸。每有良效。此臨床家所宜注意也。

（5）**便祕** 張景岳曰。『後陰乃大腸之門。而其通與不通。結與不結。可察陽明之虛實。凡大便熱結而腹中堅滿者。方屬有餘。通之可也。若新近得解。

不甚乾結。或旬日不解。全無脹意者。便非實邪。不可攻。」又曰「大便通水穀之海腸胃之門戶也。小便通血氣之海衝任水道之門戶也。二便皆主於腎本爲元氣之關。必眞見實邪。方可議通議下。否則最宜詳愼。不可誤攻。」誠扼要之言。醫者豈可忽之。然大便有必須議通而又礙於症者。可參用下列諸法。

蜜導法　用白蜜四兩火上煎熬四五沸。待其色黃將凝時。急分四分。每分用手搓成棗子形。長約一寸。頭須光滑。徐徐塞入肛門。因熱而化。便卽能漸漸潤下。

膽導法　用豬膽一個。膽口插鵝毛管一根。紮緊。將留外之鵝毛管插入肛門。依勢撚擠膽囊。膽汁漸衝入肛門。數分鐘大便卽行。若用西醫所用之玻璃灌腸水節則更妙。

蘆根鴨　治大便五六十日秘結不通。用蘆根一籮。搗汁澄清。煑多年老鴨。飲湯。能潤腸通便。不傷正氣。

甘油錠　西藥房有用甘油等品所製之坐藥。功效與古法蜜導膽導相似。亦可採用。

(6)出血　患瘡瘍之人。臟氣虧損。虛火動而血妄行。每有出血之症。宜審經按症而藥之。肝熱而血妄行者。四物湯加炒山梔丹皮。肝虛而不能藏血者。宜六味地黃丸。脾經鬱血者。用歸脾湯加五味子。脾肺氣虛者。可用補中益氣湯。十全大補湯。若失血過多。見發熱煩渴等象。急投獨參湯以固之。若發熱脈大者。症多危篤。

(7)小便之諸症　醫治瘡瘍。除主症外。又宜察其小便。其小便之變化關係甚大。擇要如左。

1. 小便淋漓或莖中痛濇者。腎經虛損之惡症。宜加減六味丸以補陰。足脛逆冷者。宜八味丸以補陽。
2. 小便頻而黃者。用四物湯加參朮麥冬五味以滋肺腎。
3. 小便短少者。宜補中益氣湯加山藥麥冬五味以補肺脾。
4. 熱結膀胱而小便不利者。宜用五苓散以淸熱。

5. 膀胱陽虛陰無以化者。宜用滋腎丸。

6. 老人陽痿思色元精內敗莖中作痛而不利者。加減八味丸加車前牛膝。不應則再加附子。

（8）**失眠及肉瞤筋惕** 瘡瘍潰後失眠而發熱煩躁者。血虛也宜用聖愈湯。若自汗不止而失眠者氣虛也宜四君子湯加黃耆五味發熱煩躁肉瞤筋惕者。血虛也宜八珍湯。

（9）**瘡瘍類破傷風** 癰疽潰爛後膿血出多。陽隨陰散。症現筋脈拘急。惡寒惕搦。舌強口噤。項背反張痰涎壅盛便秘出汗。不時發熱現象酷類破傷風而原因由於氣血俱虛主治之法以大補氣血為本。若眞係風症。亦於大補氣血中輔以風藥。則標本兼顧。不致摧殘無罪而招意外之禍也

（10）**瘡毒入腹** 瘡腫癰毒每見連陰髀間疼痛急攣。牽入小腹每致喪命。蓋毒入五臟。古方用茴香苗葉搗取濃汁服下。一日三四次。用其渣貼腹上有效。

（11）**發痙** 內由氣血虛損。外由風邪搏結。每發牙關緊閉。四肢勁強或腰背反張。肢體抽搦。有汗而不惡寒者。曰柔痙無汗而惡寒者曰剛痙皆由亡血過多。筋無所養。宜養血為主。祛風輔之。若專作風治。禍不旋踵。

（12）**四肢逆冷** 四肢厥逆有寒熱之分。寒厥、四肢逆冷過乎肘膝。指甲青脈沉細無力。熱厥、則火極似水雖厥而指甲尚溫不似寒厥過乎肘膝。脈來沉實大而有力。寒厥瘡腫多灰白下陷熱厥瘡多紫黯乾枯。寒熱既辨。則用藥有方的矣。

（13）**胸痞** 人身上半屬陽下半屬陰。胸前乃清陽之分。痞悶者。非實物也。若腹滿者。多屬實物。而非邪氣。凡非有實結而誤用硝黃牽牛巴豆等下之。必致更脹。蓋正氣受傷也可不愼乎。

（14）**殭肉** 凡背瘡潰後。肉芽迅長嫩皮不及

包裹。見風往往成殭肉。治法速用寒水石燒研爲細末敷瘡上。再用銅錄細末敷之。卽能軟化。

（15）**瘡口發黑**　瘡口發現黑暈而無血色。蓋因涼藥太過血凝不行之故。宜用冲和膏加肉桂當歸温活之法使死血自消則黑暈漸退矣。

（16）**瘡瘍治法之緩急**　瘡瘍症或兼泄瀉。或出汗。或不進飮食。或失眠。均宜先治其內症。後治其外症。內症愈外症自痊此急則治標法也。

（17）**補瀉之次序**　癰疽之患有內外之別。受之在外者宜用温托。若反用寒涼。則有引邪入裏之虞。受之內者宜以寒藥疎利。反用温托則骨髓之病。上徹皮毛勢必變成表裏通潰苦楚更增也。

（18）**忌妄攻**　瘡瘍始發經絡。初滯只宜表散。使毒易消。經所謂汗之則瘡已是也。庸下之醫。不知斯理。妄用攻下。往往外如麻而內如瓜。增寒壯熱。使邪內陷。變成惡症。補救之法。急以蒜灸引陽外出。並以托裏大劑助之。

（19）**寒熱逆從**　治寒以熱。必涼藥以行之。治熱以寒。必温藥以導之。此蓋欲其藥性之調和也。其間有正有權者。因病有微甚。微者逆治。甚者從治。古所謂寒之而熱者取之陰。熱之而寒者取之陽。寒因熱用。熱因寒用。要在通其理而已。

（20）**汗下之要訣**　治瘡瘍本有疎通托裏和營衞諸法。用之得宜。厥疾卽瘳。倘若瘡腫硬木。便秘煩熱。脈沉而實。其邪在內。法當疎裏以下之。焮腫作痛。便利調和。脈浮而洪者。邪在表。治宜托裏以汗之。

（21）**舍時從症**　瘡瘍雖多屬火。主以寒涼。然必審其常變而爲用藥。若腫赤煩躁發熱飮冷。是其常也。雖在嚴寒之令。宜投苦寒之劑。若脈細皮寒瀉利腸鳴。飮食不入。嘔吐無時。手足逆冷。是變常也。雖値盛暑之際。亦宜大辛之品。張景岳曰。長夏有寒淫之令。三冬有炎暑之權。此則雖若舍時而實以從症。

行醫者不可不知也。

（22）附子愼用　附子大熱有毒。其性喜走。雖經浸製猶有雄威。用之得宜有奪旗斬將之功。用之失當有殺身殞命之禍。每逢虛寒之症。用人參一錢爲主。可下附子一二分爲使。再加甘草以解其毒。嚴寒之令。遇瘡口沉塌。四肢厥冷。寒濕疼痛。痿躄拘攣等現象。方下附子。非沉寒之症而用之。禍不旋踵。

（23）香散藥之作用　瘡瘍多因榮氣不從。逆於肉裏。故鬱聚爲膿。然血氣聞香則行。聞臭則逆。又理之常然。故瘡瘍潰後。生肌藥中須少加冰麝。避臭散穢。頗有奇功。但香藥太過。則又有走泄眞氣。刺激瘡口之虞。不可不愼也。

（24）止痛之藥劑　瘡瘍多起於氣血凝滯。局部每發劇痛。止痛方法。又不可不講。熱毒在內。便秘而作痛者。內疎黃連湯導之。熱毒熾甚。焮腫而作痛者。黃連解毒散治之。瘀血凝滯而作痛。乳香定痛散和之。作膿而痛者。托裏消毒散排之。膿脹而痛者。鍼之。膿潰而痛者。補之。李東垣曰『瘡疽之證候不同。寒熱虛實。皆能爲痛。止痛之法。非一。臨病制宜。自有方法。熱毒之痛者。以寒涼之劑折其熱。寒邪之痛以溫熱之藥。熨其寒。因風而痛者。除其風。因濕而痛者導其濕。燥而痛者。潤之。塞而痛者。通之。虛而痛者補之。實而痛者瀉之。惡肉侵潰者。引之。』醫者審與。

發背論治

張延仁

說明：發背一證。發於脊中。屬督脈及足太陽膀胱經。爲五臟六腑俞穴匯集之地。乃人身樞紐之處也。昔唐太宗免鞭背之刑。因背部受傷。關係臟腑耳。發背生於正者易治。生於偏者難治。正者屬督脈。爲十二經之統脈。自下而上。主一身之陽。屬陽證。多氣血上衝。易起易發。偏者屬足太陽脈。爲六經之首領。北方寒水之位。自上而下。氣血下流。屬陰證。多易陷易塌。又兼臟腑之俞。皆在其間。故偏正之分。不可不辨。汪省之曰。發背令患者兩手上下左右摸之。搭着者以搭手治。摸不着者眞正發背。茲試以兩手摸之。滿背皆能搭着。豈滿背俱是搭手而無發背者耶。不知發背者背疽之總名。搭手、對心、對臍、腎俞、蓮子、蜂房、窩椒眼者。以其部位形狀而分出之別名也。發背既爲總要之地。與他處不同。且此證之來。如虎入室。禦之不善。每至傷人。尤貴胸有成竹。隨機應付也。

原因：方書敘癰疽之源有五。一天行時氣。二七情內鬱。三體虛外感。四身熱搏於風冷。五食炙煿飲醇酒。服丹石等熱毒。總之不出五因。發背亦不外此。簡言之。可分外感內發。外感得於風寒濕熱之侵。內發起於五臟蘊結而成。風寒濕熱之爲病。因天行寒暑不調。節序溫涼。陰陽失度。凡體虛者易於侵襲。背脊雖屬督脈。又主太陽寒水。司行之道。所有侵襲氣血必凝。凝則後必爲腫。經所謂地之濕氣。感則害人皮肉筋骨者是也。五臟蘊結而成者。其源有五。蓋心主血。故心緒煩擾。煽動不寧。以致火旺而沸騰。行於脊椎間。與寒水交滯而爲腫者一也。肝統筋。故惱怒傷肝。肝傷血脈不潮。筋無榮養。凝結爲腫者二也。脾主肌肉。故思慮傷脾。脾氣日損。又或膏粱損胃。胃汁乾枯。以致中脘痞塞。氣不運行。逆於肉理。乃生壅腫者三也。肺主皮毛。故憂鬱傷肺。肺傷則毛竅閉塞。腠理不通。氣不舒暢。縱橫經絡。結而爲腫者四也。腎主骨髓。故恣欲傷腎。腎傷則眞陰之氣敗。眞陰一敗。相火自生。此火最能自升自降。或動或靜。煎熬臟腑。消鑠津液。凝滯經隧。阻塞痰氣而發者五也。故從外感受者輕。從內發外者重也。

證狀：發背之發。所發不同。部位亦異。對心發生於背。徑對前心處。腎俞發生於十四椎旁腰腎之間。對臍發生於背下命門穴。與臍相對。兩頭尖。上可至肩。下可至腰。形口開而闊。椒眼發者上至肺俞。下至肝俞左右相同。在高骨之旁。蓮子蜂房二發。生於背與心相近。與脊中平。輕者形長高腫。或偏半背。重則形斜平塌。兩脇俱傷。孔似蜂窩。突如蓮子。又有所謂天柱發。連珠發。脾肚發。禽疽。滿天星。老鼠攢。竟體發。酒毒發。瘴毒發。丹毒發。黄瓜癰。肉龜瘡。百鳥朝王等諸別名。然發背之名稱雖多。概括之不外陰陽二證。陽證初起一頭或二頭。數日後或如手掌。或如碗面。焮赤高腫。疼痛發熱。勢若甚重。能進飲食。俟膿潰即安。陰證初起一頭如粟。根盤散漫。不甚高腫。焮痛亦微。色不紅活。紫滯無神。飲食不進。時覺悶痛。煩躁大渴。便祕。睡語咬牙。脈微細無力。四五日間瘡頭不計其數。瘡口各含黄濁而積日不潰。按之流血。至八九日其頭成片。所含之物俱出。通結一衣。揭去又結。其浮面共爛爲一瘡。肉雖腐而不脫。其膿內攻。其色黑黯。此元氣大虛。甚致神昏痙厥。手足逆冷。腹痛泄瀉。而爲內陷之證。勢多危殆。有先陰變陽者。有先陽變陰者。有前後俱陽者。有前後俱陰者。先陰變陽者生。先陽變陰者死。何以知之。陽證形高大而腫。陰證低平而陷下。陽證色紅。陰證色黑。陽證潰爛多膿。陰證潰爛多血。陽證收口身必輕爽。陰證收口身必沉重。至於辨陰辨陽。以此消息。必不差也。

內治：發背之治法。大要不外清疎托裏行營衛諸法。初起先發紅瘭。後漸紅腫高突者。陽證也。乘其紅腫初發。猶未化膿之候。急以散毒之藥治之。發背至橫決者。皆因循失治。以至破敗不可收拾。陽變陰者多矣。救癰如救火。宜速撲滅。否則延燒屋舍不盡不止。宜急消湯或銀花解毒湯。如煩渴不寧。脈洪數有力者。犀角地黄湯亦可用。清營解毒。毋使滋蔓。陰毒初起發瘭。癢甚。已而背重如山。隱隱發紅暈如盤大者。此陰證初起之形。殊屬難治。然陽證有可救之條。陰證豈無可生之理。惟在治之得法耳。此亦因正氣大虛。邪得入之故。必用補氣補血之藥。佐以散鬱散毒之品。則正旺邪自散。宜變陽湯。背癰潰爛洞見肺腑。瘡口黑陷。身不能臥。口渴思飲。望之駭然。此陰虛不能變陽也。倘胃氣健能食者。猶可治。宜轉敗湯。有將愈之時。瘡口不收。此陰虛不能濟陽也。治必大補其陰。使陰精充盈。灌注瘡口。肌肉易生。宜生膚散。又肉已長。瘡口已平。忽開裂流血者。此色慾惱怒不慎也。宜定變回生湯。又瘡口不起。脈大無力。發熱作渴。自汗盜汗。用參耆補劑。益加手足逆冷。大便不實。喘促嘔吐。此乃元氣大虛。陰寒氣甚。而微陽之品。力不能勝耳。非加附子之辛熱。何能斬關以袪蕩寒邪。宜助陽消毒湯。又潰爛後。或發熱。或惡寒。或作痛。或膿多。或流清水。自汗盜汗。膿成不潰。口爛不收。此五臟虧損。氣血大虛之故。宜十全大補湯。以其兼補氣血也。

急消湯：銀花　紫花地丁　茜草　甘菊花　桔梗　天花粉　甘草　貝母　黃柏

犀角地黃湯：犀角　生地　丹皮　芍藥

變陽湯：人參　黃耆　銀花　白芍　天花粉　甘草　荊芥　柴胡　附子

轉敗湯：人參　熟地　黃耆　當歸　山萸　白朮　銀花　麥冬　遠志　肉桂　茯苓　五味子

生膚散：麥冬　山萸　銀花　當歸　人參　熟地　白朮　肉桂

定變回生湯：人參　黃耆　當歸　麥冬　白朮　銀花　茯苓　山萸　肉桂　五味子

助陽消毒湯：人參　黃耆　當歸　白朮　陳皮　附子

十全大補湯：人參　熟地　黃耆　白朮　當歸　白芍　肉桂　川芎　茯苓　甘草

外治：外治不外圍敷提毒。去腐呼膿。生肌收口。諸法用得其當。與內治相輔而行。收效倍速。茲將應用各藥選錄於左。

金黃散　金箍散　冲和散　玉露散　九黃丹　海浮散

呼膿散　黑虎丹　桃花散　九仙丹　補天丹　回生丹

珠黃散　生肌散　黃連膏　玉紅膏

結論：綜上所述。發背之屬於陽者。形勢雖猛。輒易療治。屬於陰者。外貌雖輕。殊多棘手。內治諸法。清者不過二三方劑。補托者居多。經云。邪之所湊。其氣必虛。留而不去。其病乃實。清者祇適應於初起之陽證。其餘皆因元氣虧損。失於預補所致之變證。丹溪先生云「但見腫痛。參其脈證虛弱。便與滋補。氣血無虧。可保終吉」。旨哉斯言。故發背之培補本源。實爲主要治法。且險惡莫甚於純陰之證。而投以參附托裏助陽之劑。深陷者可以立起。陰者轉爲陽。凶者化爲吉。此亦吾道之特長。此等處恐專仗刀割之精者。有遜一籌也。余臨診十餘年來。所治大小發背何止數十。起本此治療。內外兼施。均得一一收效。克奏膚功。是故發背不足畏。苟能內外並參。辨別明了。隨證立方。循理用藥。雖至危之症。可保無虞也。

■腎癰腎俞發與土龍疽

顧筱巖

靈樞曰。京門（在腰部季脇。爲腎之募）。隱隱而痛者。腎疽。上肉微起者。腎癰也。內經曰。腎癰。胠下至少腹滿。腎虛氣衰敗病也。其發處正對內腎。所謂胠下至少腹滿。是也。其發也。初起身熱如火。心鬱不樂。腰肢轉側不利。熱有三四日。有十數日。腰下隱隱而痛。肉微隆起。溲赤便結。背不能挺。精神疲憊。多由房慾過度。金石藥所傷。皮色焮赤者。尚可治。青黑者。不救。蓋內臟敗壞。非無情之草木與須微之人力。足以挽救也。腎癰患期頗緩。非若其它外瘍之速潰速膿。唯一治法。重在補益養陰。大補元氣。使毒不內侵。兼救陰液。以制陽毒。大凡腎癰。尚有痊癒希望。腎疽則殊難着手也。

腎俞發。其發處。起於脊骨十四椎。腎俞穴。或株連腎俞下二十一椎之腰俞穴。其症焮熱紅腫。屬癰。係腎病濕熱外發。如皮色慘白。隱隱作痛。屬疽。係腎虧眞火不足。龍雷爲患。先補其正。以防內陷。然後刺膿出毒。若已潰破。亦宜峻補和營排膿。速潰速決。勿使淹滯。每因體虛之故。不易收口。至成漏管。出膿稀薄如水。則延久不愈。

土龍疽發在腎俞。初起身熱壯盛。甚致昏煩大汗盈盈。陳文治云土龍疽九日膿成。膿青黑者死。血膿者不死。九日刺膿。如不刺。則上下皆黑而死。土龍疽之發於腎俞。似較腎俞發症更凶。多由金石藥毒爆發。或慾火鴟張。陰竭陽亢之症。

沈金鰲云。腎無實。故三症均是腎虧。雖有濕熱陽亢等症。詢屬腎虧而發病。故治療之時。首重補益。大抵補腎爲主。塡精益髓爲要。補脾爲次。開胃健運。一則塡其漏耗。一則開其源泉。大補氣血。所以補益既足。以增強抵抗。勿使內陷。復可促其速膿速愈。毋使滋蔓。切不可犯房事。犯者必死無疑。

疥癬之根治

劉祥慶

疥癬是一種普偏性傳染皮膚病。平時認爲疥癬之疾。不足介意。惟其如此。所以成爲普偏性。每致不能除根。其發生之初。僅爲小水疱。漸成丘疹。因作癢搔破。皮膚上結小血痂。此名叫做乾疥。輕者聚結四肢。重者散佈週身。若是抓破處侵入細菌。該處便成膿疱。此名爲之濕疥。每有釀成癤腫。化爲濕疹。

此時治療上便多麻煩。病人亦深感痛苦。所以初患乾疥期中。常宜速治爲妙。欲施療法。必須明瞭疾病之來原。此症之起始。是有風熱濕邪侵襲皮膚。久鬱風盛。化而爲菌。形如臭蟲。肉眼所不易明視。有雌雄二種。雄菌居在皮膚外表。雌菌伏在人身皮膚間。初呈水疱性一小丘疹。病人晚間安眠後。雌菌乃在皮膚中開始活躍。有發疹處向某方前進。造成隧道。沿途產生幼卵。竄出外膚。經營其繁殖。病原因之蔓延日廣。

治療藥品甚多。大都不外殺菌、清熱、滲濕、以及消毒等劑。但以硫黃爲最有效。祇須外塗。不必注射或服藥。硫黃配劑甚多。療癬一種。市品民間亦旣遍知。更有洗刷汚兒、利司林等等品質雖異。功用相類。要之藥石關係小。治療關係大。現在把用法很扼要地講出來。

凡生丘疹之處。塗藥須精細周到。不可放鬆一粒。故抹藥不嫌其廣。繼續塗擦五六日。在此手術期中。不宜沐浴。以增加藥力。至五六日後沐浴更衣。掉換一切被褥。詳驗全身有無遺留丘疹。若是存留餘菌。務必再行塗藥消滅之。否則仍有纏綿之虞。

沙眼之檢討

童紹甫

定名 沙眼一症。古醫籍並無此名。據西醫各書所載。名脫拿霍姆。歐洲各國。在醫術未發達以前。均目爲一種地方病。或風土病。醫士亦莫之注意。及一七七九年七月。法國拿破崙一世。埃及之戰。以蓋世英雄。率領三萬二千大軍。平定歐洲。將進兵併呑亞細亞大陸。軍次埃及。將卒多數爲獰猛之脫拿霍姆所襲。雙目苦痛。士氣沮喪。於是埃及土產之脫拿霍姆眼病。遂齎至歐洲。各國均被其害。世人乃注意及之。希臘名 (Trachys) 緬甸名 (Trachoma)。德國名 (Trachom) 譯其意。卽粗糙之謂。因本症係生於上下兩瞼之結合膜部份。有無數顆粒。分佈狀若沙粒。故統稱之曰沙眼。考我國古籍所載。椒瘡粟瘡。魚子石榴諸症。皆此類也。

症狀 初起之時。略羞明流淚。作癢。常覺燒灼。似有異物。微感疼痛。視力障礙。眼瞼時腫。瞼弦變窄。上瞼下垂。翻視上下眼瞼。於結合膜處。細顆叢聚。其顆粒繁殖高起。如乳頭。顯現絲絨狀。其色淡紅。或紫赤。尤以上瞼爲甚。西醫名乳頭狀類沙眼。又有色灰而形圓且半透明。狀似蛙卵。大小不一。或圓或橢圓。或凸起或平扁。或輭潤。顯於穹窿內。顆粒排列成行者。

名濾泡狀類沙眼。致於結合膜面。呈白色之瘢痕索條。而變硬性。有時現網狀者。名瘢痕狀類沙眼。其顆粒密佈不能區別者。名混合性沙眼。然其來也驟。其炎也顯。且多似濃液狀。淚眦交流。甚或腫脹者。名急性沙眼。平常初起進行頗緩。病者未覺之先。病已潛伏數月者。名曰慢性沙眼。沙眼之種類有如上述。而其病之進行。可概分之爲三期。

第一期　眼內稍感不舒。微癢微澀。白睛微紅。上下瞼結合膜充血。有細小之淡紅色顆粒。若隱若現。此沙眼初起之狀也。

第二期　較第一期所顯各項見症增劇。顆粒逐漸增多而聳大。眼眦濃濁。自覺眼內不時刺戟。彌感痛苦。次第發硬性。將至三期矣。

第三期　各處沙粒。逐漸蔓延。而及於全結合膜處。此際翻視其上下瞼。沙粒凸起。粒粒可數。而變堅硬性。或成瘢痕。抑或有更硬斑疤。凡入於第三期病態時。則併發症相繼而生。如氣輪之紅筋。風輪之白翳。甚而倒睫。如不速治。終成痼疾。緣因睛珠不能忍受堅硬沙粒及瘢痕摩擦之故。此時非經長期間之悉心治療。鮮克得癒也。

按古籍所謂瞼生風粟。狀似楊梅。椒瘡粟瘡。魚子石榴。皆類現行沙眼。惟古時未及重視。邇來歐美各國。對於沙眼非常注意。凡我國青年出國求學。往往因染沙眼。不克登岸。加之國內如航空、軍校、鐵路、海關、郵政、銀行、行政機關、及中學以上學校等。均須經嚴格之查檢。如遇沙眼。即不能任職或入校。因此國人亦均注意及之。本人於民國拾叁年曾赴美屬菲律濱國。在彼國約一年餘。當出國之時。須經過美領事指定醫師體格檢查。而對於兩目檢驗尤嚴。再行發給護照。及到彼國時。再經一次檢查。才能登陸。各國注意沙眼之情形。由此可見矣。

病源　書曰。脾有瘀血。痰濕遏阻。風熱外引。上襲於瞼因而患此或受他人患此病者之分泌物傳染所致由手指接觸此種病眼或於公用面巾及其他公用物等所染在學校工廠軍營等人衆萃集之處不講衛生尤易傳播其分泌物內之傳染原素爲一種微生物據近來西醫學說乃爲甚小之雙球菌由溢液及沙粒內分出名曰沙眼小體該體或爲原動物或爲細菌不能確定但不能目爲沙眼之特別原因蓋在他處亦能見此小體是其眞確之病因尚無定論也

治法 以去淨沙粒使瞼內結合膜處恢復原狀爲主然沙粒去之易而不復生難不復生或易而復其原狀更難因每顆沙粒用刀括破後顯現一洞其範圍之大小與沙粒面積相似將來仍於洞口生張沙粒矣顆粒去未淨病必再發瞼內未復原患終未除古法用狗尾草之天然刺以刺破其沙粒而使出血其法與刀括法甚相吻合然未經消毒或引起其他反響但以刀括破其沙粒雖見效於一時根未除也故手術之後尤當繼之以點藥以杜絕其復發然症情甚劇者其痰瘀濕熱之不去欲絕其根亦所難也故二者之外必助以湯劑疏理其中如此內外兼治雙管齊下庶有豸乎

湯劑 蘇薄荷 紫丹參 荆芥穗 赤芍藥 青防風 淨連翹 天花粉 苦桔梗 當歸尾 黑山梔 淡黃芩 粉丹皮 防風炭 生地 紅花 黃芩 黃連 夏枯草 京元參 炒蒼朮 上列藥品均爲砂眼要藥讀者以意消息隨證增損之可耳

手術 壓出法 凡濾泡狀類沙眼宜用此法將轉軸鑷子放入沸水中煑二分鐘取出置於硼酸水內此乃必經手續將鑷子兩端之轉軸夾沙粒而壓出之用此手術時先翻起上瞼以鑷之一脚伸入眼穹窿內一脚置於瞼板上用適宜之壓力夾向前進

以手曳鑷向外而軋破其沙粒。流出瘀血與分泌物。用消毒棉花拭淨之。每隔二三日施行此項手術一次。如病勢減輕。施行手術日期可間隔較遠。

刀括 以半月形刀經消毒後。先以左手將瞼板翻起。使着於面。不可移動。然後以刀括去其顆粒。或用刀頭上有小鈎者。鈎破沙粒使其內含分泌物流出。使出血。以點藥納入眼內。靜閉十數分鐘。此法予用之十有餘載。並無痛苦。收效甚巨。如遇年久老沙眼。以刀括之。非惟無苦痛。反覺舒適異常。施行手術之期。視病勢輕重而定。二三日或一週一次。凡經手術後。眼眦反多而流淚較甚。目力更昏者。此因沙粒已破。分泌物容易排泄所致。此乃必經現象。切勿疑慮。一二日後即漸復原。然沙眼一症。絕少短期得能根本全癒。故病者非俱有非常堅決忍耐之心。不爲功也。

點藥 去腐散 用此藥時。如遇水輪風輪潰瘍。或有陷翳。切切忌用。當先將併發症解決。再用此藥。

去腐散 硇砂一錢 冰片五分 爐甘石一兩 明礬三分 眞珠粉一錢

烙燙 古法用金屬形烙鐵者。經火灼熱後。徐徐烙之。使沙粒消平。而成假性瘢痕狀。經久即不復長。因結合膜已光滑平面之老皮。與今用電療之功一也。

■按療與痿痹之效用

龔醒齋

痿痹之病。形於外觀。有兩足癱軟者。有一腿弛瘓者。有半身不用者。有肢體一部失其知覺動作者。此痿病之原理。即屬臟腑一部份經絡氣機先痿。再受風濕之浸襲而痿痹。蓋手足十二經。原通臟腑經絡。而臟腑因已先病痿。然後始形病於外也。

但肺痿脾痿腎痿之病。雖症在一經。而四肢猶能動作者。則因臟腑氣機雖痿頓。但無風濕之阻澀。故神經獨未痿痹也。

故治療手足痿痹之症。當先認清內部臟腑氣機痿弱之原因。再清風濕痰氣之澀窒。使經絡局部之阻滯者。由導引治法以通和之。四肢經絡氣血流利行通。則風濕窒澀之病。自然流動矣。

按療手術。為導引臟腑氣機。直接局部治達之醫術。古稱人工治療一科。必以氣功為其精神。故其行通氣血。即可以舒經絡。柔利關節。即可以和筋骨。故痿痹之治效。當為按療之長。倘湯藥相輔。有功則其功用效力。更可想見也。

至於梅毒傳經之痹木症。係屬毒注血分。流滯經絡筋骨之中。或以毒藥治療。藥毒凝涸血液中而致神經痹木。故與內部臟腑氣機關係。又屬不同。仍當以清血解毒為治法。不可與風濕痿痹一概論治耳。

痿痹之症。病理極為複雜。今僅就內部神經痿痹。與風濕阻澀痿痹。略加分析。以利治者之別識揮汗握管。簡略可知。聊應療養專刊之稿。實負塞責而已。

食養之研究

天虛我生

人身組織須有十五種原素。而主要者不過四種。即輕養炭淡而已。輕與養之來源大都爲飲料及食物中所含之水而在吸入之空氣中尤含多量。炭與淡之來源。則全賴乎食物中之有機物質。至其消耗之去路則凡言語動作以及欠伸洩氣無不爲炭與養之作用。而在胃腸中消耗澱粉則尤需淡與輕之作用。故就普通人類中等勞動者言。每日消耗之炭素約十五倍於淡素之量。例如消耗淡素三百份時。即其消耗炭素之量蓋有四千五百份之多也。故以汽機用煤比喻人類之進食實至肖也。凡此消耗大都取償於食物。試先分爲三類述其大別如左。

(A)動物性之含淡素物(一)蛋白質(二)酪素(三)纖維素(四)肌肉素(五)膠質

右均含有淡輕養炭四種原素。而肉類則尤含硫。魚類則且含燐。但其化學成分相似。故總稱之曰『類蛋白體』。而在普通之記載表示則簡稱之爲蛋白質。蓋即所謂維他命是也。

秋温與秋燥

——關于釋名——

蔡陸仙

秋温一病。在昔未之前聞。越人所謂傷寒有五者。蓋謂傷寒、中風、温病、濕温、熱病五者是也。前三者仲景傷寒論亦列之爲三大綱。所謂廣義傷寒者也。後二者就前三者病中推廣其義。言温之甚者謂之熱病。温之挾濕者謂之濕温、亦即經所謂人之傷於寒者。至春變爲温病。先夏至日者爲病温。後夏至日者爲病暑者是也。暑即熱病也。六月居長夏之令。暑中挾濕尤多。故當夏至節後病温熱者每多兼濕。後人因之有濕温濕熱病等名稱耳。鞠通吳氏首和香岩。而著温病條辨一書。於温病中又分別出秋温冬温秋燥各條。後人不解秋温即温病之發於秋季者。金風收肅。大地清涼。此時暑濕亦隨之潛伏。多不能因汗排泄。故患者多温熱挾濕之潛伏病。而透泄之。實較夏令爲難也。至於冬温。則嚴寒凜冽。堅冰在鬚。即時所感之邪。名曰傷

（B）植物性之含淡素物（一）麩素（二）豆素

（C）植物性之無淡素物（一）澱粉質（二）砂糖份（三）樹膠質（四）脂肪及油

右列之B。凡在普通表示。仍屬於蛋白質。而（C）之（一）（二）則均簡稱爲澱粉。蓋砂糖即由澱粉所化也。其（三）與（四）則簡稱爲脂肪。蓋膠爲脂肪之固體。而油即脂肪中之流動體也。至於炭素之構成。則即由於澱粉化糖。再由焦糖而變爲炭。此爲養化食物之結果。正不必求於外。故澱粉質亦稱『含水炭素』。蓋凡植物纖維。即由炭與輕養三種原素所成。除去輕養氣之爲水分。即剩單純之炭素。故於選擇食物時。但取澱粉之總含量須十五倍於蛋白質。即足以償消耗。但其配合之量。尤當以蛋白質有過剩爲宜。蓋胃液儘能消化蛋白。但不能消化澱粉。能消澱粉者。厥維含淡素之唾液。須由食物而來。若使澱粉不能消化爲糖。即不能輸入靜脈。而存在胃中。則有『生痰不生血』之病矣。故含淡素之蛋白質。實爲維繫生命之一大要件。譯名爲維他命者。亦頗有其深義存焉。

吾人日常食物所能養生而不致死者。吾嘗有一歌括云。每餐三

寒。暑濕潛伏而發者則爲冬温。是秋冬二季所發者。仍爲伏濕伏熱病。特因時令之不同。病發有遲速。透泄有難易。非所謂秋冬二季別有所謂秋温與冬温病也。有之。亦不過因秋冬天時。間有温熱如春夏時。而人適感之爲病。亦如春夏之温熱。非若普通之秋涼冬寒。而使人須認清眉目。不可指鹿爲馬。以混淆施治。明乎此則秋温一病。已直截了然。能辨治春夏時之温熱濕温病者。對於秋温辨治。可迎刃即解。否則顢頇措治。醫者不自知其呆。而反名病爲秋呆子。是直癡人說夢。坐井觀天。安能冀應手取效哉。

燥爲六氣之一。爲濕之對待名稱。古人有指爲次寒者。謂金風涼爽之氣。令司秋月。此時濕已潛收。大地清肅。然較嚴寒尚略遜一籌。故曰次寒。又有指燥爲熱者。謂熯萬物者莫如火。使非火熱灼逼。安能枯津涸液。草木衰槁乎。殊不知秋令居炎夏之次。當夏日火炎。大地之水。被火蒸發。空氣中皆佈滿水蒸氣。是即所謂濕氣。

合米。每日三錢鹽。加以三磅水。能餓十餘天。蓋此三者之滋養料。即由食米中所含澱粉約占三分之二以上。雖含蛋白質不及澱粉量十分之一。但已超過上述十五與一之比矣。凡在食物之時。必當細細咀嚼。因而頻頻攪動其舌。則由唾腺而生多量之唾液。唾液中所含淡素。伴同食物以入於胃。（道家之叩齒嚥津即取此項作用）足使胃酸所不能化之澱粉。因唾液中之淡素而起消化。即令澱粉變爲糖液。由胃壁滲出以供心臟之吸收。先由靜脈輸入。糖液轉變爲血。吸入心房。（用葡萄糖爲補血針藥。即本此理。）後由心房中輸出。散佈於動脈之中。以供運動。凡有過剩之血液。則輸入於肝臟。以供儲蓄。其在胃中消剩之澱粉。則由幽門輸出於十二指腸中。賴由脾臟中滲出之含淡素液。於胰腺中構成胰液素。伴同鹼性之膽汁。輸入於十二指腸。以資消化澱粉。於是作用完全。毫無廢棄。食米與麥。則其所含蛋白質之比較。麥較米多三分之一。而所含澱粉則相等。所含脂肪量則米多於麥一倍。故食米者之肌膚。較之食麥者爲潤澤。而食麥者之體氣。則比食米者爲強也。（西人食麵包者。全賴牛乳及奶油脂肪爲之補助。且在麵包中含有碱性。慮其中和胃

然使但有火無水。則大地赤旱。裂石流金。津潤之氣。何由生。萬物不盡將枯死耶。使但有水而無火。則地水冰凝。陰寒互結。萬物又何能沾其沛澤。得彼滋生耶。斯二者。是即同名之曰燥也。故曰燥者肅殺之氣也。秋金主收。神名蓐收。收止水火。各返其宅。而不交化。故當是時。則萬物枯槁。草黃木落。大地皆呈摧殘慘阻之氣象。人感受此氣。即爲燥病。即爲秋令之一種時令病。大概暴感其氣而即病者。多偏於寒。易言之。即秋日之感寒病也。故其見症多爲惡寒鼻塞咳嗆。汗不出。口渴不能多飲。治宜辛溫發散之劑。陰虧及素患勞損肺萎之人。或秋令燥熱不雨。感受其氣而病者。多偏於熱。其症咳嗽吐血。皮毛枯竭。爪甲燥脆。大便乾結。腸風下血。得食作嘔。治宜甘寒生津。養血潤燥。雖賢如鞠通。亦僅知燥爲寒槁。妄拾內經復氣以自鳴得意。而喻嘉言改秋傷於濕爲秋傷於燥。在義雖爲可取。而清燥救肺湯一方。更印定後人眼目。致令世

酸故於食前則用果醬。食後則進菓品。使由糖份轉化爲酸。吾人每患胃酸過多。不當多進糖菓。以增其酸。致釀胃病）胃液中之要素。卽爲鹽酸。吾人所食之鹽。無論直接間接。（間接者如醬油鮝魚醃肉鹹菜等）均能因水分解而成輕綠與輕養化鈉。輕綠卽是鹽酸。能使肌肉素及纖維素。（卽含淡素之蛋白體。例如動物之瘠肉俗稱精肉。能起絲縷者。植物之筋絡。俗稱爲渣滓者。）溶解其一部份。使成流質。而其不能溶解者。則賴強鹼性之輕養化鈉。令其軟化而成食糜。（譯稱配潑頓）並使食物中之脂肪及油。變成肥皂。以補胰液素之不足。於是取精華而棄糟粕。經過九迴之小腸。而入三曲之大腸。排洩而成糞便。蓋其推陳出新之作用。賴有空腸中所存之氣。逐步推動而下。正與筆管兩端各塞一濕紙之團。插入竹筷。壓使上端之紙團下行。則下端之紙團。卽被空氣壓出之理相同。食物在胃腸中須經四十八小時後。始能作用完全。排泄而出。若使澱粉不能在胃中消化。則患消渴痰飲及糖尿之病。肥人多痰。易患糖尿。最爲難治。但用黃蓍。可使空腸中之氣體上升。不令食糜迅速下降。庶澱粉化糖之作用完全。不致岔行歧路。由『門靜脈』轉入腎臟而

之論燥者。咸知偏執甘寒。而不復知有寒燥一病矣。仲景五苓散之治口渴。其功用全在桂枝溫陽。苓澤利水。知其義者。庶可與論燥病。

傷寒評價

介紹幾位學者之態度

王震齋

科學發達的高潮。澎湃了整個的宇宙。文化昌明的浪花。融會了新舊的醫學。所謂『物競天爭。適者生存』在這二十世紀的進化時代。當然是擇善而從之的。

誰都知道。中國醫藥有幾千年光榮的歷史。是多麼偉大。是多麼神聖。中國講醫藥的書——如農工法政——都多。那末我人要估定牠的價值。辨認牠的眞際。要從這許多許多的醫藥書中去整理。自然是先要尋獲牠的核心。方才可以下手。什麼是中醫的核心。傷寒論差堪近似。茲將古今中外學者關於傷寒論的言論。略舉幾個例子吧。

華陀說——張仲景之傷寒論。可謂活人書

至膀胱卽不致有過剩之糖。（予在民國七年主編申報自由談時。已有譯述美國醫家會議證明黃蓍能治糖尿症之奇效而在先君所註東垣補血湯中則有黃蓍不宜多用。致患胸膈脹懣之訓。）但以黃蓍當歸大補氣血。爲治煩渴引飲內傷虛勞之聖藥則已盡人皆知。故吾嘗謂司馬相如所患之文園渴病。殆卽糖尿症耳。玆就生理衞生學中。有關食物滋養之記載。摘叙於后。以供參考。庶於上述之所需要。儘足以資選擇。或不嫌其贅煩歟。

吾人於呱呱墜地之初。開始飲食。必爲乳汁。乳含蛋白質甚微。不及米麥四分之一。但因未嘗食鹽。故其胃中尙無大量之鹽酸。卽其食物所含蛋白亦正不宜於多。故凡乳哺得其宜者。日見其血肉調勻。肥嫩可愛。而餵糕糊者則相形之下。必覺其粗糙可憎。此蓋由於米麥所含澱粉。全賴唾液以助消化。轉變爲糖。始能生血。非若乳質中已早變爲糖者。故其結果大有逕庭。且在乳質中所含脂肪較之米麥爲多。凡食肉者。如果擇肥而嗜。其人必肥。此亦因其所含脂肪多也。惟如脂肪過多。而無鹼性物以資消化。則必發生酸腐。亦有害於營養。故凡哺乳過量。必吐乳酸。而腸肥腦滿之中年以上者。尤有

也。

閻德潤說——傷寒論不失爲醫中四書者。蓋取其對症治療之價值也。

章太炎說——仲景傷寒論爲時感要錄。其於病機。乃積千百年之經驗而來。

張鳳說——漢時傷寒論出。於是始有統系可言。漸入科學之途徑。而醫學爲之一變。

謝利恒說——內難本經而外。醫家古籍。無過於仲景之傷寒。

秦伯未說——繼內經之後。而以切實之經驗。貢獻於世人者。則爲仲景之傷寒論金匱要略二書。傷寒爲時感之金科。金匱爲雜病之玉律。日本醫學。竊中土之緒餘。以爲三島文明。弈世鑽研。頗有靑藍之勝。如吉益氏父子之精當。丹波氏父子之淵雅。其他若尾臺榕堂。山田正珍。中西惟忠等。皆風發踔厲。卓然成家。要其歸俱取法於仲景。故日本之認爲東方古醫學者。卽仲景之學。

中風之虞。是以選擇食物之中。必當注意及此。最簡便之考量。卽以澱粉爲主。配用脂肪之量。至多不過半數。配用蛋白之量。至少須有三分之一。則於營養所需綽有餘裕。而無缺乏。凡有過剩。可由排洩而出。但使每日能有便通一次。卽可終年無病。茲列各表如次。俾可按圖而索。但非吾人所常用者不錄。以免多佔篇幅。

類別	品名	每百分中所含之量（•以下爲小數）蛋白質	脂肪	澱粉	糖分	附註
乳汁	人乳	一·六〇	三·四〇		六·一〇	上列六種中以鹿乳爲最美仙家豢鹿殆食其乳顧不易得吾人所易得者無過豆乳故吾自廢朝餐而後卽以豆乳冲蛋爲常迄今十四年無一日之病馬相伯已居百歲其朝餐亦如是云
	牛乳	三·五〇	三·七〇		四·九〇	
	羊乳	四·九〇	九·三〇		五·〇〇	
	馬乳	二·〇C	一·二〇		五·七〇	
	鹿乳	一〇·四〇	一七·三〇		二·八〇	
	豆乳	三·七〇	一·七〇		〇·五〇	
鷄蛋	蛋青	二〇·六〇				鷄蛋易得取其脂肪之多與豚肉相等既能耐飢尤易消化
	蛋黃	一六·二〇	三〇·七〇			
米麥	粳米	六·〇〇	二·〇〇	七四·〇〇	所含澱粉加入淡素則化爲糖以下準此	南人食米北人食麥體氣强弱之因於此可見勞動者喜食糯米粽及六穀而其體力轉强亦復於此可見飼鷄用糠則肥嫩可喜吾人食米所缺蛋白脂肪足見宜有別物以彌補之
	糯米	一四·〇〇	六·六〇	七六·〇〇		
	小麥	一〇·〇〇	一·〇〇	七三·〇〇		
	玉蜀黍	九·〇〇	五·〇〇	六四·〇〇		
	米糠	一二·〇〇	一三·八〇	一四·七〇		
肉	猪肉（肥）	一四·五四	三七·三〇			食肉宜精細剁成肉餅或肉圓則易咀嚼消化
	猪肉（瘠）	一九·五一	六·八一			

陳振孫說——傷寒論其文辭簡古奧雅。古今治傷寒者。未能出其外者也。

西醫阮其煜說——竊嘗讀傷寒論辨症特詳。知此書無論內科兒科。對於診斷。詳述其脈。七表八裏。對於病狀。詳述其發熱。頭痛。汗出。惡寒等——。對於判症結局。詳述其辨別生死吉凶諸症。對於治療。詳述其汗下清和固其本原諸法。其不知者。以爲中醫仲景傷寒論一書。範圍甚小。僅論熱病而已。其實醫理顯明。本末兼賅。眞可爲內科各症之基礎書。方得爲中醫內科之有根柢者。凡欲研究中醫內科。必須先讀仲景傷寒論一書。否則中醫內科。不以此書入門者。僅得內科之皮毛。而不能精通其醫理。故仲景傷寒一書。實可改其名爲中醫內科全書。故曰治病不難。辨症爲難。若不知其本而徒事其末。無論內科兒科。無有不僨事者。此中西醫之所以有實學。方有實效。烏可以不揣其本而齊其末哉。醫者其注意及之。

肉類	牛肉(牡)	二一・三九	五・一九	
	牛肉(牝)	一九・八六	七・七〇	
	鷄肉	一九・七二	一・四二	
	鴨肉	二二・五六	三・一一	
魚類	鯽魚	一七・八六	一・四五	
	鰱魚	一八・〇九	一・四一	
	鯉魚	一八・九四	〇・八三	
	鱸魚	一八・六二	二・五九	
	鰻魚	一八・〇九	二・五三	
	烏賊	一九・一二	〇・五六	
	蝦	一八・九八	一・〇二	
	蜆	一八・四〇	〇・八四	
	蛤	一三・一九	〇・八一	
蔬菜	青菜	一・七四	〇・二二	〇・九二
	蘿蔔	〇・七三	〇・〇一	三・七〇
	竹筍	一・八二	〇・一二	五・六四
	菠菜	二・三〇	〇・二七	一・六五
	苔菜	三三・七五	一・三〇	四一・二二
	菇	一一・六三	一・六八	六七・七三
	蕈	三・七三	〇・七六	一二・七八
	芹	二・〇一	〇・一三	三・二二
	茄	一・〇〇	〇・〇六	三・一二
瓜豆	南瓜	〇・五六	〇・一五	六・〇八
	冬瓜	〇・二六	〇・〇二	一・七二
	瓠瓜	〇・八六	〇・〇八	一・九六
	刀豆	二・四〇	〇・一〇	五・三〇
	豌豆	二三・〇〇	〇・五〇	五一・〇〇
	蠶豆	二三・〇〇	二・〇〇	五三・〇〇
	黃豆	三五・〇〇	一八・〇〇	二九・〇〇
	綠豆	二五・六〇	〇・七〇	五三・六〇

牛肉之纖維粗硬因其食草而然吾人食鹽中缺乏硝素(即淡素)不易化之火腿含硝故其功同牛脯

水族中爲吾人所常食者不過上列數種所含蛋白大都類似惟鱔魚含鐵故能補血強筋與豆腐同食加以椒醬則尤鮮美蜆蛤之類所含蛋白亦多至若乾貝蠔肉淡菜之屬則須含硝之火腿同煮否則不易消化

苔菜撕鬆如髮入油煠之令脆用以炒飯頗可口如直接製粉提精能防喉痺及治癭瘤並療梅毒如焙乾研粉調粥或冲湯飲能解血毒預防瘡癤甬人有苦條飯及苦條餅殆其先覺者已先知之矣

瓜類惟南瓜較可瓠瓜即俗稱蒲子者是冬瓜能尅油脂嗜肥者用以嬬正其弊則可瘦人非所宜也豆類中以黃豆最爲有益蠶豆次之豆芽尤佳而豆腐則功倍於乳乳腐能助消化並解麥毒及油毒佐粥暑宜腐皮亦佳凡用黑豆製爲猪油洗沙以作饅首糕糰之餡可調妙用

日本名醫湯本求眞說——傷寒之診斷療法。推述萬病之證治。能晤得其眞髓。則萬病之治。如示指掌。

綜合的事實告訴我們。仲景學說。各國學者公認爲所具特長。醫者絕對有研究的必要。然而中國醫藥革命的火花。已在四野燃燒。我們是負起時代的使命。接受進化的鞭策。去建設民族醫藥。秉着人生的條件。認淸目前的一切。去應付環境。改善環境。精求進化。酌量了我們此時此地的需要。作認識自己建設自己的努力。走上科學的坦途。促成中國醫藥現代化。革命化。本位化。畫一個中國醫藥的新時代。築一個民族醫藥的新建設。

瘧疾與脾寒

陳仁甫

瘧疾爲病名

脾寒是病體

瘧者喻其暴虐也。經言瘧之始發。必先毫毛豎立。伸欠乃作。寒慄鼓頷。腰脊俱痛。寒去則內

類	黑豆	三四·〇〇	一八·〇〇	二三·〇〇		
	豆腐	六·五〇	二·九〇	一·〇〇		
其他	芝蔴（黑）	一九·六五	四四·一五	一九·四二		芝蔴卽胡蔴搾取其油則其殘渣爲蔴糕與炒米拌合加以胡桃能補命門劉阮之胡蔴飯或如此耳栗宜生食細嚼以取叩齒嚥津蘇子由所謂能健腰脚者本此銀杏宜半生食能治白濁及小便頻數百合能治百合病藕粉能行血薾粉則能生血吾人固常用之也
	芝蔴（白）	二〇·五四	五一·五七	一二·六〇		
	胡桃	二八·四九	五九·一九	三·一九		
	栗子	二·九〇	〇·三八	三六·四九		
	銀杏	三·八七	二·一八	四一·七一		
	百合	三·三〇	〇·一一	二四·一五		
	藕粉	八·五〇	〇·五四	五四·三〇		
	薾粉	四·六〇	〇·七六	二六·六〇		

（備考）食物中所含十五種原素。除輕養炭淡外。卽燐硫碘綠矽氟鉀鈉鈣鎂鐵等十一種。魚類含燐。蛋黃含硫。食鹽含綠與碘及鉀鈉鈣鎂鐵等。俱能與硝（卽淡）硫炭養及輕化合。鈣鎂含矽。遇硫養輕則分解成氟。蓋均由於食鹽而來。但其產地不同。卽其所含原素亦有不同耳。人之骨骼齒牙。其主體爲鈣。而骨髓含燐。血肉之軀。則以澱粉化糖爲血。以蛋白質爲肌肉。以脂肪爲肌膚。大凡皮膚枯燥。卽由缺乏脂肪。肌肉消瘦。則由缺乏蛋白。血色憔悴。頭髮萎落。指甲堆灰。則由澱粉不化。缺乏硝素。（卽淡素）以致生疾而不生

外皆熱。頭痛如破。渴欲飲冷。以其寒也•雖湯火不能溫。其熱也則冰水不能寒。令人難當。故名瘧也。四時皆有。而發於夏秋爲獨多。以夏傷於暑。汗出湊開。當風沐浴。或納涼深夜。取快冷食。寒濕內蘊。脾陽被鬱。及秋再遇涼風外束。裹邪不能外越。則隨經絡以內薄。舍於臟腑募原之間。與日行之衛氣相值。邪正交搏。併於陰則中外皆寒。併於陽則內外皆熱。極則陰陽俱衰。衛氣相離。故病得休。衛氣集則復作。淺者病在三陽。隨衛氣爲出入。而一日一作。深者病在三陰。邪氣不能與衛氣並出。或間日或二三日而作。作愈遲者。病愈甚也。攷後人論瘧疾之不離少陽。猶咳嗽之不離肺經也。治法乃以小柴胡湯爲主方。然依余之經驗。瘧疾之標。固屬少陽。瘧疾之本。實在太陰。北人稱瘧疾爲脾寒。殊有意義。蓋太陰爲至陰之臟。輸佈津液者也。脾陽爲寒濕所困。運化乏權。而痰濕生矣。故其治也。非用草果厚朴之辛溫。不能去太陰獨勝之寒濕。

血。百病皆由痰起。洵不誣也。痰為澱粉與蛋白脂肪之混合物。氣盛者上涌於胃。吸入肺管而成咳喘之症。氣虛者下阻。積滯於腸。則患迴腸傷氣之症。瘦人無痰者。大都喜食鹻性鹹味。例如火腿醃魚之屬。蓋醃肉用硝。（硝即淡素）而雲腿所用巖鹽。多含硝硫酸鉀。故其纖維可以橫斷。與鎮江硝肉之理相同。西藥用硫酸鉀以治肥胖病。用硝酸鉀以治哮喘症。亦此理也。蛋白之含淡素。可於皮蛋證明。皮蛋本名變蛋。因其所用之柴灰。實為鉀質。故能自成為硝酸鉀。而使蛋白變為安母尼亞之氣味（安母尼亞即淡輕化合物）但皮蛋忌與藕粉同食。則又不可不知。

綜合上列之結論。則可一言以蔽之。即凡每食三合米時。以百廿斤為一石。約七兩有奇。含水成飯。適約三碗。所含澱粉量約為五兩。葷食者無論魚類肉類。但有三兩。即已儘足有餘。素食者。則需豆類以代魚肉。單用豆腐。則須三倍其量。如僅賴乎蔬菜。則必面有菜色。終不免於骨立形銷。身如槁木。至於脂肪油類之多寡。則與喜食酸鹹。恆有自然之作用。（脂肪酸遇鹻即成胰皂）大抵五味各有所投。以遂其欲。肝欲酸。心欲苦。脾欲甘。肺欲辛。腎欲鹹。然而欲不可縱。

而截其生痰之源。所謂無痰不作瘧是也。加半夏陳皮之豁痰利氣。然陳夏可豁之痰。尚不成瘧。成瘧之痰。必頑而凝固。故重則常山。輕則甜茶。方足以去頑固之痰。更佐之梹榔枳殼以寬胸中之氣。再以柴胡解少陽之表寒。黃芩清少陽之裏熱。（舌苦白膩忌用）余治瘧每用上法。投一二劑輒能奏效。而未聞曾有流弊也。何如今之醫者。拘於仲淳瘧之發也。中氣先虛之說。故目常山草果等為畏物。仍根據小柴胡湯之成方。動手即以參棗等溫補之品。致濕濁愈滯。而邪愈熾。畏其中滿而中反愈滿。纏綿不已。遂至不可救療者。實醫之故也。夫虛而當補。自有所據。凡脈形微弱者可補。形體虛羸者可補。病後患瘧者可補。瘧疾延久者可補。因截而反劇者可補。總之燥脾寒之法。是治瘧之常用溫補之品。是治瘧之變也。能明此義。則用其常而達其變。庶治瘧不致殺人矣。餘如但熱不寒之癉瘧。寒盛熱微之牡瘧。受嵐瘴之毒之瘴瘧。寒自在調節。博物志云。皇甫隆遇青牛道士告以養性法云。食去肥濃。節酸鹹。保生要錄云。凡食熱勝冷。少勝多。熟勝生。淡勝鹹。東坡養生頌云。已飢方食。未飽先止。明乎此者。卽當知其調節之方。李笠翁之頤養要旨。只就所喜食者。以爲藥補不如食補。蓋亦可謂食養之方也已。

◻夏令食養

蔣文芳

我人綜合地吸取營養素。補充新陳代謝上之消耗。維持生命之繼續而助長其發育。是項營養素。以化學成分言之。爲含有碳氧氫氮硫等元素之蛋白質。含有氫氧鈉等元素之脂肪。含碳氫氧之碳水分合物。含有氯鈉之鹽類。氫氣化合之水。以及其他鐵鈣等元素。以生活素言之。食用動物肝乳卵黃。以吸取甲種生活素。食用五穀豆類。以吸取乙種生活素。食用水果蔬菜。以吸取丙種生活素。食用動物脂肪。以吸取丁種生活素。食用肉類豆乳。以吸取戊種生活素。可見日常食物。應綜合取用。以免偏頗阻礙生機。多致疾病。更可知主張素食肉食各趨極端。均非養生者中庸之道。換言之。卽主張素

已復熱。熱已復寒。噫氣惡食之食瘧。或一日二三次。或一次無定期之疫瘧。卒感尸疰客忤。脈來乍大乍小之鬼瘧。元氣本虛之虛瘧。本病久延之勞瘧。結成痞塊。經年不愈之瘧母。間二日而發之三陰瘧。襁褓小兒之胎瘧。皆瘧之變常者也。另有主治之方。參閱雷少逸所著之時病論可也。

截瘧藥之利弊

勿虛山人

瘧之始發也。皆因於長夏納涼。外感暑邪。暑汗不出。邪遂內伏。若體甚者。則外越發泄而爲暑病。俗謂之發痧是也。微者不得內舍營分。直待秋來。或復乘風。或悽愴水涼。寒與衛氣幷居。則暑與風涼合邪。變爲瘧疾。徵之經義。卽夏傷於暑。秋必痎瘧是也。考古典有云。瘧字从虐。苛酷殘暴之意也。

昔古經有暑瘧風瘧寒瘧溼瘧溫瘧牝瘧虛瘧勞瘧三日瘧等之分。顧名既然不一。則證狀亦非一端。其所同者。唯因而已。故智者察同愚

食者。不能武斷肉食之不合衛生。亦猶主張肉食者。不能強指素食之有礙營養。其理一也。

顧時値夏令。邦人寓衛生於迷信。奉行雷齋。恆喜素食一月。殊爲夏令食養問題之値得硏究者。僅就一得之見。臚陳如次

夏令天氣炎熱。一切食物易起氧化。而霉菌亦於本期易於滋生繁殖。歷時稍久。恆致腐敗性。植物性之食物。在比較上稍可持久。在廚房設備不甚週全之中等家庭。留置動物性食物。易招黴菌及蟲類之附着與集合。頗足引起危險。自不若素食之潔淨而安全。

暑期晝夜之溫度相差殊巨。日間人體受環境之壓迫。毛孔大開。盡量散放體溫。恆致揮汗如雨。苟遇驟來之涼風。或入夜而溫度降低。在調節機能不甚靈敏者。往往遭受寒冷之侵襲。反致體內溫度不能適量保持。腸胃之消化。受其影響而呈遲鈍。所進食物。有停滯之結果。當此之時。則所滯食物。如係植物性者。爲患尚小。倘爲動物性者。則脂肪凝固。每召胃腸炎。而致吐瀉。良以植物性脂肪如豆油。其溶解點低於動物性之脂肪如猪油也。由此推想。則亦以素食爲宜。

者察異能識其一。則諸者可以隅反矣。

凡連日而作者病淺。間日而作者病深。漸早爲輕。正氣勝而能外出。漸晚爲重。邪氣勝而必內入。治之之治。截斷而已。近日截瘧藥甚夥。不勝指計。何藥所成。不得而知。然祇一藥。而能愈諸變化無定之痎瘧者。未之有也。須詳察病狀。對症用藥。乃能備悉眞情。若不精究。任意浪投。蒙昧若惷。哀乎。可謂醫之仁術何哉。

大凡痎瘧初起。未嘗發汗。或汗而不透。因氣血未亂。多爲實症。當與疏肌解表法占先。如用麻黃柴胡黃芩羌活杏仁荊芥蜀漆之類。以泄汗爲主。邪隨汗解。然寒邪內侵。營衛經絡。必被其壅遏。肢痠發熱。惡寒頭痛。是也。再佐以桂枝白芍獨活防已通草之類。以通利調和法。莫使餘邪滯留。可以氣血復返徘徊之常。不必拘拘乎其藥力之霸也。若疎忽延久。失於解表。寒熱內陷。燥津灼液。口乾唇焦。潮熱小作。如火蒸然。惡寒頻作。如風吹羽。病機至此。汗之不得。補之

雖然動物性食物爲營養上所必需且已嗜食成習。一旦強予廢除。若不另謀補救。勢將妨礙健康。亦爲理所固然。自應依據化學成分及生活素之類別。予以替代。庶不致因絕肉食而缺乏生活上必要之元素。眞陷因噎廢食之困境。譬如以豆乳替代猪肉之脂肪。以黃豆製品如豆腐等替代肉類之蛋白質。亦綽乎其有餘。而碳水化合物具有燃燒作用。而動物性食物所含者尤富。一經養化增加體温。不若澱粉之和平而合於時令。

循此原則。夏令食養問題之解決易如反掌。惟夏令人體水分之排洩。獨巨。除口鼻之呼出。二便之排出外。更有大量之汗水。不時消耗。故必須充份補充。除飲料外。宜擇多含水分之蔬菜瓜果。隨時而進。關於飲料。以不含糖質者爲最佳。良以糖之成分爲氫氧碳。最易燃燒作用而增加多量之體温。是以最科學化者。莫如藥鋪所售之花露。取爲飲料。不但擇其完全蒸溜水。而絕對清潔。且有清熱却暑之功焉。

■酒的問題

陸伯辰

不能。如涸西江之勢。當以養陰品加入。如牡蠣龜甲鼈甲阿膠檳榔草果之類。以熄熱養津。若正氣虛損。伏邪不得外越。面光無神。形瘦慘晄。脈象沉遲緩弱。急與參芪歸朮升麻等温補之品。升陽益氣。托邪補正。正補則升。邪即從之。瘧自罷矣。諸藥應症施之。屢試屢驗。實以虛治虛以實治。切不可濫用。勢所必然者也。若錯於絲毫。亂於前後。輕則非變腫脹。卽成瘧母之疴。重則厥身忘軀。可不愼歟。

『腫脹之起』因寒熱交作。誤用截藥。或服補品。瘧果不發。邪已內伏。所以然者。邪本欲由表分而出。截之阻其邪路。暑欲達表不能。溼欲下行不得。二相交阻。氣機不行。中焦窒塞。脾不能運。胃不能容。內而胸脘痞悶。外而肌膚腫脹。卽世所謂之膨脹病是也。

『瘧母之起』亦由早服截藥所致。寒熱之發。外雖不現。內確鴟張。氣血運行。受其挫折。易於凝結而成痞塊。藏於腹脅作脹。且痛盜汗淋無論什麽東西在沒有發生他的能力以前。是同樣的不能分出他好與壞的因爲一樣東西的使用。這樣的是良好。那樣的是惡壞。全在對方的反響。雖然在我們日常的習慣上。是認爲不良的壞東西。但是假使能夠使用得當。適合我們所企求的條件的時候。也會變成良好的東西的。

不是嗎？酒本來是好東西。但是經目下虛浮的社會動態薰淘以後。已經成爲習慣上的壞東西。宴會應酬佔着重要的地位。因此而放量豪飲。以致酩酊大醉者不乏其人。行爲失檢。脫離常軌等的越範舉動。勢所難免。對於自身的健康。當然也受到相當的影響了。其實酒對於我們的功勞是非常之多的。只要我們施用適宜和得當。所以酒的現實是一個明顯而有價值的例證。能夠使我們對於「好與壞」有相當的認識。

酒最普遍的用途。是能夠解除一切葷腥的異味。可說盡人皆知。但是牠對於醫藥上的關係。更是重要和有價值呢。

酒的種類很多。牠的性質功用。雖然由於原料製法的不同而相異。但是都由含有糖分或澱粉的物質醱酵而成。主要成分是酒精。

漓。余歷見之痞居偏左者爲多。蓋左脅屬肝。肝爲藏血之臟故也。

以上截瘧藥數味。有正虛邪實者。以發汗法爲先。有陰竭邪蘊者。以養陰法爲主。有正虛邪陷者。以補正法爲要。固知藥性各有專長。不得因其同而忽其異。更不得因其異而略其同。所以醫法有一定之理。而無一定之方。倘膠於某證某藥。則謬矣。

腸澼漫談

陳明德

經云。春傷於風。夏生後泄腸澼。腸澼者痢也。先賢又稱滯下。其謂濕熱垢穢積滯腸中之意也。此病發於夏秋爲多。推其原因。由於暑濕者爲衆。或受風寒之侵襲。或飲食生冷不潔之物。而濕熱積滯。久鬱腸中。故患痢疾者。其腸中之粘膜。必有紅腫處。其所下膿液色白如凍。卽爲白痢。若日久血管破爛。有血液流出。卽爲赤痢。膿血雜下。卽赤白痢也。診時必先觀其體之虛實。病之盛衰。及濕熱之輕重。傷氣傷血。辨其所越幾斯糖分。糊精。甘油。酸。灰分。水分等。其他成分則因種類不同而差異。

酒飲少量有催快之致。能被身體完全氧化。兼有活潑心神。解散鬱氣。刺激胃腸粘膜。促進消化能力。增加體温。擴張表皮的血管。故而更有禦寒的作用。所以在醫藥上常用作興奮順血脈助藥力劑。牠的味道是甘苦辛酸俱全。性大熱有毒。在寒冷的天氣。一切含有水分的東西會凝凍。而酒是始終不冰的。如此更可明白酒性所含熱的程度了。醇而無灰。陳久而不泄氣腐壞者佳良。

酒多飲則傷神耗血。損胃爍精。動火生痰。發怒助慾。致生濕熱諸病。因為酒少飲了固然可以收到興奮作用的效果。假使過量的飲喝。那時必致興奮過度。反趨失常的狀態。所以一個酒醉的人。初起是興奮如面紅目赤等狀。繼而漸現行動。語言離開他平常思想自主和理智的謹慎。自由自在的活動着。再進一步反現衰退之狀。神思恍惚。頭目眩暈。心胸煩悶。甚至昏迷不省人事。腦中血液增加。失去他自制的能力。我們每在冒風寒雨濕以後。大都總是以酒來祛除寒濕之邪。的確是有相當的效果。不過假使過度飲用。一時間雖

損而治之。

至於治法。有表邪者宜疏散。無表邪而內有積者宜消積導滯。濕甚佐以分利。熱重佐以苦寒。感寒佐以温化。燥熱者宜清潤。傷氣傷血宜補。此大法也。現將赤痢白痢赤白痢分述於後。

白痢發於夏秋之交。受寒較受暑為多。因炎熱貪涼。過食生冷。冷性凝滯。脾陽不能運化。清氣不升。脾陽下陷。其症腹痛後重。痢下白色。或如豆汁。脈緩而遲。舌苔膩濁或微黃而滑。此經所謂痢下白沫之候也。蓋痢下白物。皆腸壁黏液及皮組織之剝離。景岳所謂「但白者其來淺。浮近之脂膏也」。治宜胃苓湯加神曲蔻衣。使化濕而消食。待濕開食化。即以枳實導滯丸下其積滯。繼以香砂二陳湯加荷葉穀麥芽等調治之。

赤痢症亦發於夏秋。熱鬱濕蒸。人感其氣。內干脾胃。脾不健運。胃失消導。熱挾濕食。醞釀中焦而成滯下。六脈洪數。或兼弦勁。或滑數有力。

然能夠有效催起體温。然而醉氣一去。體温的損失。必定更比以前增加。並且反而還能影響及腦神經。以致生理作用受到危害。因爲興奮期既去。身體精神都皆疲乏。更有甚至於陷入麻醉。而且還能減少體中脂肪的分解。「酒是脂肪的優良溶劑。二者有特殊的親和力。所以飲酒的過食品比較用富豐脂肪的食物爲宜」。其他更發過度之害的腸加答兒。妨害消化機能。對於胃有特殊的危害。酒有局部刺激力。尤其在胃。因爲胃通常是不吸收食物的。而對於酒的成分却有特有的吸收力。所以受到中毒的影響極速。空腹飲酒比飽食飲酒吸收中毒更快。所以我們在餓肚的時候。酒一進腹中就會發燒。就是酒在胃中迅速的起局部作用。而且還容易呈醉的狀態。由神經系不絕的刺激而潰敗。視聽二官損傷。腦髓生變動。精神機能愈減衰。故而長期飲酒的人。除胃內發生嚴重的病變。外其他一切重要器管均難免受害。尤其是腎臟受毒更早。酒在身體內最初是微血管受到影響。呈血管脹大。更進一步就是肌肉受到危害。呈肌肉痲痹。受害的程度日漸深刻。加害到神經。於是運動和知覺的反應失其常態。尤其是酒後繼續進食辛辣之物。更能傷及筋

舌苦黃燥而糙。或紅刺如楊梅狀。其證身熱口渴。腹痛陣作。裏急後重。下痢頻迸。或腸垢滯血。劇則純下鮮血。日夜無度。面赤唇紅。或吐酸。或嘔苦。胸腹熱甚。按之灼手。小便赤澀。或滴點而疼。此內經所謂「腸澼下血。身熱者死」是也。景岳所謂「赤者其來深由脂膏而切膚絡也。」治宜犀角地黃湯。加硝黃而下熱毒。次以鮮生地。鮮茅根。金汁等甘苦鹹寒之品。以滋液救焚解毒。若積熱未盡者。用五汁飲。加茅根。銀花西瓜翠衣等調之。最後用元參。麥冬。北沙參。生地之類以滋養。此急性赤痢之治法。又有緩性赤痢。其證腹痛下痢。裏急後重。但下腸垢形如紅醬。治宜白頭翁湯加西瓜翠衣。白茅根等。或先用更衣丸排除腸內之熱結。最後用黃連阿膠湯加鮮石斛。鮮稻穗等。以善其後。

赤白痢。內經所稱腸澼便膿血者是也。今時有稱濕熱痢。亦是此病由於濕熱食滯交阻腸胃而成。初則大便泄瀉。繼則轉爲下痢。赤白相

骨發生出種種的慢性疾患。若酸敗之酒不宜飲食。而且容易引醉。糖分多的酒飲之輒下利。又溷濁不清的酒中含黴菌飲之也易下利。更有飲喝多量的酒後大都口渴而喜飲水。而普通的習慣總是以茶爲主。那是非但對於腎臟有傷害以致腰膝重並還有發生水腫痰飲等弊病。

普通在酒醉後醒酒之法。大多用鹽開水或醬油湯。輕症有效。重症難以收功。現在再介紹數法。以供酒醉者參用。不過有得酒醉受苦。而且身體健康受到影響。還不是及早注意自己監制。以不醉爲原則。所以這裏的附錄。亦是以備萬一而已。枳椇子是中醫治療酒疾的主藥。故而大醉不醒的人。可用枳椇子煎湯灌之。或用菉豆研水灌。也有用青甘蔗汁或蘆菔汁灌服。其他葛花鹹滷赤豆等也有相當的效果。以上所說的醒酒的藥物。大都是有清熱解毒。或滌胃清心。或除煩止嘔。或消穀利水等的功能。所以能夠醒酒療酒疾。

關於酒的大概。已經約略的述過。現在再分述酒的種類和牠的醫療作用。以及與其他藥物配合價值。於後。不過這是限於作者個人所見聞的。如有遺漏和不到之處。那須要編者和讀者的賜教了。

雜。腹痛後重。便不能爽。口渴煩燥。頭脹胸悶。嘔
噁頻作。小便赤澀。舌苔黃白相兼。脈象濡數或
弦數。治宜藿樸胃苓湯。加木香梹榔丸。用以導
滯止痛。繼用鮮荷葉炒穀芽扁豆衣淮山藥石
斛等。以健脾和胃。尙有紅多白少。白多紅少之
異。白多者。內關脾臟爲多。因其過食生冷瓜果
等物。錮結腸胃所致。其證胸腹脹痛。腸鳴下痢。
痛一陣。痢一陣。痢之仍後重不暢。舌苔白。脈弦
遲。治宜藿樸胃苓湯。加丁香紫金片等味。溫中
止痛。若下痢頻頻。腹痛拒按。舌滑而厚。治宜備
急丸。下其積滯。繼用醉鄉玉屑丸調理。赤多者。
內關肝臟。每有瘀血食滯阻塞氣機。以致升降
不利。脘腹劇痛。下痢紫黑血絲。甚則夾有瘀塊。
舌色紫暗。脈多弦。或弦勁。舌苔黃多紅少而厚
膩。宜桃仁承氣湯。以攻瘀積。繼用芍藥湯加駐
車丸。以潤腸止痛。若痛止痢減。再用黃連阿膠
湯。取其清熱滋血也。

以上所述。乃其大略。尙有風痢。暑痢。噤口痢。

酒母　卽麴。可以釀酒。能化食滯。有米麴。麥麴。白酒藥麴等分別。

酒精　在現在一般的認識。大都以爲酒精專用於外治消毒劑。比較牠的內治作用來得普遍。其實無論什麽酒類中都含有酒精。不過是牠所含的量有多少吧了。牠是一種無色透明揮發性的液體。味如灼有特異的香竄性。可以隨時混和在水。以及其他的物質中。是屬於興奮藥一類。能夠刺激腦脊髓及末梢神經。活潑精神。快利呼吸。興奮心臟等機能。促進他的血行。盛其神思。而去其睡眠。用少量有上述的功效。若用大量。反而有麻醉性。對於失氣虛脫及疲勞狀態等疾患。用適量有效。外用可作刺激誘導及止血防腐劑。

酒釀　卽未榨出酒的米酵。甘溫微辛。能補氣行血。生津益髓。助運化。發痘漿。多飲亦能使人昏醉。以及助生濕熱。因爲甘味比其他酒類特厚。所以嗜食的人非常普遍。連婦女幼兒都極表歡迎。

米酒　苦甘辛大熱有毒。能使精神爽快。苦能下。甘能居中而緩。辛能散。故而用作導引藥勢。可以遍行全身。通血脈。潤皮膚。厚腸胃。祛風寒。養脾扶肝。止腰膝疼痛。殺百邪惡氣毒。

高粱　辛甘大熱有毒。辛甘能夠升揚發散。大熱能勝濕祛寒。開

五色痢。休息痢等。茲不再贅。惟妊娠下痢。名曰子痢。必宜注意。雖多由於濕熱積滯。鬱於腸中。而爲腸澼膿血等症。其初起多實。日久轉虛。或成虛寒之痢。務須辨其寒熱虛實之異。參以安胎之藥。惟病在孕婦。其治有別。切忌蕩滌腸胃。疎利膀胱。亦在所禁。宜用仲景黃芩湯。白頭翁湯等出入治之。又如產後下痢。則虛多實少。治法亦宗仲景。如「產後下痢極虛。白頭翁加甘草阿膠湯主之。」之意。總之凡治痢疾。或通補兼施。或濕熱並治。隨機應變。庶克有濟。

痘疹概論

龍亦凡

「定名」痘疹之名。以疹形如豆而得。舊時有天瘡。虜瘡。聖瘡。天花。百歲瘡。豌豆瘡等稱。其實一也。

「源流」先秦醫籍。未見著錄。外台祕要引肘後方始云：「建武中於南陽擊虜所得。呼爲虜瘡。」語焉不詳。據痘疹叢書謂「張騫使西域。始將痘傳入中國。」張氏醫通則謂「馬伏

鬱消積通噎膈。散痰飲。利小便少飲對於身體有補益以及興奮作用。但含酒精成分過多。一切酒病多半飲此而起。

麥酒　所含酒精成分很少並且含有幾分的滋養料故而比較高粱等酒稍可優良。現在盛行的啤酒。就是麥麩所做。

葡萄酒　甘辛熱有微毒。能補血暖腰腎益顏色之功和健胃強壯的效力老年人飯前飲少量極佳。

白蘭地　辛甘大熱有毒。主中寒。治霍亂。能清醒睡眠。有振起怠情。活潑精神的特性。世俗於霍亂症多用之

五茄皮　五茄皮煎汁和酒母釀酒。治一切風濕痿痺。壯筋骨。塡精髓。確有相當的效果。

虎骨酒　虎脛骨一具炙黃搥碎釀酒。治腎虛骨弱。臂脛疼痛。膀胱寒痛歷節風痛等症。

木瓜酒　先將木瓜蒸熟。然後再煮酒。能舒筋攣。利腰脚。治轉筋補肝脾。不過病愈應止。不宜久服。

地黃酒　用地黃絞汁和酒密封或將地黃煎汁釀酒。有補虛弱。益精血。壯筋骨。治產後百病之功。

波定交趾。士卒感染而得此」亦難置信。要之。痘疹之發。現當在東漢以後。可斷言也。

「病源」痘疹之發。與痧疹同爲人體毒質排洩之路。蓋當成胎之時。父母慾火之遺毒蘊藏於胎兒骨髓深處。觸於歲時流行之毒。即感之而外發。不過痧之伏毒淺而痘之伏毒深。痧疹之毒。伏於肌肉。故其發動也起於脾。痘疹之毒深藏骨髓。故其發動也深出於腎。唯其發動於腎。故恒牽涉於腎間之元陽。元陽虧者其痘不獲烘托之力。常致痘出不快。陷爲逆證。不若痧疹之淺在肌膚。易於透徹也。此古之醫者有痧宜清涼。痘宜溫補之說也。

「證狀」痘疹之發。其初幷無若何顯著之徵兆。而可資吾人診佐者。初起惡寒發熱。類似感冒。繼增咳嗆。吾人此時驗其兩耳鼻尖足尻發冷者。乃痘候也。再驗其耳後有紅絲赤縷突起。脈洪大而弦數。則痘將報點矣。痘之報點先於胸窩或面部現紅色痧子。兩顴之間現出花

乾薑酒　用乾薑十二盎斯。煑後去渣。另放置一處。再加酒石酸三盎斯。白砂糖八斤溶解。亞刺比亞護謨溶解於水。加枸櫞酸油壹百廿滴。並去渣澄清。乾薑汁冷至華氏壹百度。更與各種溶液混合。此外入醱酵素。煑沸裝入瓶中密栓。經相當時日再服用。味甘清涼。爽快。心氣更宜夏日飲服。可以消煩渴。解鬱氣。而且所含酒精成分很少。故而雖然不喝酒的人也可稍進。能使心氣暢舒與勞倦忘却。暑熱消除。無論何處都可以自己製造。

木鼈子酒　番木鼈一分。浸入清酒十分中。用二滴至六滴。能增進食慾。強健脾胃。

苦味酒　用陳皮五分。莪蒁三分。龍膽五分。浸在清酒一百分中。對於食慾不振。用之可以幫助消化。每次用二十滴。

碘酒　除用作外治消炎。解毒。殺菌。防腐之外。對於內服可治頑固的嘔吐。卽交感性的嘔吐。不過用量須要注意。用一滴至三滴。假使過量則反而要起劇烈的胃炎及嘔吐。以及其他較重的弊病。我們只要看在外治的時候。如果碘質較厚。那時皮膚必定焦灼。內用更不容疎忽。故而配製應當愼重。普通總是以碘一分和稀酒精十

紋。耳尻與中指獨冷。此皆痘疹之特徵也。痘疹初起。約三四日或五六日而報點。又二三日或三四日而起脹。起脹者顆粒次第湧高根脚與皮膚之界。發爲腫狀。蓋卽灌漿之預備也。漿灌三日。毒已發足。至此時期。卽結靨而漸愈。此痘證經過之大概也。

「治療」痘與痧既同爲人體毒質排洩之路。故其治法均同以透達爲主。唯是二者毒伏有深淺之不同。故其用藥有輕重之別。蓋痧毒淺在皮膚。發散卽達。痘毒伏在骨髓。非托莫出。此古醫者有治痧宜表治痘宜托之說也。大抵痘證初起。二三日身熱時。治宜解表使痘易出。四五日當清涼解毒。使痘易長。六七八九日。正值灌漿之時。此時用藥宜雙補氣血。使灌漿充滿。邪毒盡出。方無餘恙。十及十一二日。清利收斂。使痘易靨。此治痘常法也。而痘證變端瞬息不同。較痧疹尤爲複雜。上述治法。乃痘之常。其他變證治療。因限於篇幅。不克詳述。閱者可參

二分混合應用。

其他關於酒的種類配合應用不止上述各種。必定更有很多。如當歸酒人參酒木香酒金銀花酒等等不勝枚舉。不過牠的功用。則都與所配合藥物的本身作用相差無幾。所以也不再一一贅述了。

總之無論什麼東西用得適當就是好。不當就是壞。「酒的問題」當然也不能例外的。

■關於蔬菜

傅瑞眉

語曰。「病從口入禍從口出。」飲食之道。可不愼乎。愼者何毋嗜過偏。因體制宜是也。社會人士究烹調而求精潔者。固不乏人。其能注意於性味損益者實鮮。飲食之物品類萬千。滋養不一。人體之生活情狀。又有強弱老幼男女勞逸之別。益以天時地理之影響。其所需之養料。亦不能不隨之而異。苟不知所宜忌。隨時發生太過不及之弊。觀乎貴族階級。豐衣足食。平時冷飲無度。油膩雜進。飢飽失常。消化爲之停頓。遂有胃病等證發生。然貧賤之輩。都係工役農民。平日咸食蔬菜之類。大半皆身強力壯。體格健全。因蔬菜富有炭水化

考痲症專書可也。

「辨別」痘證吉凶。全在形色。色以光明紅活爲吉。晦滯紫暗者凶。形以報點尖圓堅厚者吉。細密空浮者凶。起脹以發榮滋長者吉。粘聚糊模者凶。灌漿以飽滿充足者吉。清薄乾枯者凶。結靨以斂束完固者吉。枯朽散漫者凶。其他如發熱時而見腰痛。見點後而發腸鳴失氣者。一爲先天腎壞而邪逆於裏。一爲後天胃敗而中氣下陷。最爲危候。多屬九死一生。而爲習醫者之不可不審知也。

「禁忌」痘疹禁忌繁多。患者宜特別將息。其如風寒飲食愼節之外。尤忌觸濁穢。蓋人身營衛氣血。遇香則通行。觸穢則凝滯。痘疹一證。既全賴氣血和暢。方易成功。若營衛凝滯。則熱毒無由發洩。必至變證百出。莫可收拾。古人出痘。室中必迎奉痘神者。事雖屬於無知。而清潔實堪取法。至於醫者用藥方面。痘出當分先後期。先期痘出甚速。無須狂表。後期起脹灌漿遲

合物及維他命亦含有蛋白質及脂肪。故蔬菜一類。極合養生。對於病人。尤屬相宜。蓋有病之人。脾胃消化力必較平時爲弱。而蔬菜較諸動物容易消化。且富於營養料。故病人服食蔬菜。確比任何物品爲佳。茲略述數種於後。俾有所採擇焉。

白菜 甘温無毒。功能通利腸胃。除胸中煩。解酒渴。又治瘴氣。止熱氣咳嗽。冬日尤佳。和中利大小便。此菜普通人最爲常食。產楊州者佳。葉圓而大。或若箑。啖之無渣。絶勝他土者。疑即牛肚菘也。

黃芽菜 此係菘之變種。葉與柄皆扁闊。葉色淡黃。秋末可食。其味較遜。性甘温滑無毒。功能和中。利竅降氣。止嗽。除胸悶。解酒渴。補虛羸。潤肌膚。清音聲。利五臟腸胃。通大小便。惟患痢者宜忌。因其性滑洩也。

油菜 辛温無毒。能破癥瘕結血。治產後血風及瘀血。煮食治腰脚痹。療遊風丹腫。搗敷治瘭疽豌豆瘡火燒瘡。此物功能活血。產婦惡露不多者。食之頗屬相宜。患有腰脚病者。不可多食。食之加劇。又損陽氣及口齒病。素患胡臭者。亦在所禁。

菠菜 甘冷滑無毒。功能下氣調中。止渴潤燥。利五臟。開胸膈。解

遏。有賴補托。凡痘未出盡。不可清涼。因痘得寒將有凝滯之患。熱毒未盡。解不可温補。因毒得補將有蘊蓄不能化漿之虞。此爲醫者之不可不注意也。

「豫後」痘脫痂後。無論有病與否。皆須就醫服養正清血之方數劑。以清血分之餘邪。而扶正氣之虧損。否則必變生丹瘤牙疳癰疽瘡疥之患。至爲繁雜而難治。病者切勿可因痘痊而疎忽而貽功虧一簣之後悔也。

「結論」痘疹爲惡性病證之一。患是者不但在病期中將息繁難。痛苦萬分。而灌漿時偶一不愼。厥成面痲。即遺終身之羞。近世種痘發明。患者日少。造福人羣。殊非鮮淺。

飲食談屑

萬志仁

食是人生第一件要事。並且無法替代。人類如是。凡動物界無不如是。孟子曰。飲食男女。人之大慾。食的問題。是歷古到今所很費研究的。無論一個窮人。窮到極點。對於食的問題。不

酒毒。宣腸胃熱。通臟腑血脈。治跌打損傷。凡人久病。大便濇滯不通。及患痔漏者。宜常食菠菜之類。滑以養竅。便可自通。此物服丹石者宜食。汁可煉霜。制砒汞。伏雌黃硫黃。多食令人脚弱。發腰痛。動冷氣。素患腹冷者。食之必破腹。忌與䱇魚同食。食之能發霍亂。

薺菜　甘溫無毒。功能明目利臟。和中益胃。補肝。治目痛。根葉燒灰治赤白痢極效。子甘平無毒。明目。去翳。補五臟。治目痛青盲。腹脹。風毒邪氣。上壅。解熱毒。久服益目光。此物遇飢歲。以水調成塊。煑粥或作餅食。甚粘滑。惟患氣人食之動冷疾。與麵同食令人胸悶。曾服丹石者宜忌。

旱芹菜　甘寒無毒。主寒熱。散痞結聚氣。糊丸空腹溫酒下。治濕熱。久食除心下煩熱。且能令人肥健嗜食。此物稟清陽之氣而生。能清理胃中濕濁。治霍亂。與香薷同功。

水芹菜　甘平無毒。治女子赤沃。止血。養精。通血脈。益氣。搗汁服。去伏熱。殺藥石毒。又能去小兒暴熱。大人酒後熱。鼻塞。身熱。去頭中風熱。利口齒。利大小腸。且能治煩渴。崩中帶下。及諸黃病。水芹產生於水。須防有蟲隱於葉間。視之不見。令人為患。面青手青。腹滿如妊。

能不解決。衣衫襤褸則無妨。必需飲食。一日三餐。稍遲不可。一個富人每日三次的飲食。亦所不免。則飲食與人體之關係。可謂最大的切身問題了。

「病從口入」是一句老古話。任何病症。都與飲食有相當之關係。則飲食之衛生清潔。尤宜講究。孔子肉不正者不食。腐臭者不食。飲食宜注意衛生。以防疾病。

飲食有因地土不同。而習慣轉移。如西人以麥為糧而食麵包。我國北方亦不食米而食麵。四川人喜辣。其它喜甜喜酸之類。各各不同。

人類更有一種特性。為好刺激與麻醉。如煙酒茶咖啡之類。均為治病之藥品。都因它有刺激和麻醉性。於是由試用而習慣。由習慣而成癮。

飲食過量。每容易致成疾病。古人有言。多食酸澀。令膀胱不利。多食苦燥。三焦閉塞。多食辛烈。肺為損傷。多食鹹。胃病渴。多食甘。中滿生蟲。

痛不可忍。作蛟龍痛。須服硬錫二三觔。吐出便差。其根白盈尺者如馬蘄。食之令人發瘡疥。以其濕熱之氣最盛也。忌與醋食。有鼈瘕人亦宜忌之。

黃大豆 大豆之帶淡黃色者。甘温無毒。下氣寬中。利大腸。治水脹腫毒。療痘後生癰。此物作腐製醬榨油。爲日用之必需品。凡小兒痘瘡生於要害者。以生黃豆嚼爛厚敷之。即移生他處。然善生痰動嗽。發瘡疥者。不宜多食。食之令人身重面黃。

黑大豆 大豆之黑色者。甘平無毒。調中下氣。除熱袪風。利水化穀。活血消腫。止痛明目。補腎鎮心。通關脈。烏鬚髮。平日常服。令人長肌膚。益顏色。塡骨髓。助氣力。補虛增進食慾。此物色黑屬水。爲腎之穀。入腎之功獨多。以緊小者爲佳。鹽水煑食。尤能補腎。得猪胆汁。石蜜。牡蠣。杏仁。前胡。艮畏五參。龍胆。小兒十歲以內。以炒豆與猪肉同食。必壅氣致死。服蓖麻子者。食炒豆則脹死。服厚朴食炒豆則動氣。均宜忌之。

綠豆 甘寒無毒。清熱消腫。下氣。明目。安精神。去浮風。補元氣。調五臟。厚腸胃。潤皮膚。利小便。治頭風頭痛。寒熱。熱中。消渴。吐逆。風疹。

其宅過飽過餓。均足成病。或不潔之水。飛塵之食。皆不可食。

飲食的標準。一日三餐。遵時進食。食需一定的量。勿過多亦勿過少。少喫閒食。疾病就少。

濕温食物談

張懷霖

人皆知濕温症之情狀。蓋斯症爲最普見之病症。並流行於某一季節。以初夏濕令爲最多。患斯症者。其病期經過自十四天以至六十天。有長時期之發熱。厭厭聶聶。乍盛乍衰。氣分有邪者。發爲白㾦。血分有邪者。發爲紅疹。有先白㾦後紅疹者。有先紅疹後白㾦者。有白㾦紅疹幷發者。有連發數次者。如是遷延時日。患濕温者身熱有汗熱不解。舌苔垢膩。挾熱者。黃挾寒者滑液少者糙。口淡無味。因時日之久。長口淡而少味。則其飲食爲最大之問題焉。

西人以腸窒扶斯症。忌食飲。但令其餓。對於濕温間或亦如此。認爲腸窒扶斯治。則每亦禁其飲食。

丹毒。煩熱。熱氣奔豚。腫脹。脹滿。泄瀉。赤痢。解痘毒及一切諸毒。此物稟土中之陰氣以生。性甘而寒。通行十二經。入心胃二經。爲清熱解毒之惟一妙品。惟功在皮。去殼卽壅氣。如解金石砒霜艸木諸毒。宜連皮生研。新汲水服。反榧子殼。脾胃虛寒滑泄者忌之。合鯉魚鮓食。久則令人肝黃成渴病。故亦宜忌也。

赤豆 甘酸平無毒。下水散血。行風縮氣。健脾胃。開心孔。堅筋骨。利小便。辟瘟疫。治寒熱熱中。下腹脹滿。消渴吐逆。此物稟秋燥之氣以生。陰中之陽。色赤入心。其性下行。兼通小腸。能入陰分。水氣脚氣。尤爲要品。入藥以緊小而赤黯者良。煑炒作粥飯食均可。然忌多服。否則下降太過。津血滲洩。令人肌瘦身重。合魚鮓食成消渴疾。作醬同飯食生口瘡。二者均宜忌之。

扁豆 卽普通白色之扁豆也。性甘微溫無毒。功能和中下氣。除濕消暑。行風氣。補五臟。煖脾胃。治消渴嘔逆。霍亂轉筋。吐利不止。研末和醋服。治泄痢。婦人帶下。又能解酒毒。燒存性研末。可解河豚砒霜毒。水絞汁飲。能解一切艸木毒。此物稟中土冲和之氣而生。可升可降。屬陽。其性溫平。腥香微黃。爲脾之穀。入太陰氣分。通利三焦。兼

我國俗諺有『餓勿殺傷寒。喫勿殺痢疾』之謂。俗稱傷寒。濕溫亦在其內。則濕溫不宜食飲。似亦不可厚非。

古書云。傷寒七日不食者無妨。傷寒亦概言濕溫在內。患病之人。胃氣不振。納食呆滯。看護之人。每不願病人不食。病人又口膩味淡。胃呆。聞穀而不香。則雖進食。僅覺淡而無味。或稍欲食知飢。菜不合味。則思食鮮美之品。看護者無知。偶予食。則有轉戾病機。妨害藥力之可能。更以力薄之腸胃。因此而增病。

故名醫夏應堂先生。擅治濕溫。症在濕溫之發熱期。對於病者飲食。最所關心。煑粥之法。以微黃飯。滯勿太焦者。用水煑成粥。去其湯再加水煑。凡三次。米粒已碎。係有穀氣而無滋膩。然後煑成薄粥。令病者呷食。粥菜係有甜醬瓜與鹹大頭菜兩味。不得取其他物予食。蓋此數物營養力雖少。而容易消化。毫無弊端。其宅酸辣甜苦。海鮮。油膩。葷素發物。均不宜食。食之使熱

入胃經。能化清降濁。爲專治中宮除濕消暑解毒之品。久服烏鬚髮。入藥生用。或炒研用。然多食能壅氣。傷寒寒熱外邪方熾者宜忌。

豇豆 甘鹹平無毒。有理中益氣。補腎健胃之功。和五臟。調營衛。生精髓。止消渴吐逆。泄痢。小便數。解鼠莽毒。此物入腎經。爲利水解毒之惟一妙品。入鹽煮食尤佳。但患水腫者忌補腎。不宜多食。

蠶豆 甘微辛平無毒。益氣補中。快胃和臟腑。濇精氣。同韮菜煮食。治誤吞鍼入腹。今人有誤吞金銀物者。用之皆效。實救急之良方也。此物今人多嗜食。需用頗廣。其味稍甘。性和平。爲無毒性食品。有治胃之功。但皮厚而硬。難於消化。中氣既餒者。稍服濡滯。即能作脹。故胃弱之人及小兒不甚適宜。

黃瓜 甘寒有小毒。功能清熱解渴。利水道。解火毒。生食能清暑熱。此物能動寒熱瘧疾。疰氣虛腫。脚氣損陰血。發熱病瘡疥。不宜多食。虛熱天行熱病及病後亦忌之。小兒滑中生疳蟲。尤忌食。禁同醋食。

絲瓜 甘平無毒。有補陽固氣之能。暖胃利腸之力。涼血解毒。通經絡。行血脈。袪風化痰。蠲痛。通乳。痘瘡不快。取枯者燒存性入硃砂

勢不退。消化更不佳也。

濕溫宜食之水果。僅有微甜之蜜桔新會橙。酸者不可食。與嫩塘藕兩種。不可略有水漬。否則又易增病也。濕溫症腸胃間病也。飲食最宜謹慎。

小兒痧子期中飲食討論

陳幼銘

痧子者。麻疹之俗稱也。浙人又呼爲瘄子。是乃手足太陰陽明二經蘊熱所發。小兒病之居多。少壯亦時有之。則以時令傳染所致也。夫痧子之於小兒。比諸出痘固輕。但調治失宜。風寒不避。誤犯飲食。亦致變症百出。禍不旋踵。其危有甚於痘者。豈容忽視。

病家調治。飲食爲先。飲食得宜。不惟病之愈也易。且其治也更可收事半功倍之效。況小兒脾胃脆弱。飲食一道。尤爲重要。今姑以所見。探諸小兒痧子期中之飲食問題。有以檢討一般麻疹雖見證至多。然爲治則當捨標就本。所謂

研末蜜水調服甚妙。此物爲解毒消腫之品。枯而老者爲佳。取其經絡貫串。能通人體經脈也。鮮嫩者寒滑。搗汁敷熱瘡良。多食瀉人。凡血虛液涸而絡不利者。亦在禁例。

冬瓜　甘微寒無毒。瀉熱益脾。通大小腸。利二便。治頭面發熱。心胸煩悶。消渴。搗汁服。療水腫。小腹水脹。及癰腫痱子。切片擦。能解毒。壓丹石毒。此物性走而急。爲散毒下氣之良品。須經霜者乃佳。未霜食之。易於反胃。久食令人瘦。陰虛者忌之。久病滑泄者。亦不可食。

菜瓜　甘寒無毒。瀉熱。利大腸。通小便。解酒毒。治煩熱。煩渴。燒灰。敷口吻瘡。及陰莖熱瘡。久食益腸胃。此物可生食。亦可作葅。然能令人耳目昏暗。冷中動氣。心痛。臍下癥結。發諸瘡。小兒尤甚。天行病後忌之。尤不可與牛乳酪及鮓同食。

茄子　俗名酪酥。甘寒無毒。治寒熱。五臟勞。散血止痛。消腫。寬腸。又治腸風下血不止。及血痔。燒灰敷凍瘡。此物屬土。性甘而寒。烈多食損人動氣。發瘡。發痼疾。腹痛。下利。婦人能傷子宮。秋後多食損目。大腸易動者。尤宜忌之。

蘿蔔　辛甘平無毒。生服及炮煑服。食下氣。消穀和中。肥健人。消

本者。即手太陰足陽明二經之邪熱也。解其邪熱可分三期。第一期是爲透洩時期。蓋痲疹初起。務宜使之透現。不可內遏。則熱毒始得出路。故處藥重用辛散之劑。冀收升透之功。第二期。是爲清洩時期。痧子既現。務使透盡。故繼以辛散。但痲疹乃係熱毒所致。既以辛散攘外。豈可失之安內。故爲裏外收功之計。遂於同時佐以涼潤。務使內部熱毒。亦得清解。第三期是爲清解時期。痲疹既經第一期之透洩。痧點已現。更經第二期之攘外。痧子透全。迄此第三期。亦即痧子回退之期。故繼以涼潤。務期內部所餘熱毒。掃數除清。故爲純粹清解。三期結束。餘毒可淨。兒遂無患矣。

由是觀之。痲疹之治。既以清涼發散爲主。是故飲食之調處。亦以此三期是爲進退。大凡一切辛辣厚味燥悍動氣。以及溫補之品。咸忌。若胡桃辛辣豕牛魚鷄葷腥麵食厚味。性俱滋膩。助火增熱。痧子既爲火症。得之則痧點焦紫。勢

痰止欬。治肺痿吐血。溫中補不足。同羊肉銀魚煮食。治勞瘦欬嗽。生搗汁服。止消渴。有大驗。噤口痢亦可服。此物屬陽。入肺脾二經。治痰有推牆倒壁之功。利氣有熟降生升之妙。惟虛弱者宜忌服之。則氣喘布息。

竹筍 甘微寒無毒。能消痰爽胃。利膈下氣。益氣化熱。止渴利水道。此物功同竹瀝。素有痰疾者宜之。然能損氣發冷血。令人虛且難消化。不宜多食。小兒尤忌。同羊肝食。令人目盲。中其毒者。以生姜麻油解之。

辣茄 辛苦大熱無毒。溫中下氣。散寒除濕。開鬱袪痰。消食殺蟲。治嘔逆。療噎膈。止瀉痢。袪脚氣。此物性熱而散。入心脾二經。爲散寒發汗之品。故袪水濕。瀉大腸經寒澼。甚有功效。惟多食動風火。發瘡痔。令人目盲齒痛咽腫。凡血虛有火者。皆在所禁。

總上所述。雖皆屬於蔬菜一類。然其性味效用。各有區別。有適於此證而不宜他病者。有適於他病而礙及此證者。務須留意。有病者固宜注意飲食。無病者尤不可忽視。病家能知宜忌。則收事半功倍之效。常人謹愼飲食。亦可減少疾病。際茲炎夏。宜揀潔淨而易於消

成不治。又痧證發熱。無有不渴。渴欲引飲。可與菉豆燈芯湯。淡滲清養之品。切勿與冷飲水菓之屬。抑或酸收刺激之品。免致水畜多生變幻。若酸醋、梅、杏、桃、核、柿、李、荸薺、諸似此類。皆所忌禁。蓋酸冷之劑。性至收濇。痧子熱毒。以透洩爲吉。今犯之不顧。熱毒爲酸所遏。伏匿無由透洩。肺氣壅遏。遂至喘脹聲瘖。勢至不救。倘若誤犯鷄腥。致有終身粟起之患。更若誤食糖霜而致熱毒蘊結。發爲牙蝕。是故痧子期中。飲食多有禁忌。必俟兩月。方能疏禁。

惟有所謂一種作漿痧子者。形極似痘而實非。則其頭粒必無根盤。且其色澤必無紅暈。此爲其大別。且疹後痘不結痂。乃係元氣損虧。當大補脾胃爲主。不可誤認爲邪熱未盡。復與清熱退火之藥。是則又弗可拘泥於食養禁忌之成文也。

百合芡實之治肺癆

天流

化者。最爲合拍。蔬菜對於淸潔易化。兼而有之。故夏日有主張素食者。卽此意也。

■牛乳

謝待雪

草木無雨露之灌溉。則不能滋長向榮。人類無飲食以營養。則無以維持生命。吾人之軀體。受諸父母。屬於先天。然吾人欲使軀體日益發展。以進於健康活動。其運用。當屬後天事矣。古人云「民以食爲天」足見飲食乃培養後天之主要因素。此固人所盡知也。

按牛乳歐美人採爲四時之日常飲料。上至達官顯宦。下至販夫走卒。莫不以牛乳爲佳品。晨午晚無間斷也。此固由於歐美人民習俗相沿。可見其對於飲食之選擇。極能注意。取其精華。舍其糟粕。其國民體格之康健。民族精神之強盛。亦有因焉。

牛乳之成份。脂肪含 3.7 蛋白質 3.5 炭水化物 4.9 灰分 0.7。其餘則爲水份。因作飲料。極爲相宜。牛乳滋養成份。旣極豐富。故其除充足脂肪外。尚有維他命甲乙丙之含分。對於先後天不足。失調。暨病後體力未復之人。更屬相宜。蓋人之飲食。非如漏斗。尚需脾胃

肺爲五臟之華蓋。主呼吸之樞紐。津液之總司。體腔內最重要臟器之一也。健康之人。胸部輪廓寬曠。肩背豐滿。乃肺量強盛之表現。其抵抗病菌之能力。亦較顯著。若有一種先天素因或後天誘因。病菌侵入肺臟時。則咽嗌作癢。頻頻欲咳。咯吐稠痰。或痰中帶紅。夢遺精滑。潮熱骨蒸。面色無華。語言困倦。諸證接踵而起。而成肺癆矣。蓋如梅毒瘰癧結核病人。均能遺傳病毒於其子女。腦力遲鈍。體質羸瘦。復由營養衰弱。而盜汗不已。或睡眠不足。而飲食少進。或憂鬱與讀書勤奮。呼吸不鬯。而作沉思考慮者。每有因此數重關係。而致肺尖血行緩慢。血管栓塞。於肺組織細胞上皮細胞等處。有鬱血狀態。則必發生炎症。以發硬固結。此卽西醫之所謂肺結核病也。其理則從解剖而得。論其實際。吾人祇認爲原因。診斷尚不過係一種抽象槪念。而治療固應以症候分析爲其主目的也。古來治肺癆之方。浩如淵藪。陰陽寒熱。各從其用。後

消化機能以運化之。然後精微與渣滓判分。歸納二途。精微則化生血液。敷佈週身。渣滓則輸入腸道以資排洩。如此則為健康之正常生理作用也。

若夫體質素虧。脾胃薄弱。消化機能減退。或因飲食失常。致轉輾罹致胃病。或因久病之後。脾胃疲憊。諸如此類。若遽進以五穀硬性物質。脾胃消化為難。積聚其中。釀成痛楚者有之。發生潰瘍者有之。窒塞嘔噁者亦有之。此等情形。即宜進以牛乳。良以牛乳為流動性液汁。即薄弱之消化力。亦能消化。可免梗阻之虞。且牛乳性平味甘。功能養胃潤膚。補血長肌。嘗見患病者不能進穀食。終日以牛乳為主要食糧。持之以久。非但病勢減退。抑且體質日強。再稍稍助以醫藥。終至回復健康。食慾大增。此事實也。惟其性油滑。有推波助瀾之能。患腹瀉便溏者。應加注意。

嬰孩初生。宜食乳類。人所盡知。然對於乳汁選擇。亦當謹慎。乳母體格強壯而性情溫和者。方有良好充足乳汁。否則寧服牛乳。惟鮮牛乳宜沖淡哺之。乳粉亦須調勻。牛乳較人乳易飽。食量固宜減少。時間亦須限定。俾不致妨礙消化為要。

世醫者。往往莫測涯涘。望洋興嘆。更有於古方無深切認識。無的放矢。宜其取效不彰。病證增劇也。據鄙人之研究。百合芡實二味。本病服之。頗有裨益。考植物食品。能補助某臟機能之缺陷。亦營養療法之一。若心病宜食麥蓮肉。脾病之食棗薯蕷。肝病之食蔗桑葚。腎病之食胡麻黑豆。則同一治例也。今更將二者功用辨列於下。百合本經「主邪氣腹脹心痛。利大小便。補中益氣。」所謂腹脹心痛者。乃肺癆原有輕度胸痛。兼消化不良症者。腹部必呈膨滿之感覺。百合近人以為清涼劑。用之可以消此肺組織間局部之炎症。俾分泌旺盛。間接亦使脾臟消化與吸收機能亢進。脾氣散精。上輸於肺。肺得營養之供給。生機自無形恢復。而諸恙減退矣。仲景百合病之百合地黃湯。後世之百合固金湯。皆著良效。至若芡實。或以為屬腎經之藥。謂其澀精固氣。實則二者合用。既退虛熱。復具收斂作用。能令肺部創潰之處。縮小其範圍。設加牛乳之營養價値既如上述。但其所含之傳染病。亦復不少。不經消毒不宜用作飲料。茲將飲鮮牛乳之普通常識。略分數點於下。以供一般參攷。

(一)牛乳中水分約百分之七八十。多則不宜。

(二)牛乳之標準色澤。爲白而不透明之液體。若淡藍爲攙水過多。橙黃或深綠爲病牛之汁。均不宜飲。

(三)牛乳有血腥氣及酸味者不宜飲。

(四)牛乳沸點以攝氏六十度爲合宜。在此温度可使微菌殺滅。而不變其原質。

(五)牛乳聚藏不可過久。久則乳汁易生「結核菌」。誤食有發生肺病之可能。如加食鹽少許。則可貯藏稍久而不致變壞。

■豆腐

周駿

飲食入胃。蒸精汁而上騰。化糟泊而下降。莫不經口舌而達胃腸也。然口之所以納食。齒之所以嚼食。胃之所以化食。脾之所以磨食。則全賴平時之攝生。方能推陳致新。營養全身。食之卽消。消之隨化。

入於參地二冬阿膠龍牡諸強壯劑中用之。自可收事半功倍之效。治肺之力。良不可泯。此爲臨床上實驗所得。讀者勿淺視之乃佳耳。

牛肉汁之滋補力

沈昌

恃藥物以補養。經多方面之診察結果。配方煎服。其最親切者無過冬令之膏滋藥。惜乎服餌之時間既暫。良藥終不免於苦口。於是食養尚已。食養之中。拙見以牛肉爲第一。含蛋白質甚富。維他命甲乙丙咸備。製成汁後。水分增加。脂肪減少。消化益易。健脾胃。強筋骨。長精神。確有偉大之效能。當民國七年至十年之間。社會人士對此信仰尚淺。經醫藥界之提倡。逐漸發展。今則普遍人羣矣。惟國人自製而精良者極少。大多采自舶來。有之。僅元下公司之出品。該公司經二十年之研究。無日不在進步之中。憶邵力子先生會言。元下牛肉汁與舶來品之功用滋味完全相同。而元下則爲國貨。提倡國貨。表揚美善。均屬吾人之責。其言之懇切可以深次無壅塞留滯之虞。若稟賦素弱。運化遲鈍。不謹於食。飢飽失常。或好嗜膏粱。或強食生冷。則脾腸失運。停阻胃脘。而成霍亂痢疾等症。故吾人爲保持康健。對於飲食。必須加以檢討也。

豆腐乃普通蔬食之一。因其富於滋養。易於消化。在人體各部。有益無害。況夏秋最爲適合細菌繁殖之際。魚肉易呈腐化。人類疾病大抵由此媒介。且價格昂貴。殊不經濟。而豆腐一物。價廉物美。且具療養之功。烹調得宜。其味遠勝魚肉。煎之燒之。均無不可。苟能變易烹調。雖常食亦不致厭。茲將豆腐一門。分述如后。以供參考。

豆腐　所用原料。如黃豆、白豆、綠豆、黑豆、豌豆、泥豆、之類。皆可製成。惟普通多用黃豆造之。製法先以水浸胖。磨碎成漿。滲濾其滓。以鍋煎成。復以石羔末或鹽滷醋澱。置缸中收之。再盛在木架中。以布包壓去其水。即成。性味甘而鹹。含有多量蛋白質脂肪質水分無機鹽等。有清熱解毒、潤燥生津、和中潤腸之功。若因消化不良。胸脘痞滿。大便燥結者。尤爲相宜。

豆腐衣　乃係腐漿在鍋內煎熬時。而面上所結之薄膜。即豆腐衣也。所含脂肪特多。故其滋養豐富。遠勝豆腐。惜不易多得。其價較

信無疑。而愚以爲牛肉汁所以具有如此滋補力量。不可不明其究竟。即成分是也。元下牛肉汁之成分。凡七、一愛克司質。能開胃健脾。二燐質。能益腦壯身。三蛋白質。能養育全身肌肉網膜。四發酵質。能補助消化。五克來亞吞。六克林亞鐵朴。七葛利可儘。以上三種。能增造紅白血輪。排洩血中尿脏肌使全體壯健。精神飽滿。消除各種虛弱疾病。有此七者。宜奏偉效。而國人知者殊鮮。因述之。非敢作無謂之宣傳也。

補血止血活血破血藥之淺說

曹向平

中醫之言生理病理者。多以氣血陰陽爲綱領。論氣當介乎血。治血不離乎氣。陰陽則爲藏府精神及進行性退行性之代表名詞耳。蓋血爲有形。氣屬無形。經曰。血之與氣。異名同類。故血病實根於氣之病也。以世界各科學家之計算。其定量當占人體全身十三分之一。約平均有四——五立脫。除分布各藏器肌肉皮膚血

昂。味甘平。功能養胃潤肌。培補元氣。故老人常食。更爲適宜。若以腐衣燒灰。調入蔴油。可治小兒遍身羅網蜘蛛瘡。或用陳酒調服。可治冷嗽。

豆腐漿 製豆腐時。將黃豆浸胖。磨出之汁。煑熟成漿。而未點化成腐者。（即未加入鹽滷石膏末等）故其水分多於蛋白脂肪。味甘微鹹。有清咽瀉熱潤腸利便等功效。若以每日作爲晨餐。（淡食爲良）不啻爲經濟之牛乳也。更有以腐衣同食。其效猶佳。或以黑豆製成之腐皮。可治勞病自汗。每日空心食一張。以黑豆漿送下。日久頗效。近來滬上專營此業。頗爲發達。十餘年前國人曾在英國設廠製造。廣銷全歐。乃博得外人所贊譽。觀乎此則可想見矣。故於四時食養。殊爲必要也。

豆腐渣 本品在製豆腐時。腐漿中所濾剩之渣滓也。又名「雪花菜」。氣味甘平。若加以烹調。其味極佳。故吾人亦以作爲通常食物。能療一切惡瘡。脚蛀濕爛。無名腫毒等症。其法先以腐渣入砂鍋焙熱。以紅腫處之大小。作餅狀貼之。冷卽更換。以愈爲度。又治腸風下血。用未濾出漿之腐渣。帶水入鍋炒燥爲末。紫血塊者。白糖湯下。

管外。全量之四分之一。則儲於肝藏。故與經言肝藏血。實不謀而合。其能濡潤周身。循環不已。而營其氣體交換作用。尤爲重要。一旦遭受外傷。或內傷。則引起循環障礙。失血等血症之危險。然前人之論血病者。有葛可久之十藥神書。唐容川之血證論等。皆能列其症治。遺爲後世良法。但血之爲病。綜計可分貧血、失血、鬱血、瘀血四種。（一）貧血者。多因營養不良。或久病之後。以致心藏衰弱。血輪弛緩。血色減退等關係。遂不免有疲勞狀態之呈現。治宜補血之品。以地黃當歸阿膠枸杞首烏蓯蓉龍眼人乳等甘溫爲主。山藥茯苓山萸白芍等甘酸爲佐。補血必用溫藥者。以其得溫則易於統攝運化。不致有凝濇傷脾之害也。（二）失血者。血管破裂。或涓滴而出。或下注上溢。如潮湧暴脫。皆危險之候。治宜止血之品。以地榆炭藕節茜草百草霜棕灰髮灰白芨龍牡等酸濇爲主。倘血熱妄行。以犀角元參生地芩連知母等苦寒鹹寒紅血塊者。砂糖湯下。每服三錢。日服三次。雖遠年垂危者。服之亦效。

豆腐粑 在豆腐鍋內結成之焦巴也。俗名豆腐飯滯。因受鍋炙。所含脂肪稍減。味甘而香。有開胃消滯之功。若因消化不良而患腸胃病者。食之尤宜。如與陳冬米研爲細末。可治秋季痢疾。

豆腐泔水 此乃製豆腐時所瀝下之水也。其色白而微綠。清涼無毒。能導熱通便。下痰利溲。又可爲作消毒殺菌之用。故每以洗滌諸皮膚病。其效特著。若常以洗面沐浴。更有潤膚滑肌之功。

豆腐沫 在豆腐泔水上所結浮沫也。如皂沫狀。體極輕。遇風即散。用以治鵝掌癬甚效。若手掌或足掌之膚層層剝落。血肉外露。用腐沫熱洗數次即愈。

豆腐乳、豆腐乾、臭豆腐、豆腐花、豆腐皮、 此皆從豆腐上更易其製法而成也。如豆腐乳。乃以豆腐劃成小塊。待其發酵。入罎內再加鹽、酒、或花椒等而成。其味美。乃爲粥菜之妙品。豆腐乾。以豆腐製爲小方塊。重壓爲乾。故名豆腐乾。臭豆腐。乃以未完全壓乾之腐乾。浸陳芥滷一日夜。取出便是。其味更爲豐肥。豆腐花。製豆腐時。其漿已成豆腐。而未加壓榨是也。可作美味點心。豆腐皮。乃將豆腐漿煮熟。

爲主。然止血藥中。又宜加蒲黃三七牛膝等行瘀之品。否則血止而瘀成。遺害又大矣。（三）鬱血者。屬於子宮性者。則爲月經障礙。屬於淋巴系者。則爲結核硬變。屬於肝脾兩臟。則爲腫脹。或乘風熱時毒。則發癍疹。或滯陰寒。則爲痛爲痺。治宜活血之品。以桂枝丹參益母草牛膝元胡澤蘭鷄血籐膠血竭乳沒等辛甘爲主。但活血必先順氣。氣行血自流通。故又宜佐以利氣之品。（四）瘀血者。營衛不調。衛任失職。乃生腸覃石瘕。積聚難消。在外則壅阻經絡。則變生癰疽。治宜破血之品。以桃仁三稜莪朮大黃蘇木紅花琥珀紅麴等苦瀉酸泄。攻其瘀結。如堅積過深。則非元明粉牡蠣青鹽秋石鼈甲鯪鯉甲水蛭等鹹寒破積軟堅之品不可矣。而世俗徒執四物湯爲治血之方。倘不知所權變。不亦貽誤乎。凡此所述。均屬血病用藥上應具之認識。不可不審。至古人用獨參湯當歸補血當歸建中諸湯之甘温補血。爲從陽引陰之法。犀點化後。感木架中。每以布隔之。壓乾極薄。若皮狀。故名豆腐皮。可作各種珍饈。其用頗廣。

◻有益血症之果類

倪本青

藕 藕對於血症有特殊之功用。其性甘寒。生食涼血。熟則補血。如驟然吐血。速以鮮藕擣汁。以布濾去其滓飲之立止。且無凝結瘀血之弊。因其能行能和也。即平時日食一杯。亦頗補益。其皮其節。均可入藥。皮能散瘀。節能止血。

蓮子 蓮子。甘平微濇。功能交水火而媾心腎。安靜上下君相火邪。又能炊湯煮粥。食之清補異常。

梨 生梨以萊陽產爲最佳。性甘寒略酸。有涼心潤肺。止欬降火。除煩解渴。清利大小腸之功。或加冰糖少些。切片煎湯可以代茶。或熬膏冲服均佳。

柿 柿子甘寒帶濇。潤肺利腸。涼血甯嗽。其如吐血。下血。痔血。皆宜食之。乾者卽柿餅。其蒂入藥。能止呃。以其苦溫降氣也。

枇杷 枇杷。性味甘酸。止渴清肺。利氣。濡潤五臟。或和冰糖熬膏。

角地黃白虎瀉心之寒涼止血。澤蘭葉湯紅藍花酒温經湯當歸芍藥散之寬中活血。下瘀血湯抵當湯丸大黃䗪蟲丸之峻利破血等。使非於古書下過相當功夫者。恐不能措手也已。

論藥量

施濟羣

何謂藥量。藥量者。用藥之分量也。此爲現代之新名詞。一時無以易之。姑仍其稱謂而試論其得失於次。

西醫論藥物之影響於人體。因各藥之性質而有強弱。故區別之爲毒藥、爲劇藥、爲普通藥之三種。用藥時視其分量之大小。而效用不同。劇毒之藥。其用量尤宜審慎。各國政府咸以法令規定藥局方。以示限制。劇藥毒藥。均有一定之極量。極量云者。最大之量。若醫生用藥逾於此量。必須於處方注明其原因方可。故西醫之用藥。有一次之極量。有一日之極量。皆載明於藥物學之中。不可多。不可少。其限制固甚嚴也。中醫雖無毒藥劇藥普通藥之分。然在習慣上。

用開水冲服。能愈咳嗽吐血。

蘋果　蘋果甘而微酸。生食解渴清熱。和脾利氣。煑熟食之。補血增液。

橘子　橘子指市上所售之花旗橘子而言。其性辛而温。其味甘而美。其功清肺和胃潤腸。如午餐後以鮮橘一枚。取汁飲之。有助消化清腸胃之功。

百合　百合以白花者爲上品。性甘和。能潤肺甯心。清熱止嗽。利二便。止涕淚。平時燒湯作點心食。頗有益處。如吐血時以鮮百合七瓣。搗爛加白紋冰一撮。沸水冲服。力能止血。功在清補。

病者對於調攝問題。最須注意。即如飲食方面。尤宜審慎。以上所述之果品。於患血症者。隨時酌食。皆能却病養生。而有益心身。蓋此等食物。僉爲清肺潤腸利氣和胃之品。而血症大概爲吐血便血。且吐血不外乎肺血胃血。便血則太半腸胃熱也。按肺與大腸相表裏。而胃爲陽明之府。能時常以清肺潤腸。利氣和胃之品調之。或可使其無恙。然如枇杷、蘋果、柿子等物。不可多食。過食則恐生他病。須食飲有節。庶幾有益。

亦有其相沿之不成文法。大約普通之藥。少者只用數錢。多者可至數兩。劇藥與毒藥。非至萬不得已時。多不輕用。即有時用之。亦愼之又愼。少不過一二分。多不過一二錢。至矣盡矣。蔑以加矣。雖間有喜用重量之藥物者。然對於劇毒之品。亦未嘗輕於一試也。顧論者猶或疑之。謂藥物中如砒石巴霜之類。固爲毒物。人皆畏而避之。然如桂附硝黃之類。非劇藥乎。何以有用至數錢或數兩而無害者。此其故何也。其說甚辨。吾殊無以難之。然須知用此等藥物。自有其應用之病症。非可以漫無限制者。且用之之時。亦自有其君臣佐使之法。非信手拈來。即可以頭頭是道也。故此等藥物。用之得當。雖多無妨。用而不當。其害立見。亦視其人用之如何耳。曰然則補劑之分量。亦可以重用乎。曰此當視其服食之法如何。以爲斷。如用補劑以浸酒。或爲丸或煎膏。其分量可以重用。因其總量雖多。而製爲成藥。分爲多次以服食。則其力以分而薄。

□竹

謝竹影

梅霖乍過。火傘高張。午後尤不可耐。於是移坐園林深處。藉逭暑熱。但見千竿綠竹。蒼翠拂雲。天末風來。別成清籟。頓覺縞袂生涼。其快何如。俄而斜陽欲墮。透自疎隙。篩影遍地。映成千萬圓錢。如星浴水。景殊幽絕。神思爲之爽朗。夫倚竹思竹。景所致也。思竹話竹。理有然也。話竹寫竹。情難已也。卽就竹之類別。及其功用。分述於後。聊留韻事。

竹葉　味辛甘寒。入心肺胃三經。爲禾本科竹類之葉。狀如箭鏃。有幷行脈。種類雖多。入藥僅苦竹、淡竹、簟竹、三種。中以淡竹爲最佳。其功能淸心胃之火。新久風邪之煩熱。以及喘促氣升。皆因其體輕氣薄。故耳。夫腠理不固之人。每易引盜入室。復加天時之不正。致風熱之邪內襲。在邪客於陽明之時。則見心中煩燥不安。頻頻口渴。熱鬱不化。則煉而成痰。痰熱相凝。壅滯不通。阻於氣道。故見喘促、咳逆、上氣等狀。此時可以竹葉之辛寒。以解陽明之熱。結熱解。則痰自化。痰化則症自平。曾讀仲景治傷寒勞熱大渴。立竹葉石膏湯者。無非

不至患其凝滯也。如用爲湯劑。則重量殊不相宜。因補品每多滋膩。分量愈多。其味愈厚。久服多服。每易敗胃。人生以胃氣爲本。胃氣冲和。則可以運化精微。而滋養身體。若胃氣一敗。其將何恃以爲立命之基乎。況人之患病。初無一定。如服補藥之時。而適挾有外感。則濃厚滋膩之藥液。適足以使其閉伏於內。而無法提之外出。吾見甚多。願人之無忽視也。

煎藥方法

秦春芳

病人服食湯藥。雖品物能精。脩治如法。而煎藥者鹵莽造次。水液不良。火候違時。往往減其性度。或竟失其效用。觀夫茶味之美惡。飯味之甘劣。關於烹飪之得失。可以推知。是以煎藥須用小心謹愼之人。以深罐密封。新水活火。遵守規律。庶克有濟也。茲將煎藥所用水火。以及時間手續。用量等。分別述之。俾病家有所參考云。

□水質

市上煎藥。率用自來水。實卽河水也。河水合

賴其辛寒解除煩熱。服之不致有煩渴傷津之慮也。

竹茹　性同竹葉。亦屬禾本科。爲淡竹之幹部。刮去外皮。取其二青色。呈淡黃。有平行之細絲。狀若海綿。入肺胃二經。功能平逆氣。除煩熱。通脈絡。及一切嘔噦噎膈等症。經云「諸嘔吐酸。皆屬於熱。」蓋風熱之邪客於陽明胃經。則寒熱嘔噦氣逆併作。邪客於肺。則肺金失養。而有煩渴不寧之狀。此時投以竹茹之甘以和其中。而煩不生。寒以解陽明之熱。則邪自退。邪退則寒熱平。於是嘔噦氣逆等亦平矣。更有久病虛羸之輩。正氣早衰。胃津不足。虛火乘勢上亢。肝膽之火助之。致肺氣不得下降。或爲乾嘔。或爲呃逆。病勢危險。斯時當急清肺中之熱。養胃中之津。則竹茹橘皮湯是其方也。二面兼顧。法至妥善。又金匱之治產後虛煩嘔逆。則有竹皮大丸。千金之治產後內虛煩熱。則有甘竹茹湯。均有至理存在。

竹瀝　乃竹之脂液也。此液猶人身之血液。故極能益陰。其色清澈若水。毫無混濁。性屬甘寒。乃滑利之品。入胃腑。達小腸。功能清熱豁痰。中風失音不語。以及經絡四肢皮裏膜外痰熱壅滯者。非此不達不行。夫痰爲火之標。火爲痰之本。火不靜則痰不化。陰不充則火

千流而不竭。納衆汚而常清。更經沙濾澄清。殊鮮弊端。惟有經醫生指定採用他水者。務必遵照。以其性質各殊也。略舉如左。

雨水……俗名天落水。立春雨水宜煎發散及中氣不足清氣不升之藥。若夏秋暴雨承取其水。冷如冰霜。但宜煎時行暑熱之藥。

雪水……解毒除熱止渴。治天行時氣瘟疫。宜煎傷寒火暍之藥。

井水……井水隨時初出曰新汲。出甕未放曰無根。平旦首汲曰井華。能治暑熱陽症。惟平人病人飲食藥用以新汲水爲佳。

陰陽水……以新汲水百沸湯合一盞和勻。卽生熟水。今人皆稱陰陽水。有調中消食之功。凡瘧疾宿食咸宜。又霍亂嘔吐不能納食及藥危甚者。先飲數口卽定。

不靜且陰虛之輩。肝木必旺。痰熱鬱結。煎熬津液。煆煉爲痰。壅滯氣道。不得下降。熱極生風。以致卒然僵仆。或半體偏枯不仁。竹瀝能走經絡。搜剔一切痰熱。且性偏甘寒。故能益陰而除熱。清滑流利。故能走竅而滌痰。蓋痰熱既去。則氣道自會流利。經脈宣通。則中風自可平除矣。更有病者。久不理髮。致髮絮亂而難梳者。可用竹瀝之流滑。稍加麻油和勻潤之。即能理通。

竹筍 爲竹屬之萌芽。種類殊繁。其性均微寒而甘。爲消渴利水道益氣之品。且此品透發之力甚強。所以治痘鬱遏而不透者。頗有靈效。

慈孝竹 竹類之一。性味大致與上列相同。其功專治小兒之百日咳。此類咳嗽爲病最劇。往往連咳數十聲不止。喉中痰哮。咳而不得出。面部紅痕。涕淚俱出。或嘔白色粘痰。手足互蹺。若鷺鷥。故又有鷺鷥咳之名。良由外寒內熱。挾痰交阻。肺受包圍。肅降無權所致。慈孝竹既能清肅肺金而平哮喘。尤能引邪外達也。民間單方多與建蘭葉煎服。

甘瀾水……用流水置大盆中。以杓高揚千萬遍。有沸泡相逐。乃可取用。味甘性輕。能益脾胃。凡病經絡阻滯及內有積水中滿之人。飲食中用此水。亦可以助藥力。

◻火候

電爐煎藥。最爲清潔。普通均取木炭。木炭雖少流弊。嫌其火力太烈。宜於久煑之藥。水量輒易乾涸。其他更非所宜。亦舉如左。

煤火……塊或煤球。多含雜質。有毒不可用。

洋油火……氣味惡劣。亦有毒不可用。

炭結火……宜於煨燉久煎之藥。取其力緩而能使脂汁盡出。若疏散之品。反耗氣味。

◻時間

煎藥時間。種種不一。有先煎一二味而後下羣藥者。有先煎羣藥。留一二味後下者。有煎水減半者。有十分煎去二三分者。有祗煎一二十沸者。要皆各有意義。煎失其法。即失其效。大抵

▣橘之藥治作用

彭玉秀

橘爲芸香科植物。產我國廣東及暹羅美之加里福尼亞各地。其味鮮美可口。又能助消化解口渴。故爲日常之果品。其入藥者。分爲皮紅白絡核瓤與葉七部。七者雖同出一源。功用性質則各異。今分述於後。

橘皮 又名陳皮新會皮。以出產廣東者入藥。曬乾陳久者良也。含中性無色無味結晶體之糖質。其味苦辛。性溫而無毒。氣香質燥。有散逆燥濕理氣和中之能。同補藥則補。同瀉藥則瀉。與升藥則升。與降藥則降。功貴在於行氣。氣行則領導百藥各隨所配而補瀉升降。以致其用。爲脾肺氣分之藥也。

橘紅 有化橘紅與普通橘紅之別。前者產於廣東舊治化州境者。爲上品。蓋取其汁滴入痰中。痰能化爲水也。其質輕浮。其功勝於陳皮。後者乃橘皮之去白者。蜜炙入藥。潤肺行氣。化痰治咳嗽喉癢甚效。

橘白 即橘皮之裏層。其味帶甘。主祛濕化痰。宣通中州。其功固

發散藥及芳香藥。時間宜少。取其氣足而疎盪。補益滋膩之藥。時間宜多。取其味濃而停蓄。茲將各藥應煎時間。約估如左。

煎二十分鐘者：防風 紫蘇 荊芥 蔓荊 菖蒲 陳皮 木香 竹葉 蟬衣 荷葉 馬勃 玫瑰花 代代花 薄荷 鈎籐 葱 桔梗 辛夷 羌活 藿香 佩蘭 甘草 前胡 麻黃 柴胡 升麻 葛根 陳皮 杏仁 白芷 銀花 連翹

煎四十分鐘者：山藥 黃芪 枸杞 杜仲 補骨脂 菘蓉 芡實 菟絲子 川芎 紅花 烏藥 遠志 枳實 麥冬 貝母 沙參 百合 半夏 木瓜 芍藥 山萸 首烏 當歸 黃連 白朮 萊菔子 大黃 大戟 甘遂 芫花 茯苓 玄胡 赤小豆 澤瀉 茵陳

不如陳皮。而脾胃藥中用之•却無耗散之咎。

橘葉 性味苦辛。氣香輕揚。上達肝胃。宣胸膈逆氣。中州痞滿。凡婦人一切乳症。皆可用之。

橘絡 性味甘寒。入絡通絡。散濕滯。活血利氣。化胃中濁膩之積。驅皮裏膜外之痰。更清絡中之餘熱。

橘核 味苦性温。入肝。治小腸疝氣。乃疏利氣分藥也。

橘汁 橘瓤榨汁。所謂橘汁是也。性寒味甘帶酸。甘者潤肺。酸者生痰。市上所售之鮮橘水。乃經提鍊者。爲夏令流行之飲料。能解渴消暑。凡大便閉結。消化欠佳者。飲之最宜。取其滌胃潤腸。增加胃液。以助運輸之功也。

綜上觀之。則橘皮利氣。橘白和中。橘紅宣肺。橘核療疝。橘絡通絡。橘葉平肝。橘汁清胃潤腸。依疾病之所偏。邪氣之所處。各隨其宜而用之。是所謂明乎變化者矣。

■維他命之應用

楊永釗

人體組織需要食物之成分。除水鹽蛋白質脂肪及炭水化合物

茅根 石葦 枳椇 旋覆花 扁豆 鬱金 白頭翁 續斷 常山 檳榔

煎一小時以上者…人參 地黃 石鍾乳 磁石 紫石英 滑石 石膏 伏龍肝 代赭石 金器 花蕊石 龍骨 牡蠣 龍齒 石決明 龜版 珍珠母 鱉甲 穿山甲 羚羊角 犀角 虎骨 玳瑁

■手續

藥物雖經製煉。但煎熬之時。另有手續。約舉如左。

包……凡粉末丸藥。均須包煎。取其不使混濁。旋覆花枇杷葉等亦須包煎。恐有茸毛混雜湯液。凡經醫生指明者。悉應遵守。

冲……膏汁如枇杷葉膏金櫻子膏等。俟藥煎就。冲入攪和。或用雞子黃者。亦必

等營養素外。能以極微量發揮偉大之生理作用。適合身體之營養。保持身體之健康。而爲吾人生活不可一日相離之滋養物質。即所謂「維他命」Vitamin 是也。

夫維他命之種類有五。均爲人體之主要物質。故又名「生活素」或「活力素」。包含於魚類肉類蔬菜及水果等。然因其含量不多。嗜好不同。未能獲有平均之維他命。又因烹飪之不合。致將一部份維他命損壞。倘因某一種維他命缺乏而發現之疾病。謂之「缺落病」Deficiency diseases 即須以缺乏之某一種維他命治療之。方可得迅速之效能也。

（一）維他命甲 Vitamin A 爲淡黃色粘稠之油狀物質。可溶解於脂肪。功能促進發育。增強體力。幼兒長成。必賴此物營養。故又稱「成長促進要素」。魚肝油、奶油、蛋黃、菠菜、胡蘿蔔、番茄、香蕉、紅棗及動物之肉、肝、腎中含量最多。而穀類中祗玉蜀黍一物有此含量。若缺乏此類要素則發育障礙。體力衰弱。抵抗力薄弱。易受細菌傳染。內分泌腺亦易萎縮。此外如夜盲。軟骨。及結膜乾燥症。皆爲缺乏維他命甲之缺落病也。

先將雞子黃攪碎。將藥冲入。

磨……犀角羚羊角等之指明磨冲者。須用瓦盆底和水磨下。再冲藥汁和服。

代水……止血用黃土煎湯代水。止汗用糯稻根煎湯代水等。必須先將適當之水量先煎濾清。然後入藥煎熬。或用花露代水。或用花露與水各半。俱屬因症而施。不可疏忽。

濾清……煎藥均屬混合劑。難免渣滓混雜。煎就之後。必須以紗布濾清。近來各肆均有製就附贈者。使用極便。

□用量

用量可分水量與藥量兩種。略舉如左。

水量……尋常每劑水量頭煎約十四兩。二煎約十二兩。補劑則因煎熬時間較長。約爲十八兩至二十四兩。

藥量……每次以六兩爲準。小兒酌減。

（二）維他命乙 Vitamin B 爲非結晶之物質。能溶解於水中。其成分以米之胚、芽、糖衣、麥、黍、麵包、豆類、落花生、捲心菜、菠菜、洋葱、番茄、馬鈴薯、及牛酪、卵黃、釀母、肌肉等中最豐富。他若貝類及動物之腦、肝、胰等臟器中亦有含分。然而維他命乙與人體疾病有主要關係者。猶有乙一 乙二 之區別。維他命乙一。其吸濕性頗強。主治足部浮腫。指端刺痛。血壓減低。體温降下等症。所以又稱「抗脚氣要素」如糠麩之含維他命乙一。而不含乙二。是也。維他命乙二。於熱之抵抗力較乙一爲強。主治陪拉格症頗有良效。故又稱「抗陪拉格要素」——按陪拉格症係以皮膚紅斑。消化器症狀和神經系障礙爲三主徵之疾病。——如蛋白富含維他命乙二而不含乙一。是也。則患陪拉格症者。可投蛋白之類。以營養患脚氣病者。宜常服糠麩。含量獨富之穀類食物。白米非所宜也。

（三）維他命丙 Vitamin C 爲無色結晶。能溶解水中。凡新鮮菜蔬果品。如橘子、檸檬、葡萄、蘿蔔、番茄、窩苣、豆芽等。皆有豐富之含量。主治壞血症及骨齒發育不良。頗有特效。故又名「抗壞血病性要素」他如急性傳染病高熱時。或患糖尿病者。均可作輔助劑使

中醫教育之新展望

朱小南

閱二十八年七月三日新聞報教育新聞欄。（重慶航訊）教育部以中醫設校一案。　令遵照辦理。近經訂定中醫專科學校暫行課目表公佈。並令各省教育廳查明各該省中醫學校辦理情形。其辦理比較優良者。准照章辦理立案手續。並命令全國中醫專校自二十八年度起一律試行。

查中醫教育一向擯棄於教育系統之外。國醫界有識之士。莫不愸然憂之。蓋歐西醫藥侵入我國以來。喧賓奪主之勢。無日不在進展。本刊主編秦君伯未。乃吾道中之俊傑也。過去努力國醫教育。不遺餘力。主辦中國醫學院。樂育英才。桃李盈門。譽滿海內。今日中醫教育之抬頭。一方固　愛護。然過去努力中醫教育者之苦幹精神。亦未始無力也。

用。

（四）維他命丁 Vitamin D 爲溶解脂肪之結晶、功能調節鈣質燐質之吸收。治肌力衰弱。神經不健。齲齒及齒質石灰性變壞佝僂病。——按佝僂病係由鈣與燐新陳代謝障礙而起之疾病。——缺乏此種維他命。可多食魚肝、脂肪、蛋黃、啤酒、酵母、香蕈、蜆蛤、及海苔蘿蔔等營養食品。並時行日光浴。野外運動使紫外綫照射皮膚。即能收相當之效果。

（五）維他命戊 Vitamin E 亦能溶解於脂肪。爲醫治不姙症之唯一要素。此種成分。大抵含存於植物油。除亞麻仁。胡麻仁、不含此物質外。而以小麥胚芽油。椰子油棉實油之含量最富。至動物性蛋黃乳油之含有維他命戊者其成分亦頗微弱。故欲防預不姙症。祇須多採取植物食品。而無憂維他命戊之缺落耳。

余一年來初病脚氣。繼患水腫。終至內臟虛弱。除藥物外。無日不與維他命爲友。因草此篇。以供一般之參考。或問維他命究屬何物。尚成近世之謎。

余致力中醫教育。亦有年矣。剏辦新中國醫學院。畢業者已三屆。又附設醫院及研究院。供學子作臨床實習。以提高中醫之地位與學術。貫澈服務社會之精神。此與秦君熱心教育事業外。主辦中醫療養院。同一旨也。

要之中國醫藥其關係本國之文化經濟與民生民命。極爲重要者也。今後吾人遵照部令設校研究發展我國固有之醫學文化。研究國藥之效用。而以中藥替代西藥。挽回經濟利益。發動全國創設良好之中醫院。辦理地方衛生事業。以濟西醫藥之不逮。則國醫藥之將來。其前途實無限光明絢爛也。

（澂六按）自教部規定中醫課程。辦理立案後。上海三醫校聯合聘請秦伯未、程門雪、黃文東、吳克潛、許半龍、包天白、章次公諸先生爲教材編輯委員會委員。着手編纂全部教本。從此紛紜之學說。得趨一致。尤爲可喜之事。因附誌之。以觀厥成。

呂正原師尊獨一心傳

氣功名醫

方公溥

科目

瘋科　筋骨痠痛　心病　腦病　肝胃病　跌打暗傷

診金

門診四元四角　出診十六元六角　貧病診金不計

施診不收診金

時間

門診　下午一時至四時　出診　下午四時以後

電話　八二二〇二

八仙橋愷自邇路芝蘭坊廿四號

氣功治療法。為全國獨一。滬江罕見之神術。對於上列各症。凡藥石無效。他醫束手者。一經施治。立見奇功。與推拿有絕對不同之手術。欲知詳細。請閱公溥氣功治驗錄。函索即寄贈。

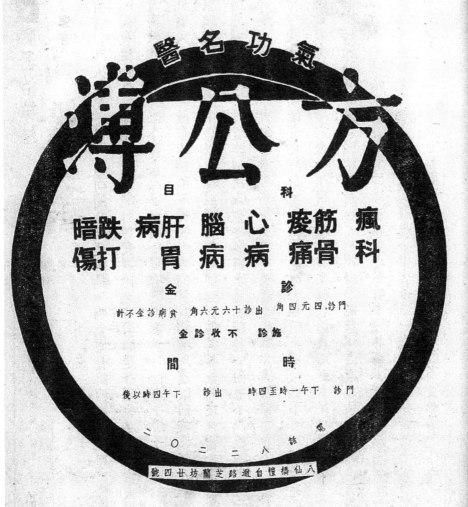

◻臟器治療法

盛心如

導言

荀子有言曰。凡人之患。蔽於一曲而闇於大理。同是一物也。來自歐西。則謂之曰美。產自中土。則謂之曰惡。同是一術也。出於外人。則謂之曰優。製自於我。則謂之曰劣。同是一理也。早抉於古人。則嗤之以陳腐。發明於今人。則炫之曰新奇。舉今世人之目光與心理。有孰不側於片面者乎。曾子曰。莫知其子之惡。莫知其苗之碩。此固人之恆情。則敝帚自珍。而以美自夸者。亦何莫非有所蔽歟。曰無我無人。無今無古。互相比較。揣本齊末。雖兼陳萬物。而中懸以衡。自能權其輕重。而無所偏畸耳。蓋外來之物。未必爲盡善盡美。我所固有。亦非偏惡偏劣。模稜兩可者。無識之人也。存客觀之見者。蔽於一曲也。不能認識夫時代與潮流者。同屬近視。不辨是非。而失却原有之智能者。亦爲盲從。近視者不能與言進取。盲從者舍己耘人者也。現值夏令。翩翩公子。嬝嬝女郎。競尚歐化。相率效尤。如游泳也。冰食冷飲也。固未始不可以解暑也。而疾病之易染。亦以此輩爲最夥者。抑又何耶。殊未知熱帶之地。每多天然之温泉浴之自足以祛病。其食品也。率爲牛羊之肉類。苟非咖啡及冷食。不足以助消化。是以互相調濟。乃能益增健康。勉強而行。靡不有損於身體。今以姣柔之軀。而行冷水之浴。以穀食之質。而過嗜攻伐之品。有不增其病者乎。此蓋風土習慣。飲食起居。各有不同。而體質之所需於營養者。未可等量齊觀也。不察宜否。而一概盲從。謂非蔽於一曲而闇於大理也乎。至於以人爲美、爲優、爲新奇。而以自爲惡、爲劣、爲陳腐者。社會心理。固不啻一端而已也。其尤爲歧視者。則莫若醫藥上之中西新舊之分焉。其實今人之才智未必勝於古人。西人之學術亦未必果優於華夏。黜中以崇西。棄舊以鶩新者。忘其固有之智能。而舍己耘人者也。

觀察社會心理。對於最近醫藥界中。認為治療上所發現之奇績。如各種臟器製劑。在動物睪丸中所提之賜保命。胰腺所提之英素林。肝臟所提之力弗肝等。約有二十餘種。風行社會。美其名曰臟器療法。其實此種治療。原屬中醫之陳法。早已發明於數千年前。平時應用於治療。原無足為奇。蓋動物之臟器組織。暨其活動能力。固與人類有共通之點。藉彼之臟器。以補助此類之不足。或藉彼之病態。以驅除此類之病態。如猴棗牛黃之滌痰濁。馬寶狗寶之療顛狂。鹿茸之補腦。海狗腎之壯陽。所謂血肉有情之品。其治療之效能。有迥非草木金石之品所可冀及。在歐西學者。猶未採用以前。自命維新派之人物。靡不目為陳腐。而執醫者意也之語。為不合於現代之科學。迨發現其功效之後。則又驚為空前之新奇。而為絕對之合於科學。抑何過自菲薄。而不細加攷察我固有之精華也歟。而從我輩觀察之所及。則又早已視為陳腐矣。此無他則因此心之蔽於一曲。而於大理有所闇也。茲姑將此陳腐之舊績。摘其大要。以報告於社會。俾知中醫之利用於臟器。作種種之療養。更有驚人之奇蹟。尚有未經歐西學者所發現者在也。彼自命為維新者。或又將嗤之以鼻乎。則余以置之不聞而不問。將如敝帚之自珍。而以美自夸矣。

（一）關於心臟部分者

心臟之生理作用。為周身血液之所循環。如心臟發生障礙。或心臟衰弱。往往發現癲狂、失眠、驚悸、健忘、諸神經變態。及衰弱證狀。治療方面。每苦無特效之法。此種神經系統之病理。在現代學者。靡不都認為腦病。而在中醫方面。經診斷確實以後。如係認爲腦髓空虛。則有鹿茸之補腦。或腦膜發炎。則用羚羊犀角以清腦。此爲以腦治腦之直接療法。其餘治療方法。有從心臟或肝或腎作間接之治療者。胥視其全部之證狀。若者爲主證。若者爲副證。必須加以詳細之檢查與診斷。而後下審確之決定。故治療之成績。殊出人意料之外。有非現代學者所能明瞭。其理由。則以徒從病灶着想。而未檢查得病本之所在。蓋其所以發病之來源。固在彼而不在此也。

（1）遂心丹　治顛癇效力。並治婦女心風血邪。用猪心取三管血三條。和甘遂末一錢。將心批作二片。入藥在內。合之綿縛。外用皮紙裹濕。慢火煨熟。勿令焦。取藥細研。入辰砂末一錢。和匀合作四丸。每服一丸。將所煨猪心煎湯化下。再服用別猪心。過半日大便下惡物。後薄粥自養。

按此爲心房發生障礙。或因痰濁之蒙蔽。故取甘遂滌其障礙之痰濁。以猪心引入心房。而用硃砂鎭靜其神經。所以治斯病有特效。但在初起及形體壯實者。可以一攻而愈。若體虛則當治以其他調養之品。

（2）琥珀壽星丸　治心膽被驚。神不守舍。或痰迷心竅。恍惚健忘。妄言妄見等神經錯亂證狀。用琥珀四兩。（另研）硃砂一兩。（研飛一半爲衣）天南星一斤。（另有製法爲末）右和猪心血三個。生姜汁。麵糊攪令稠黏。將心血和入藥末爲丸。每服三錢。人參湯下。日三服。

按上方治療神經之病理狀態。仍以藥物爲主。取猪心血直入心藏爲引耳。琥珀有強心利水之功。用南星功能搜滌心臟所發生障礙之痰濁。取硃砂以鎭靜神經。再用人參湯送服。對於心臟衰弱性之神經變態更有特殊之功效矣。

（3）治心氣鬱結。用羊心一枚。另用紅花浸水一盞。入鹽少許。徐徐塗心上。炙熟食之。令人心安多喜。

按此爲心房有鬱血而致發現之神經變態。證紅花可以行血。而食鹽又足以補心。使瘀血軟化。確爲食品療養之奇方也。

（4）治心虛自汗失眠等證。用猪心一個。破開。入人參當歸各二錢。煑熟食之。不過數服卽愈。

按此爲心房血液過少。乃補養之法也。

（5）治嗽血之因於心虛者。用猪心一枚。半夏七枚。入猪心內。以小便濕紙包裹煨熟。去半夏食之。

按此爲祛痰降氣。使氣不上冲於心。則嗽血止。而心臟得以恢復其本來之功用也。

（6）治心臟衰弱之一切神經病。肘後方有治心昏多忘。用牛馬猪雞等心。乾之爲末。酒服一錢。日三服。久則聞一知十。此則動物之心臟。對於吾人心臟衰弱。確有補養之功效也。

按動物之心臟療養諸疾。在古方中搜不勝搜。攷其主治之效能。凡屬驚邪憂恚。虛悸氣逆。婦人產後中風。血氣驚恐。並可補血不足。及小兒驚癇出汗等證狀。在本院療養諸病人。凡遇心臟衰弱。輒採用猪羊鷄牛等心。或取煎湯代水。或入藥同煎。或取其心配以對證之藥物。應煑應炙。取以佐膳。以指導病家。時收特殊之功效。此種極平淡之臟器療養。恰值得提倡。希閱者注意爲幸。

（二）關於肺臟部分者

近世人事日繁。肺病之多。觸目皆是。治療之難。中西咸感棘手。肺露之風行於市。售者不絕。此可知患肺病者之多矣。然處方雖佳。恐有粗製爛造之嫌。而見效殊寡。頓使社會人士。對於以肺治肺之說。懷有絕大之疑慮。凡就本院療養之肺病。除以藥物調治外。更佐以特製之肺露。病者更能靜心謫慮。無不十愈其八。不敢自秘。爰將製法公開於左。

（1）秘製肺露。　猪肺一具。灌淨濁液。另用桃仁杏仁苡仁冬瓜仁冬虫夏草各四兩。眞獺肝二兩。加清酒四兩。食鹽少許。入應用瓦罐中。仿煑牛肉汁法。隔水燉之。或置水汀中。約煑二十四小時。取出濾清飲盡其露。約服三具。便可見效。

本方凡屬肺癆、肺痿、肺癰、均有相當之成績。因所配諸藥。可以化痰。可以排膿。可以活血。可以殺菌。並可以消結核。所以有特殊之功效也。

（2）羊肺湯　治肺痿久嗽。用羊肺一具。洗淨。以杏仁、柿霜、眞豆粉、眞酥一兩。淨蜂蜜二兩。勻和灌肺中。白水煑食之。

按肺藏痿縮。此乃潤法也。

（3）肺與膀胱有連帶關係。水道或閉或通。或多或少。其分泌與排洩。固不僅在於腎與膀胱。經所謂飲入於胃。輸精於脾。上歸於肺。通調水道。下輸膀胱。如欬而遺尿等證。屢見不鮮。則膀胱與肺之關係。頗爲明顯。如水腫與糖尿。皆於水道有關。往往有治脾腎而不應者。則當以治肺爲主。茲用羊肺治以上證候。得二方焉。爲分述於下。

（甲）治水腫小便不利。方用羊肺一具。微煠切。曝爲末。葶藶子一升。以陳醋浸搗爛。蜜丸桐子大。食後麥冬湯送服四丸。日三服。小便利而腫退矣。

按水腫本有心臟性腎臟性及肝臟性者。在檢查其證狀脈搏而加以判斷。如見心悸不寐等證狀。即用前心臟部分之遂心丹。亦爲對證之良方。因甘遂原爲逐水之劑也。如嫌過峻。則用猪心煎湯送服上琥珀八分。亦爲強心利尿退腫之驗方。本方之治水腫有兼見氣喘欬嗽等證服食療養必須請明醫診斷以後方可決定。否則雖無壞處。恐亦不能見效耳。

（乙）治糖尿消渴小溲頻數方。用羊肺一具。切作羹。加食鹽豆板醬。照常烹調。再另燒羊肉同食。大約三四具可以見效。

按此爲下焦虛寒之糖尿證。即仲師腎氣丸之證也。

（4）肺管上通於鼻。凡鼻孔諸病，單治鼻孔局部。其效果可謂等於零。倘內治其肺。則鼻孔之病。不治而自愈。如腦漏鼻淵有流黃涕而腥臭者。則宜從胆治。內經所謂胆移熱於腦。則爲腦漏。應用胆汁和藿香末作丸服之可愈。若鼻流濁涕色白而韌者。或清涕長流不斷者。則當治肺。內經所謂肺移寒於腦。則爲辛頞鼻淵是也。此則當醫肺。治用猪肺或羊肺洗淨。加入辛夷仁、番木鱉、生姜、老君鬚煮食。約五六具可以全愈。又如鼻中瘜肉。在西醫方面則必須開割。中醫之外治法。先用針在根脚刺破。然後用磠砂末點之。漸可自脫。然因磠砂多贋鼎。往往有效有不效。若用內治法。用羊肺一具。茯苓、乾姜、白朮、川芎、細辛各一兩爲末。食後用米飲服一二錢。漸亦自清。此種功效。以常理測之。莫明其妙者也。緣因鼻司肺臟之呼吸。肺臟發生阻礙。治肺而鼻竅自通。理極平凡耳。如係認爲腦病。則不妨以腦治腦。凡鼻中瘜肉鼻痔鼻菌及腦漏鼻淵等證用狗頭骨煅灰。入丁香末吹鼻。可以漸愈。又如耳中常漏膿脂。久而不愈。則用魚腦骨煅研末吹入耳中。數次全愈。更如偏正頭風。可用牛腦、糝白芷川芎細末加酒用磁器燉熟。乘熱食之。飲酒者更盡量一醉。其病若失。此種簡單之療法。又何遜於新藥之製劑乎。

（三）關於肝胆部分者

肝胆之生理作用。凡肝藏發生障礙。往往影響於血壓。或貧血浮腫消化不良等證。胆管發生障礙。最易發生黃疸及神經方面有特殊之影響。因此二藏。對於扶助消化。有極大關係。視線不良。關於肝胆部份。在現代已有相當證明。謂缺少維他命A。古來驗方舉不勝舉。如羊肝丸鷄肝丸之類。用治青盲雀目等證。而用胆汁則多取爲外治。如熊胆、青魚胆、均爲眼科中外搽點眼之特效良藥。而三蛇胆。（廣幫藥店方未詳爲何種蛇）用治中風見效者屢。蓋肝司儲藏血液。血壓過高。則爲中風眩暈等證。貧血則女子爲月閉。胆附於肝。而目爲肝竅。所以對於目疾尤顯特殊之功用。茲將藉治諸疾而得確效者。報告於下。

（1）治水腫方　因肝藏鬱血而致水腫者。用猪肝醋洗。入大蒜頭同煮食之。勿用鹽。因腫忌鹽之故也。如證見寒象。則用葱白、豆豉、生姜、川椒同煮食之。

（2）痿黃證之屬於肝虛。及眩暈頭風婦女帶下等證。取猪肝洗淨切片。如食宵夜法。入沸水鍋中略燙。微熟。蘸秋石末食之。並佐以相當之藥物。數服便愈。

（3）獺肝治肺癆及消結核菌。醫界中已公認爲特效藥。茲用獺肝、川椒、硇砂、研末和狗胆汁爲丸。治女子乾血癆。月水通而調理漸愈。

（4）反胃及痞塊痞積等證。用五靈脂末黃狗胆汁和丸。如龍眼大。每服一丸。好酒半杯。磨化服之。大約三四服卽效。此因胃脘有停瘀。或胃潰瘍等。而消化發生障礙之證也。五靈脂炒烟盡。眞阿魏去砂研等分。仍用黃狗胆汁和作小丸。空心津嚥三十丸。治痞塊痞積極效。因五靈脂可以去瘀。阿魏可消諸積。而狗胆之消化力尤特强。凡治痼疾。認清病灶。辨明病原。無不可以見效也。

（5）胆汁之生理作用。原爲扶助消化。仲景傷寒方用胆汁以治吐利。可爲明證。用以灌腸以治便閉。其功效則捷於泔油。黃疸病在中西醫咸知爲胆囊發炎。或輸胆管發生障礙。穀疸及小兒之大腹痞黃。雖有茵陳、川柏等特效藥品。難收捷效。若加胆汁於應用方中。更佐以神仙對坐草平地木之類。見效更速。如一時無從覓取胆汁。可用胆星以代之。緣製於牛胆之故也。更有屬於神經性之驚恐怔忡等證。俗謂之胆虛。因驟受驚恐而得。尤其是小兒更易犯此。往往驚呼不寧。坐臥不安。用琥珀抱龍丸等而不效。用胆汁加入歸連茯神棗遠芎草勾籐萸肉龍牡方中。二三劑卽能見效。

（6）休息痢有至一二年不愈者。用生羊肝一具。切絲。用陳醋浸透。或用姜絲醋大蒜頭同食。覺胸中作悶。則病霍然矣。不悶則再服。不過二三具。便見奇效。但須在此一天中不得更進食物。使腸胃宿積盡去也。

（四）關於胃之部份者

胃之生理作用。於人體更占重要。胃强者。營養得宜。而體質日趨强健。如消化不良之用雞內金。翻胃之用虎肚丸。此爲最著。其餘如小兒痞蚘黃瘦病後虛羸。取以調養。靡不見特殊之功效。茲將治療成績報告於下。

（1）五香肚粥　治反胃吐食。療養之良方。用猪肚一具。（用狗肚更佳俗謂狗無胃者因狗胃特強也）洗淨。入丁香、肉桂、茴香、薑、葱、鹽、酒、醬等。煨煮極爛。更另用香粳米煮粥。嗣加入同煮。其味特佳。而病者食而頗甘。漸覺相宜。在不知不覺中而痼疾愈矣。或更佐以戌腿。更易見效。凡方中用戌腹米煮粥。治反胃者。（先使狗極餓後以飯與米拌食之。俟其排洩後取出淘淨煮粥）但頗費事。則以此法爲最宜耳。廣幫食館之香腸肚粥。味亦頗佳。但不宜於病人。因其過生。胃薄者反不易消化焉。

（2）人參肚　治虛羸無力。面色痿黃。或小兒疳膨等證。屢建奇績。用猪肚一具。入人參三四兩。蜀椒少許。葱白頭三五枚。粳米三四合。盡入肚內。用線密縫。放置煮牛肉汁之瓦罐中。加開水一碗。隔湯煮十二小時。取食味純氣全。補養之妙品也。

（3）黃連猪肚丸　治糖尿病。用猪肚一具。另用黃連一兩。花粉知母麥冬各三兩。烏梅五錢。爲末。納於肚內。縫定蒸熟。搗丸。平時多食肚湯。或取肚佐膳。並與軟肝猪腎各切薄片。入沸水燙微熟。互相調濟而食之。千金方治消渴有猪腎薺苨湯。所以在治療方面率取以上諸物煮以代水煎藥。而糖尿病對於諸藏器。均有連帶關係也。

（五）關於腎藏部分者

腎藏之生理作用。不僅主內分泌而司排泄。實爲人身先天之本。所謂腎藏精。精生髓。髓生腦。確係腦神經發源之地。補腎卽補腦。清肝卽清腦。此乃中醫探本尋源治療之特長。故凡對於肝虛之病。以肝補肝。自有特效。若因肝旺而血壓過高。則不宜食肝。腎則有虛而無實。卽腎藏發炎。腎藏出血諸證。而其來源。必非腎藏本身自病。故用導赤瀉心及清利膀胱之劑。而腎病。自愈。憶前有某偉人。因割腎而致殞命。或有因腎部被繫。往往一笑而死。則腎藏對於生命之重要。概可想見。茲將食療諸法。約述於左。以資參攷。

（1）因色慾過度。以致夢遺多汗。精神不振。顯見性神經與腦神經衰弱之現象。用猪腎一枚。切開去膜。入附子末一錢。濕紙裹煨熟。空心食之。並飲酒一小杯。不過三五服見效。但此方爲暫時興奮性神經。若本元過損。必須用多進塡補之品。如鹿茸或鹿角膠、猪脊筋、牛鞭、牛脛骨髓之類。

（2）腎虛腰痛。用猪腰子一對。切開以椒鹽淹去腥水。入杜仲末三錢（或用小茴香末亦可）在內。荷葉包煨食之。（用羊腎亦可）又老人腎藏虛寒。內腎結硬。服補藥而不入。先用羊腎一付。入杜仲末三四錢。胡桃肉二枚。煮熟空心食之。可令內腎柔軟。然後再服補藥。又有木腎一證。（但係外腎結硬）亦可用上法。蘸秋石末服食而愈。在藥療方面則並進琥珀蠟礬丸。

（3）產蓐熱。熱久不退。往往入於勞損一途。食猪腎粥數次而愈。方用猪腎一對。切細片。以鹽酒拌之。先用粳米。加葱椒煮粥。鹽醋調和。將腰子鋪於碗底。以熱粥傾於上。蓋之如作盦生粥食之。

（4）猪腎薺苨湯　治消渴糖尿病。此原爲古人成方。今爲錄下。藉備採用。用猪腎一具。煮湯代水。煎藥之品。用薺苨、石羔、黑大豆、人參、茯苓、知母、葛根、黃芩、磁石、花粉、甘草。煎好後乘渴急飲。但方藥必須隨證加減。更須請示於醫生。詳細診斷。然後處方。

（5）老年腎虛耳聾。乃爲極普通之現象。可用猪腎一對。去膜切片。用人參五分。防風五分。爲末。葱白二根。胡桃肉二枚。和粳米仝煑粥食之。凡爲子女兒媳者。對於老年人。亦應盡之孝養也。

（6）老人兩足虛腫軟弱無力。甚見嘔吐。用前述第二項下服食法亦可。茲再補述一服食療養之法。用猪腎一對。以酸醋五味等治食之。日作一服。或以葱白粳米仝煑粥食亦可。

（7）水腫性之因於腎藏排洩機能發生障礙者。用猪腎批開。入甘遂末一錢。紙裹煨熟食之。以小便利爲效。否則再服。但因於心病性之水腫。可用前述心藏部分之遂心丹法。

（8）腎瀝散 此亦治消渴之糖尿證。但斯證厥有二因。一因脾腎虛熱。以致糖質不及溶化而過剩。此卽猪腎薺苨湯之例。一因脾腎虛寒。則必須用溫化蒸騰之品。以恢復其分泌及溶質之機能。此原仲景之腎氣丸法。本方亦卽此方之蛻化法。用羊腎一對。切去脂膜。煑湯代水煎藥。方用鷄內金、遠志、人參、桑螵蛸、黃芪、澤瀉、肉桂、熟地、茯苓、龍骨、當歸、麥冬、川芎、五味、元參等。早晚各一服。如畏懼服藥。但用羊腎清潔煑湯以代飲。並呑參桂或茸桂末。此亦服食療養最簡妥之法。

（9）腎瀝湯 腎藏之分泌失職。一爲小便過多。一爲小便不通。小便過多者屬虛證。小便不通者屬實證。本方治小腹急痛而不得小便。小便不利。有尿毒攻心之危急。用羊腎二枚。去脂膜切片。入藥同煎。藥用犀角、桑皮、麥冬、桔梗、杜仲、赤芍、木通、桑螵蛸。煎服立通。但小便不利。亦有屬於虛證者。未可一概而施。比較穩妥者。用羊腎或猪腎一對。羊脬或猪脬一只。加食鹽少許。葱白頭三莖。煎湯。呑將軍乾末三錢。亦可立通也。

（六）關於腸之部分者

(1)小腸疝氣。用小腸四五寸。洗淨去油。入小茴香末一錢。灌於腸中煮熟食之。數服便效。若睪丸下墜。可用牛之卵囊。入小茴鹽少許。同煮爛食之。亦有奇效。又用螻蛄下半截五七只研末。酒服。初起一服便效。重亦不過三四服。又有小兒之生殖器往往有坐臥濕地而致腫脹作痛者。用乾地龍煎湯服之。酣然一夢。醒而如常。此二方都採取象形之治法。其實螻蛄之本性富於收縮。而地龍宜有消腫利水弛緩神經之作用也。此雖非正式之藏器療法。而亦未可認爲無意義也。

(2)大腸疾患。如痔瘡便血等。成方有臟連丸。至如久瀉不止。精神萎頓。可用猪大腸一條。去脂洗淨。以吳萸末塡滿。縛定蒸熟。搗丸。每服三錢。米飲下。奇效。

(七)關於脬之部分者

(1)治轉胞小便不通。腹脹如臌。用猪脬汁注射入尿道之中。小便立通。

(2)小兒遺尿。極爲討厭。及婦人產後收生者手術不愼。往往誤破尿胞。溲淋不禁。病亦甚苦。可用猪脬或羊脬納糯米於脬內。外裹猪肚。同五味煮食。數服見效。

(3)糖尿病之病灶。本屬膀胱之爲病。今用乾猪脬。不拘多少。剪破去蒂。煅枯存性。爲末。每服一錢。溫酒下。

(八)關於坎炁河車部分者

坎炁(即臍帶)與河車(即胞衣)本爲先天元氣之所聚。凡對於虛損證及病危之時。用之立刻可以挽救。成方有河車大造丸。茲將本院治療之成績作一簡單之報告。

（1）凡小兒痧後。或久病及傷寒濕温等證。未傳氣陰兩傷。喘促虛汗。脈搏浮散促結微細。有虛脫之象者。除對證處方。力圖挽救以外。急用坎炁一條。先以白礬洗去腥濁。入蓋碗中加沸水隔湯煑服其汁。同時與參湯並進。屢奏神功。

（2）凡肺癆及腎虛。本元虧損。神經衰弱。女子貧血。及骨癆等證。河車有特效焉。用人胞一具。（用初生男胎元氣最足）漂淨用銀針挑去血膜。同紅棗煑食但食棗與湯。可四五次則胞漸縮小。煆灰吞服。病輕者一具病深者二三具後。便覺精神煥發。逐漸調理。痼疾頓痊。但煑時必須加入銀器同煑。倘黑色染於銀器者。則爲有毒。棄之不可用也。但人胞輒難覓取。如用猪牛馬羊狗胞等亦可見功。但效力較薄。漂淨以後。煆存性研末配對證治療之藥品作丸。或同飯搗勻作丸亦可。此對女子月閉及不孕等證候。有殊功也。曾經實驗。愼勿輕視。

（九）關於甲狀腺之部分者

凡有甲狀腺之各種病證取猪牛狗羊等。關於該一部分之肉。內證則治以內服外證取以煆灰存性研末。和入應用藥末中外治。無不立見奇效。

（十）關於血之部分者

動物之血。如山羊血白鵝血之治反胃。白鴨血之治吐血。鹿血之治貧血。血炭粉之止血。效奇而盡人皆知。惟膳魚血之功用。人多忽略。舍棄不用。殊爲可惜。茲抉其功效如下。取大膳魚血。（愈大愈妙小則力薄）吸入於炒米粉中。作丸常服。用治中風偏枯癱瘓等證。確有特效。卽無病之人。亦可使氣力倍壯也。

其餘脂膚毛骨。以及所排洩之糞溺。各有其獨特之主療。彼徒知崇西趨新者流。當亦知所辨別矣。哈哈。本篇所述有類庖丁。然批窾導卻。確有得心應手之神技醫工之治病本亦無異於庖丁。心無所蔽。自能着手成春耳。

易地療養之意義

孫務本

凡人體生理健全。臟腑均勻。則正氣充足而祛邪禦病之力強。卽所謂自然療能者是也。藥物之治療無論攻補汗下。一言以蔽之。亦不外以不同之個性。利用與輔助人體天賦之自然療能。使發揮排除病毒恢復健康之效能。非藥物本身有祛病之力也。顧治病有偏重於藥物者。有藥物與療養並重者。亦有單恃自然療養而竟能漸次霍然者。則以草木之效力有限。而病態之變幻多端。如慢性病患者。不僅恃藥石而忽乎攝養。非特徒勞無益。且往往趨不良之轉歸。此所以必需借助於自然療養以亢進其天賦之自然療能。而輔藥力之不及也。人體爲自然之產物。故一切俱當以順應環境利用自然爲依歸。大自然中之日光與空氣。除爲營養人體維持生活力之要素。外並具有輔助體上自然療能及殺菌消毒之效力。爲慢性病如肺癆病等之唯一佳良特效劑。莫若海濱及山地之新鮮充足之空氣與日光。更能促進呼吸。旺盛循環。使肺氣充盛而間接增加對於結核菌之抵抗力。且山明水秀之地。其環境之清幽。尤予患者心理上以重大良好之影響。故如肺癆及神經衰弱等患者。與其居於空氣穢濁繁囂狹小之都市。而日事補益。則無寧轉移病人於環境優良之地面加以療養。其重要。尤倍於藥物也。

易地療養之意義既如上述。則何者爲最適宜療病之地。高山或海濱乎。抑鄉村乎。是亦待乎隨所患疾病之適應而選擇也。高山之地。其氣壓與温度均較平地爲低而不變。日光中之紫外線充足。空氣稀薄而純潔。絕少塵埃烟煤及細菌等物。能使患者精神爽快。呼吸活潑循環促進。血球顯著增加。因之食慾增加。睡眠良好。而頭腦清晰。海濱則因海水之調節作用。氣温恒無甚變化。海面反射之日光作用甚強。空氣亦純潔而新鮮。故能興奮神經強健體力。促進深呼吸。增加食慾。二地無疑爲肺癆神經衰弱者之最合宜療養場所。惟吾國對於高山或海濱設備完全之療養院甚少。有之亦費用昂貴。非一般經濟力量所能及。是缺憾也。變通之法。宜就附近風景佳良之鄉間居住。則普遍易行而可免長途跋涉之勞。其次山地之氣候。其影響人體之作用。固能使機能興奮代謝增進。惟不宜於心臟病及身體衰弱者。至夏季療養亦不宜行於海濱。蓋海面及砂土受烈日反射而熱度甚高也。

肺癆一症。最宜於易地療養。蓋是病乃由結核桿菌侵入肺臟。以致肺組織滲潤酪化腐潰。而成其病之初期。恒輕微而緩慢。殆至癆菌深入。腐潰擴大。則藥物之力有未逮。而體力則日漸消耗。至於疲憊虛脫矣。治療之法。除藥物用培養肝腎。滋陰潤肺。偏重於病人之全身狀況以亢進其自然療能。而包圍消滅其結核之病竈外。並宜以自然療養法輔之。轉移病者於山地海濱或鄉間幽居。大抵本病之咳嗽多痰。或兼慢性支氣管炎者。則宜於高山。陰虛液燥乾咳咽痛而少痰者。則宜於海濱。同時當注意食慾與營養。令肺臟消受充足之日光空氣與營養物。其餘如保持安靜節慾養性時抱樂觀。則肺部之機能漸復而不難痊癒。

神經衰弱之原因。多由用腦過度或情志抑鬱及腎虧等症而起。其症狀之見於精神方面者。則神經過敏。喜怒無常。多憂善慮。記憶薄弱。生趣索然。見於肉體方面者。則頭重頭痛眩暈耳鳴失寐心悸。四肢厥冷遺精早泄。倦怠不振。蓋神經如電網佈於全身。神經病則全體皆病。治療亦當以強壯神經爲主。除藥物外。當節制用腦。避免刺激。轉移環境。施行易地療養。如高山海濱森林礦泉等地。怡養性情。或作適當之娛樂。如喜樂旅行。輕微之運動。如騎馬游泳等。但亦不宜過勞。使其精神振作。心境舒暢。因而使疲勞之神經漸漸恢復其常態。

脚氣病西說謂由於食物中缺乏維他命乙所起。是說固是。惟於氣候及地土之卑溼。亦有密切之關係。故是病發生。多起於霉雨季節。及濱海地勢低陷之地。尤以東南沿海諸省爲最盛。有乾溼兩種。其症狀兩足軟弱。攣急麻痺。步履不便。或腫或不腫。或日見枯細。而經過多緩慢。蓋濕邪下侵。而循環障礙神經變性所致也。治法除滲濕祛風。運脾逐水外。亦以轉移患者於土地高亢氣候乾燥之地爲最佳。並宜多食富含維他命乙之食物。當可早日痊癒。易地療養如上述三病之適應舉例外。其餘如環境不遂意志拂逆。所起肝氣鬱結等病之宜於移換環境。由於水土不服而致瘧痢泄瀉等病之宜於同鄉療養。俱可包括。是在醫者臨診之隅反。茲不贅述。

■告「傷寒症」病家

陳存仁

傷寒之症。人皆知爲由於感受風寒而起。然其另一最大原因。則爲飲食不愼所致。大腸爲其病源之所。所謂「胃家實」證是也。傷寒病前後。最宜注意兩事。一爲忌口。一爲營養。若病時猶復妄食。必致身熱纏綿不退。病證日趨深沉。病後恣食。亦可喪命於旦夕。一般病家往往不知『餓』之功效與『餓』之作用。每年不幸喪生者。難以數計。但古今醫書。無論中西醫。無通俗專稿詳論病時應如何禁食。病後應如何進食。致使病者暗中摸索。無從依據。故特撰此稿。以爲病家告焉。

傷寒須餓·餓要餓得透·久餓餓不壞！

傷寒之飲食程序。概括述之。可以定爲四個標準。有熱時須嚴守一『餓』字。退熱時須守一『愼』字。病愈貪食時須守一『節』字。病愈虛疲時須守一『養』字。

傷寒有熱時期。千萬要『餓』。傷寒之是否能愈。一方面固賴醫生之調治得法。一方面亦須視病者是否能守此『餓』字。俗語有言『傷寒餓不煞』。卽正告病家。凡屬傷寒。宜於久餓。久餓並不致死。不餓反而致死。毋以久餓不食爲慮也。

腸中積滯一日不消·寒熱一日不退！

傷寒病源在於腸胃。以淺近之理由喻之。可以指爲傷寒之熱。由於腸中壅塞而起。腹中腸部積滯發炎。飽塞猶如『臘腸一節』。腸中邪滯一日不消。寒熱亦一日不退。必待『藥以疎通。餓以消滯』而後寒熱大減。病情亦始有化險爲夷之望。

是以發熱時。苟進飲食。不啻增加腸中積滯。使腸炎加甚。病證日益深刻。常人以爲一日不食則飢。三日不食則病。七日不食則死。於是寒熱十餘日後。每以不食爲慮。時欲予以食物。甚至不遵醫生叮嚀。暗中予以食物。傷寒病人。其有治之不愈者。十九造因於此。

須知傷寒病時。消化機能已因腸中壅塞而全部停頓。無須食料以供消耗。故病者雖歷極長時期而並不知飢。其時日之久長。視病症而定。一月不食。爲普通之事。

「漏底傷寒」「大便瀉血」多由妄進飲食所致·

傷寒發熱期內。如仍進食。無非停積腸中。最易增加發熱時日。熱久之後。滯積化爲溏泄。此爲最不好現象。俗名謂之「漏底傷寒」。將來有「大便下血」之可能。是故治傷寒而不知「忌口」求餓。即使醫生費盡心機。其結果將漸由「漏底」「下血」而致功敗垂成。

有病不知餓·稍愈常常餓·將愈更加餓

傷寒病中不知飢餓。蓋腸中壅塞。消化停頓故也。迨治療得法。寒熱略退。即漸漸知餓。口中無味。便思飲食。此種「餓意」乃病勢轉好之象。切忌卽予食品。要知一進食品。腸中塞飽。又使寒熱增高。生機甫透。遂又一概抹煞。而使病勢繼續前進。故妄進食品。實爲治傷寒時最最可恨可嘆之事。

傷寒將愈。腸中空空。飢腸轆轆。口中亦漸漸知味。此時飢餓似難支持。令人餓得不耐煩。餓得片刻不寧。餓得肝火狂盛。有「餓荒」之勢。此時病人意志失常。必須旁人加以限制。一面依照下列步驟。逐步進食。否則傷寒有「食復」之變。寒熱再起。輕者治理極難。重者不可救藥。

傷寒症飲食宜忌及食單設計

■發熱時期之飲料

（一）發熱輕平欲飲食者。可喫「飯滯湯」卽俗名鍋巴湯、飯焦湯、飯皮粥湯者是也。有熱時只喫些湯。不可漏入飯米屑粒。鍋巴以枯焦帶黑者爲最佳。取其扶助胃氣易於消化之意。飯湯之中。究有營養力量。但此物係流動液體。既能養身。而不致滯於腸胃。誠傷寒病唯一養身之至寶也

（二）濕温傷寒可兼飲米仁茶。（即苡米煎湯。只飲其湯）焦大麥茶暑温傷寒可兼飲荷葉茶、藿香茶、菊花茶。但亦尚須因症而施。先徵醫生同意

（三）白開水爲傷寒發熱時最佳之飲料。常飲頗有益於發熱時體內水分之消耗。近時病人頗多詢問能否飲橘子水者。此物在大部份人均可不忌。但須榨汁熱喫。橘子須肥大甘美者。小者帶酸亦不宜矣

（四）發熱爲日既久。如熱度漸低。精力倦憊。神志清澈。渴思飲食者。可酌飲薄藕粉湯。（要眞藕粉始可應用。如用白色藕粉。多係澱粉菱粉山芋粉之類。不宜也）麥片湯。（即美國麥片先行炒焦。再煮成薄湯）食時以『飢』字爲原則。不能求飽

（五）傷寒第二時期（陽明病）熱勢狂熾。經醫生之囑。可飲雪水煮茶。西瓜露。竹瀝油之類。口苦膩淡無味時。可咀嚼青鹽陳皮。鹹橄欖、黃連頭之類。一日換一種。嚼汁吐渣。是爲至要

（六）傷寒發熱期內不可飲牛奶。此爲鄙人鄭重提出之重大要點。夫傷寒期內不可飲牛奶。此言一出。必將引起整個西醫界反對。其實此言確具至理。今將著名西醫周宗琦醫師傷寒不贊成喫牛奶之論文。（民生醫藥雜誌三十一期）轉錄如下。

『近來西方學者之言曰。發熱而胃口不佳。實爲自然痊愈中的一種合法現象。臚瘍之病人。（傷寒症腸熱症）饑者其痊愈速。而飽者其痊愈遲。可是當我做大學醫科的學生時。外國老師常常說。發熱時候。

身體的消耗增加。苟不用滋養料去調濟。或將不堪支持。這一說。說得入情入理。頗覺動聽。於是遇到發熱病人。就吩咐他睡睡。喫喫牛奶。結果怎樣呢。十個之中。倒有九個病人愁眉苦臉的。很善意的拒絕繼續喫牛奶了。我當時心中不免說了一聲。好不受抬舉。等到我自己抬舉我自己的時候。(即自己有病)才知道硬抬的風味。眞類綁票。怪不得人家不慣。我也不慣。於是當仁不讓。不能再服從老師的話。不得不把本位化的粥湯清茶代替了牛奶。近來西方學者。曾把發熱病人分爲兩組。一組有豐富的滋養料供給。另一組只有清淡的東西供給。結果兩組在痊愈的經過上。沒有顯然的相差。所以我要說發熱時候的滋養料供給問題。要顧到慣與不慣的事實。拿起牛奶罐子亂灌一陣。雖然一片好心。不過對於不慣於受灌的人。未免非徒無益。而又害之了。……傷寒一症(腸熱症)餓不死的。傷寒大家都知道傷寒病人不宜隨便喫喝。西醫所怕的傷寒腸出血。十分信仰西醫。十分聽從指導的傷寒病。 其中亦不免有腸出血的例子。我的武斷。牛奶是第一個殺人的嫌疑犯。』

■寒熱退後第一日至第四日

傷寒寒熱如其退盡。腸中發炎已退。消化機能漸見活動。此時卽需食料以供消耗。與寒熱未退時之情形顯有不同。寒熱初退之第一日至第四日。飲食必須遵守下列程序。

食料約爲五種。㈠飯滯粥。㈡藕粉。㈢麥片湯。㈣米麵、捲麵。㈤粵人可喫桂花粉湯。

飲料有六種。約爲㈠大麥茶。㈡米仁茶。㈢桑芽茶。㈣紅茶、綠茶、白開水。㈤豆腐漿。㈥牛奶。(牛奶須寒熱退後始可飲之。)

佐食小菜約爲六種。㈠甜醬瓜。（吐渣）㈡雲南大頭菜。（吐渣）㈢乳腐。㈣海蜇。㈤芝麻醬。㈥青鹽拌豆腐。

水菓方面約爲五種。㈠橘子。㈡新會橙。㈢荸薺。㈣橄欖。㈤生梨。

菜肴方面。寒熱初退四日內佐食菜肴堪以入選者極爲稀少蓋寒熱初退時。身體需要食物以供補充消耗。且以久餓之後。令人貪食異常。久臥之軀。一旦病魔初釋。惟以飲食爲唯一消耗慰藉。故咸如渴驥求食。食慾奇盛。此時有一危機。即因傷寒愈後腸胃消導未復常度。腸中舊創初愈。實亦不勝滯積。傷寒病復發之原因有四。㈠因多食復病。㈡因勞動復病。㈢因受寒復病。㈣因肝火氣惱而復病。其中以『喫傷』居最多數。因病後胃部之需要飲食甚爲強烈。而腸中舊創初愈。消化能力則十分艱難。胃強腸弱。因是復病者最多。故病後仍須戒食。上文列舉飲料頗多。宜每日輪流更換。以易口味。不宜一日遍嘗數種。至食物方面在傷寒寒熱退後之四日中。所舉殆遍。此外物品。不宜嘗試。油膩葷腥。生冷野味均忌。

■寒熱退後之第五日起

食料方面。可增多四種。㈠麵包。㈡焦米粥。㈢冬霜米粥。㈣稀薄米粥。

飲料方面。可增多二種。㈠牛肉汁。㈡童鷄汁。

菜肴方面。可配食。㈠素菜湯。㈡菠菜蛋白湯。㈢紹興乾菜湯。㈣番茄湯。㈤蛋花湯。㈥鴨湯。㈦鷄血湯。㈧菠菜豬肝湯。㈨鷄湯。㈩絲瓜湯。輪流更換。

■寒熱退後十日起

可食較厚米粥。尙有可食而不忌之物品。㈠冬瓜。㈡麵筋。㈢山藥。㈣烤麩。㈤火腿。㈥肉鬆。㈦白菜乾。㈧乾菜筍。㈨笋衣。㈩香菌。⑪豆腐皮。⑫豆腐衣。⑬通心粉。⑭扁尖。⑮綠豆芽。⑯皮蛋。⑰鹹蛋白及各種醬菜。以上所舉名目甚多。可供病者更換選用。但終屬不宜多食。次數不妨稍多。量則以愈少爲愈佳。初時尙須吐渣。倘久可細嚼食之。

▣喫飯問題

傷寒寒熱退後十五日起可食軟飯。(如陳米、冬霜米、香粳米之類、)待二十日至一個月後。漸漸增加恢復常態。所舉日期須視病之輕重而加以伸縮。因粥飯一類關係重大。必須按此次序。否則最易復病。此時忌食㈠糕。㈡硬餅。㈢糭子。㈣糯米圓子。㈤悶豆。㈥栗子。

▣病後攝養期

病後總以富於營養易於消化之流汁爲最宜。故傷寒病後。雞汁、牛肉汁、雖屬葷品。實爲不可缺少之養身妙品也。

有若干病家。以爲病後不宜遽食葷性發食。鷄汁牛肉汁誤爲發物。初時頗不敢食。其實此種觀念。實屬大誤。蓋傷寒非外科病。病後忌口。並不忌葷。更不忌鷄。此時需要流汁補品。牛肉汁鷄汁爲唯一適宜之品。此外確無更好更有效力之食品。患病一個月者。需飲牛肉汁或鷄汁二個月。患病一月半者。須飲汁三個月。恢復元氣。充實體力。增進氣血。皆屬顯而易見者。

病後忌口。不以葷素爲別。易消化而有補力者。雖葷不忌。難消化而無補力者。雖素亦不可食。且病後胃口薄弱。一時不可卽服補藥。因藥物呆胃。服之過多。流弊百出。結果則補身反致害身。鷄汁牛肉汁補而不膩。味極鮮腴。不但爲病人所喜。亦無補藥之流弊。故爲病後攝養要品。苟病前向有別種病症。病後虛疲益甚者。可再隔一個月。或待至是年秋冬二季。就醫訂服『膏滋藥方』。亦治本之道也。

附錄一塊糕一條命

新聞夜報夜聲欄曾載廚司君所作『一塊糕一條命』。語極精警。特附錄篇末。藉以引伸鄙意。

『鄰家有一個小兒患傷寒症。寒熱已經退去。照理好好地加以調攝。當可無恙。不料其親戚家有喜事。送來幾塊糕糰。小孩子要喫。爲了是獨生子。平常父母太疼愛了。也就隨隨便便給他喫了一塊。豈知這塊糕到了肚子裏。竟作起祟來。病勢翻覆。十分兇險。遍請中西名醫會診。用去四五百金。藥石亂投。卒致不起。一條小性命。就送在一塊糕上。眞是死得有些冤哉枉也。

這小孩子死了之後。父母自然非常悲傷。但人已死了。悲傷又有何用。其實這孩子的父母也太糊塗了。傷寒症是屬於腸病。腸在那裏發炎。一點東西都不可以喫。要讓病人好好地安睡。翻身都要當心。又怎樣可以把硬性的糕給他喫。何況病人。又何況是傷寒症。這孩子的父母。爲了一時疼愛。愛之反而害之。竟闖了這樣一個窮禍。豈不可慨。

因了這小孩的無辜喪命。我所以特地把它寫出來。請一般病人的家屬格外注意。患濕溫傷寒。雖然疙瘩。然而祇要用藥不錯。調理得當。是不大會出岔子的。最要緊的就是要記牢千萬不可亂喫東西。俗語說『餓不煞的傷寒』。這話眞很有道理。總之濕溫傷寒的出毛病。大致都壞在喫上。大家對於這一點常識。

都應該明瞭。」

處理急痧時疫法

謝利恆

秋風漸盛。伏暑內鬱。上海人煙稠密。遂致急痧霍亂日多。好善之士多設時疫醫院。以資救濟。有防疫針預防於前。有鹽水針救急於後。方法雖善。然非可統治一切所謂時疫霍亂也。夫尋常感冒。尚須研究病情。以爲施治標準。矧茲危險重症。豈可漫無分析。故說明如左。以爲家庭衛生之助。

▲病前預防法

（一）酷暑蒸發之際。皮膚毛竅齊開。貧者暮宿階墀。飽受夜中風露。富者居涼飲冷。飽受電扇急風。於是風寒深入經絡。速則發爲寒霍亂。遲則蘊爲秋溫症。皆非防疫針所能預療。故暑天切忌受寒。

（二）夏季暑濕交侵。脾胃消化薄弱。若再恣食酒肉肥甘冰類水果。於是腸部宿垢益積滯難化。一至秋涼。或發爲瘧。或積爲痢。苦痛之狀。甚至致命。故暑天切忌妄食。

（三）精髓爲人體生命之本。內濡百骸。外抗菌毒。極爲寶貴。然當此酷暑之際。已經消爍折耗。若再恣於性慾以戕其根本則無論何種病症侵入身體均如摧枯拉朽多致不救故暑天切忌房事。

（四）百憂感心。萬事勞形。爲吾人環境上所不能免。但當此酷暑之際。雖不能完全休養。而外務亦宜力從節省。以免形神疲困。則暑邪自不能入。故暑天切忌多勞。

右四則若能注意。則急痧時疫。自無傳染之慮。不能注意。雖打防疫針。亦無益也。

▲旣病治療法

旣遇傳染。必須治療。輕者俗稱「起痧。」重者名爲「霍亂。」因其傳染迅速。故又稱爲「時疫。」其症爲頭痛昏迷胸悶腹痛泛噁或吐或瀉則一也。但性質須分四種。治療大有區別。

(一)屬於受熱者。用臥龍丹、紫金錠、紅靈丹、行軍散。

(二)屬於受寒者。用蟾酥丸、純陽正氣丸、辟瘟丹。

(三)寒熱夾雜者。用蟾酥丸、痧藥水、刮痧法。

(四)挾食滯者。先以蕩滌腸胃爲主。又分三法。

(甲)滯在胃而嘔者。平胃散。午時茶。神麴山查麥芽之屬。

(乙)滯在腸而痛瀉者。屬寒用木香檳榔丸。屬熱用枳實導滯丸。草蔴子油。

(丙)胃腸俱有滯者。用保和丸。藿香正氣丸。

凡挾食滯之痧疫。大忌服蟾酥丸紅靈丹等香料藥。以破氣。氣傷則難送食滯外出。反難着手。又大忌服痧藥水。因其中有鴉片精。足以收斂暑濕食滯。使之艱於排洩。而成危症。

右四類。均係較輕之普通痧症。除食滯外。刮痧法最適用。挑痧則流弊甚多。

(五)霍亂。分乾霍亂。濕霍亂。兩種。

(甲)乾霍亂。脘腹痛悶欲死。而不吐瀉。俗稱絞腸痧也。先以臥龍丹吹鼻。再服十滴水半小瓶。或飛龍奪命丹。蘇合香丸。外用刮痧法。挑痧間亦有效。舌苔白膩者。以肉桂末五分。納臍孔中。

外以老薑片及艾絨灸之。至熱痛而止。或以熱手巾覆腹部痛處。上洒鴉片精少許。頻換之。

(乙)濕霍亂。濕霍亂吐瀉同時並作。一點鐘內至數十次。全身水分洩盡。體溫低而螺門癟。命在呼吸間者。則時疫醫院之鹽水注射。為唯一急救法。初起不妨多服痧藥水以治標。切忌用挑痧法以洩氣。

▲病後調治法

各症以濕霍亂為最重。惟注射鹽水可挽救。然挽救後必須再認眞調治。非注射後卽可了事也。其調治法如左。

(一)腸胃枯槁。元氣將絶者。宜大劑理中湯。或獨參湯。

(二)腸胃枯槁。肢冷脈伏者。宜附子理中湯。

(三)肢冷汗多。陽氣衰脫者。宜四逆湯。

(四)津液枯槁。週身作痛而舌淨者。宜復脈湯。或六味地黃湯。

(五)浮陽上逆。面熱足冷者。宜三甲復脈湯。

(六)暑濕未淨。表裏未和者。宜六和湯。尙有吐瀉餘波者。宜理中湯。及藿香正氣丸。

(七)熱邪未淨者。宜萸連解毒湯。

(八)吐瀉止而寒熱交作者。是病邪由裏達表。宜照寒熱例治。用柴葛解肌湯之類。

(九)吐瀉止而發熱不退者。是轉成暑溫也。宜竹葉石膏湯。及梔子豉湯。銀翹散諸法。

（十）吐瀉止而轉筋腹痛者。宜蠶矢湯。

總之時疫醫院鹽水針。祇可作濕霍亂臨時救急之用。救轉後。亟須認眞治療。虛者補之。實者導之。寒者温之。熱者涼之。餘邪未淨者清肅之。隨症施治。病去爲止。若以爲注射鹽水。即可了事。則性命仍難保全也。

▲普通病不可誤爲痧症

近來痧疫日多。遂有以普通病之類似痧疫者。施以治痧疫法。則病未去而元氣傷矣。茲將近數日中。經余診治闢誤而獲效者。略述如左。

（一）食積腹痛不可誤爲痧症。

法界西門路西成里魏姓小孩。腹痛甚劇。疑爲急痧。余細詢其前後飲食之分量。並按其腹部。知爲食積。遂先以草蔴油瀉之。繼以保和丸導之。即夕而痊。

（二）肝陽上升不可誤爲痧症。

交通銀行職員陳君之夫人。忽患頭昏泛噁。疑爲急痧。余細診其脈。左弦大。知因暑熱蒸爍。而肝陽上升也。投以桑菊鈎尖石决明之類而愈。

（三）暑濕內阻不可誤爲痧症。

甯波路中旺弄尤姓。忽患胸悶懊憹。疑爲急痧。余察其舌苔黃膩厚。斷爲暑濕鬱於上脘。投以梔豉連朴枳苓青蒿佩蘭薑皮之類。一服而宿糞大下。遍身汗出而脘悶退矣。

（四）肝氣脹痛不可誤爲痧症。

中華書局職員黃君之小姐。患暑温旬日。脘悶腹痛。以爲痧也。余診其脈弦中帶鬱。知係肝氣不能條達。遂於清暑方中。加旋覆金鈴白芍延胡左金佛手鬱金等疏泄而愈。

(五)肝鬱吐瀉不可誤為霍亂。

嘉興張君來滬辦貨。因事不順手。未免焦煩。忽然吐瀉頻作。服十滴水無效。余曰是肝鬱也。肝邪犯胃則吐。犯腸則瀉。非霍亂之吐瀉也。遂大劑疏肝。一服而愈。

(六)痢疾腹痛不可誤為痧症。

山東幫客王君。寓法租界興聖街。痛瀉數十次。疑為痧。余察其糞。則紅白痢也。授以梹榔枳實導滯法。兩劑而痊。

(七)風寒頭痛不可誤為痧症。

北河南路鞋店徐姓。因乘涼受寒。頭痛泛噁甚劇。服痧藥水無效。余以荊防發表。香砂和裏。生薑為引。得汗而痊。

□肺癆藥補及食養

張汝偉

古語有云。談虎色變。因虎能噬人也。今之患肺癆者。其憂懼恐怖之心理。不減於談虎而色變。然癆症有五。不獨肺也。越人有上損自肺下損自腎之說。其致病之因。不外精氣內奪。積虛成損。積損成癆。及憂愁思慮所致而已。雖然肺為華蓋。居至高之藏。上通咽喉。下合腎藏。其致癆之因。實較他藏為多。今姑舍他藏而不論。專言肺癆之來源。凡患咳嗽、失血、失音、肺癰、肺痿、遺精等症者。均為致肺癆之捷徑。但患以上諸症者亦甚多。未必盡成癆症。要在藥補得宜。食養有法。祛恐怖憂懼之心理。抱達觀樂天之思想。則肺癆雖成。而可全者仍多也。凡見皮膚枯槁。盜汗不寐。食少肌消。血虛筋緩。腹腫足弱。為成癆之象。轉筋指痛。不耐久立。色痿髮落。膚癢肉乾。目無精光。氣短脇滿。為虛極之徵。陰寒陰痿。裏急精漏。精少精滑。溺數。為傷極之候。至於痰中帶血。音啞氣促。咽喉乾痛。骨蒸潮熱。痰沫腥臭等。如見一象。即爲肺癆之症。至於治法。除肺經本病。宜清潤。宜滋養。外有補腎不若補脾之法。脾爲肺母。母旺而子亦旺也。有補脾不若補腎之法。腎爲肺子。子全而母亦全也。又有甘温益火。補陽配陰之法。所謂益火之源。以消陰翳是也。純甘補水。滋陰配陽之法。所謂壯水之主。以制陽光是也。火熄而肺氣自全。精足而肺氣自旺。此皆治肺癆之法也。最忌者偏用辛温。如桂附助火。即以灼陰。偏用苦寒。如知柏滋水。反以戕胃。總之肺癆以受補爲可治。不受補爲不可治。今將最簡最妥之藥補法。臚舉如下。以供病家之參考。（一）補氣類。人參洋參。黃芪白朮。甘草山藥。（二）補血類。阿膠歸身。白芍首烏。生地熟地。（三）滋養類。鱉甲龜板。天冬麥冬。玉竹沙參。（四）安神類。茯神遠志。棗仁柏子。龍齒牡蠣。（五）潤腸類。蓯蓉麻仁。蔞皮元參。（六）鎮納類。浮石蛤殼。貝齒決明。蛤蚧杞子。（七）塡精類。沙苑女貞。菟絲枸杞。（八）退熱類。白薇銀柴。秋石知母。（九）化痰類。川貝甜杏仁。花粉枇杷葉。以上諸藥。隨症應用。可無流弊。總之無虛虛。無實實。補不足。損有餘。此其常也。然藥補書方。猶賴於食養相助。而功效乃益彰。今再將食養之法。臚舉如下。

（一）補氣生津類。　蓮肉大棗。山藥人乳。芡實鷄汁。

（二）補血滋陰類。　海參鮑魚。鷄血菠菜。淡菜蛤土螟。烏賊甲魚。

（三）潤肺化痰類。　百合生梨。鮮藕柿餅。鷄蛋燕窩。銀耳白鴨。猪肺腰子。

（四）潤腸化濕強肺類。　苡米豆腐漿。大蒜韭菜。藕粉蜂蜜。芋艿黑芝蔴。胡桃肉葱白頭。

以上諸食物。或作點。或作菜。可隨時應用。補助藥力。祛除病魔。無過飽。無過飢。總以適口充腸。怡情悅志爲要。斯乃食得其養矣。最忌者。生薑辣椒。烟酒蝦蟹。一切腥氣海鮮之屬。素菜如毛筍芥菜。水果如桃杏梅李楊梅之類。均不宜食也。

■濕温病之代茶品

徐蔚霖

濕温症一名腸熱症。據近代醫學病理解剖研究報告中。濕温是含有 Typhus 菌的。雖然濕温與 Typhus 是否絶對符合。尚待證明。但除濕熱及逍遙性 Typhus 外。在病型上兩者都屬長期熱性病。并且其症狀及傳遞也極彷彿。同時中西兩方醫界都承認病灶着重胃腸部。西方將舌苔當作胃腸的鏡。清代諸温熱名家留示後者的著作上開宗明義也看在舌苔的變化以作診斷與治療的第一要義。本文所談的代茶以輔藥力與流質營養的不足。其準繩之所根據。則着重舌苔兼顧症情。

因爲本病的傳遞變化非常複雜。并且初起的惡寒發熱爲一般熱性病皆具的共同症。爲使本文較明顯計。在未談正題前先將本病在診斷上特徵及其病症之傳遞。予以敘明。

甲 診斷上的特徵

（一）脈搏與熱度的不符。（通例體温表升攝氏一度脈搏應每分鐘增數二十跳。而本病的脈搏較熱度之比爲減低。故小兒患肺閉（肺炎）若不見脈搏超熱度之比而反降。西醫稱爲肺炎性 Typhus。）

（二）用宣解法而有汗不解。（西醫注射 Omnadiu 熱雖暫降仍升。）

（三）熱型與脈搏兩者晨較晚相差皆低。在劃線上有見形成波浪式之軌跡。（若中途脈象突增或細沉而熱度瀉降。必屬壞症。如腸出血心臟衰弱等。）

（四）胸脇痞悶。

（五）腹部有紅疹。

（六）脾臟腫大(指 Pau kreas)

（七）結腸或盲腸部按之有雷鳴。

（八）大便溏薄如醬色或閉。

（九）化驗方面第一週。可抽血行肥大兒反應。自第二週起大便中亦有凝集反應。

預後不良。在診斷時所見之先兆。

一 重複脈。

二 舌顫。

三 苔白如積粉。

四 十六七八幾日。見苔如猪肝色者。有腸出血之可能。

五 陽證見陰脈。

乙 病症上的傳遞

清代諸温熱書頗多。如瘟疫論温熱經緯温熱條辨廣温熱論温熱逢源世補齋醫書等等。雖然汗牛充棟。可是見解紛歧。或從衛氣營血。或分上中下三焦。或云與傷寒僅差初步辛涼辛温。雖各具至理。然不易融會貫通。整理一念。屢思屢逝。前見本刊第一期秦伯未先生温熱病之八大時期。頗具慧心。故作者不再另起爐竈。從該意爲本文藍本。以增減詳見於後代茶文內。

代茶旣爲輔助藥力不足。則代茶諸品。必需隨症情舌苔而更易。列表於後。

一、惡寒期　舌苔薄白不渴胸悶　滁菊、橘紅、佛手、通草。

二、濕盛期　舌苔厚膩口甜胸悶　通草、佛手、焦薏仁、萊服子、佩蘭、蘋菓汁。便泄加荷葉。

三、化熱期　舌苔膩黃口苦口渴　碧玉散、西瓜皮、青蒿、蘆根。夜不寐碧玉散益元散。

四、順傳期　舌苔老黃口渴便實　淡竹鹽湯。

五、逆傳期　舌絳乾不渴神昏譫語　菖蒲、川貝、勾勾。

六、傷陰期　舌乾光燥引飲　西洋參、梨汁、蘆根、石斛、米仁。

七、發疹期　見疹斑痦　蘆根、銀花、赤芍、斑紫用紫草、通草、痦枯西洋參、石斛。

八、痙厥期　舌絳苔少手指蠕動　勾勾、淡菜、碧玉散。

九、死亡期　脈諸殆象如代徽躁皃瘦血嘰喘及四絕（肺源巳絕心神內閉陽明大實腎水不濟）萬年青絞汁。

十、病愈期　冬瓜、秫米、米仁、穀麥芽。

十一、全病期　橘子汁米仁。

本擬將代茶諸品所以然加以詳敘。但因時間及篇幅。只得暫告結束。最後再提出注意病後的飲食及勞動兩點容後再補。學術是無止境的。而況這千變萬化的病症和用藥。本文未善之處。尚祈海內方家彥碩教正是幸。

消食

李樹秀

飲食人所以養生。而脾胃乃生生之本。胃旺則多食不滯。過時不飢。脾運則分輸五臟。榮潤四肢。若生冷傷胃。飢飽傷脾。中氣先餒。積滯不消。諸病生焉。於是消食之法。不能不加檢討。

第一應知積食之預防。如飽食後不宜用腦作短時間之休息。或緩步院中。或柔軟運動。或安睡片時。皆可幫助食物之消化。且能免除疲倦之狀態。

其次食後不消。當知簡易之自療。如民間習用之東用皮硝。及用對食灰百食灰冲服。他若消肉積則用山查消食積則用神麴焦穀麥芽等。輕微者但覺當脘痞結時。可購豆蔻一顆。去殼細嚼嚥下亦效。

最後則乞靈於醫家。而施方藥治療法。如胃陽虛、飽食輒噯者。宜溫通。用橘紅厚朴枳殼半夏草蔻穀芽芸麯等。脾陽虛、多食不化者。宜健運。用砂仁木香白朮半夏神麴橘皮雞內金等。食填太陰、腹悶絞痛者。初起宜急吐之。繼服保和丸。不應再服大和中飲。內用山查川朴枳實半夏陳皮乾姜澤瀉木香麥芽砂仁等。均消導之品也。

至于食後動怒。脇滿而痛者。宜平肝氣。柴胡枳殼香附青皮山梔神麯麥芽。傷於生冷者。宜八味理中丸。傷食後吐瀉者。宜藿香正氣丸。更有既傷於食。復感於風。或中於暑。原因複雜者。另宜詳加診斷處方。總之消食多剋伐之藥。不宜久用多用。致傷脾胃。故還以節制飲食。使其自然消化之爲善也。

談談民間之補品

陸百忍

現今一般的習慣。以爲人參是補品。而且是尊貴的。砒霜是毒藥。必定是有害的。其實不然。人參不一定個個人所相宜的。而砒霜也不定是有害的。只要我們使用得當砒霜毒藥也會變成有益的東西而且不是人參之類所及不到的效用。反之。假使以人參濫補。非但得不到牠的補益。而必定更要受到牠意外的害處。

因了上述人參和砒霜的得失。所以我們有談談民間之補品的必要。何況大多數民間所流傳的補品。總是一知半解的互相傳說。而在使用一方面的人不總是抱着嘗試性質。非但得不到牠的眞效以致而染到弊病者不在少數。故而在這裏約略的分述一些民間的補品。談談牠們的「性情脾氣」以供大家參攷。還可使在一知半解以後。對於民間流行的補品。更進一步的認識。假使你是須要進服補品。最好還是經過醫家的指示比較來得妥善而實用。

民間的補品。可以包刮很多的種類。價目有至奇昂難得。亦有不費分文可取。質地有至怪異得不可思議。也有普通得隨處都有。

不信嗎。那末請看下文。就可以給你在懷疑着的腦海。一個答覆。想信我所說的並不是假語。

人蛆 屬於虫類。據中國醫學大辭典上說「凡人死七日外。遍身肌肉腐如漿。心氣散漫蒸爲人蚜。形如九龍虫。而小色赤如血。有甲而不能飛。光滑異常。男女皆有。取法用大鑽於棺材頭前鑽一大空孔。以香糟塗孔外。虫聞糟氣。皆從孔出。卽捉入小瓶中。功用治邪瘧。跌打。雜論此物以男棺內生者良。入藥宜燒酒浸。陰陽瓦上焙乾用。又可爲夾棍藥。（人死血肉腐爲虫。或蛆或蚜。形各不一。或謂二物並生。或謂一物先後互化。又有謂貧者多蛆少蚜。富者多蚜少蛆。姑存其說。以備參考）」不過作者童年的時候。在故里無錫有一個親戚。患虛癆病。百藥不效。因旁人傳說人蛆可治虛癆。而且非常靈驗。所以也就半信半疑的試了一試。那時恰巧也是夏令。就想法着乞丐去弄。第二日果然弄來二湯匙。代價數元。當時再買豆腐數塊。將此人蛆放入豆腐碗中。讓蛆穿蝕豆腐。使豆腐成千百孔。將人蛆漂清。炙灰和砂糖服食。不知還是病入膏肓。還是弄來的人蛆不道地。或者還是根本沒有這種功效。未能應驗。到後來還是入土爲安。不過到現在民間仍是潛行着人蛆治虛癆的傳說。這在我可有點不大相信。故而這個疑團到現在還沒有打消。

紫河車　婦女生產。隨胎兒而下的胞衣。在醫藥上卽名紫河車。外國藥中的一種「胎盤素」。牠的原素也就是從紫河車中提煉出來的。中醫有好多古方成藥的滋補強壯劑。如紫河車丸。紫河車丹。河車大造丸等。都拿紫河車來做主藥。紫河車無胎毒者。方可用。尤其在目下境界。世風日下。性病叢生。以致遺毒於胎兒。胞衣當然也不能避免。故而須要在焙煑的時候。將銀器插入。同時焙煑。銀器不現黑色者。可用。如現黑色。卽證明有毒。不宜盲用。並且以初胎健康婦人。色紫的爲佳良。牠的性味。是温而甘鹹。質地無毒。能夠大補氣血。安心益精。治男女一切虛勞損極。血氣羸瘦。恍惚失志。癲癇等症。牠所以有這樣的功用。是因爲牠在婦人腹中。黏貼着子宮頸下面。接連臍帶。膜包在胎兒的體外。供給胎兒攝取滋養料。還兼代盡排泄作用的責任。胎兒方才能夠在腹中漸漸的長大。完全是稟受精血結孕之餘液的緣故吧。不過對於精虛陰涸。水不勝火。。以致而發生的欬嗽、吐血骨蒸、盜汗等症。是屬於陽盛陰虛的病證。應當用壯水鎮陽之劑。不宜於紫河車。以耗盡將竭的陰分。其他胃火牙齒痛等。也是不相宜的。紫河車原來是血糊狀的。在我們使用以前。須要用清米泔水擺淨。竹器盛於長流水中洗去筋膜。再用乳香酒洗過。酒蒸焙乾研末。或煑爛搗碎。再隨各種病症而加減所宜的藥物候用。也有洗淨後調和五味。當菜肴般的服食。最好不使吃的人知道是胞衣。以免去疑心而有損功效。在這裏我又連想到有一位姓劉的朋友。他告訴我。近幾年來每到冬天。必定要設法弄一二個紫河車自洗自煑的當菜肴服食。數年來從未間斷。所以八一三後。他雖然經過長途的逃難生活。身體的健康非但未受影響。而且最近由蜀中寄來一幀近影。比從前更加的壯健了。就此可以佐證紫河車的效力。不過在進食者的得當不得當。對於效力上的收獲。是很有關係的。最好須要經過醫家的指導。而可減少很多的流弊。以及收到相當的成效。

貓胞 貓胞在民間流傳的說。是學武術的人們唯一的補品。因為吃了貓胞。可以像貓樣的輕身跳躍。並且還說。普通人經不起過度的跳躍。腸腑要受到相當的損害。而吃了貓胞的人。却可以保一部份的險。這種說法。我並沒有親身實驗過。所以也不敢担保是確實的。但又不任放過。故此暫且附記在這裏。以作大家研究的資料。或者日後能有什麼新的發現也未可知的。不過在各種醫籍上的。却祇載性質甘酸溫。能治反胃吐食。(燒灰入硃砂末少許。壓於舌下。或好酒洗同猪肉淡煑食)胃脘痛。(食之)噎膈不通。(炙酥研末。入片腦、麝香、牛黃、鬱金各少許。津唾化服。或新瓦焙乾研為細末。好紹酒送下「食時口含竹筆管唾。可防咬牙及欬嗽。」）因爲貓胞是純陽之性。能散陰邪之結的緣故。假使有婦人患小產的疾恙。可以在產後食貓胞末或作羹食。可以免去以後的小產。不過取貓胞比人的胞還難。因爲貓胞在生後母貓即將胞衣食去。所以須在孕貓在臨產的時候。以木架架之。並且時刻留心。方才可以如願以償。

黃鱔 俗語說。「小暑裏黃鱔賽人參。」這恐怕小暑裏的黃鱔。比往時特別來得壯健的緣故。但是須要揀肥大而腹黃的。假使現黑色的有毒。或過分大的也有毒。更有項下有白點。晚上用火照耀。通身浮於水上者。恐是蛇所變成的。當然也是有毒。故而要特別當心。才是。牠有甘大溫的性質。能夠補益中氣。利五臟。增氣力。壯陽道。善袪十二經風寒濕痹。通利血脈筋骨。對於老年人的虛痢。冷漏。痔瘻。及婦女產後氣虛羸瘦。血氣不調。惡露淋瀝等症有效。鱔血也能增力壯陽。治口眼喎斜。耳痛鼻衄。疹後目生障翳等症。不過鱔多食反而能夠損人發疾。尤其是在時令病後。如霍亂。瘧疾。以及脹滿。疥瘡等病。容易再發。一般人的吃食黃鱔。大多與猪肉同煮。據說可以更收滋補的功用呢。

脫力草 這種東西。在好許多地方的農家有栽種的。例如同道顏公辰先生的浙江海鹽鄉間和繆淵博先生的江蘇江陰峭岐附近。都有此種脫力草種植。據說在收割以後。農家大多數把牠與紅棗同煮進食。牠的功用是對於勞倦的人們有特效。所以可說有壯筋健骨。生長氣力等的功能。故有「脫力」草的雅名。在一般農家辛苦的工作以後。沒有過份的餘資去購買貴重的補品。大都是吃這種經濟而又簡便的脫力草煮紅棗的。說了半天。這脫力草究竟是什麽寶貝。原來就是仙鶴草。吾人用作血症之常藥。所以具有效力而能夠擠到補品隊裏的緣由。姑且明白的宣佈出來。攷仙鶴草對於蛋白質及生膠質之化藥的親和力。爲其作用之主因。故於黏模的鬆懈。細胞的繁殖。血管及結締組織的新生物。能夠使他收縮凝固。還能凝固血液和分泌物的蛋白質。那末牠對於血症之外。確實有一部分的補養作用。辛苦的農夫們。無怪地視同靈芝仙草了。

桑子 即桑椹。是桑樹的果實。在養蠶的區域中。可以有新鮮的果實吃到。所以一般的兒童每當桑實成熟的時候。總是成羣結隊的採集於桑叢中。他們唯一的慾望。是以桑子鮮甜可口緣故。因此常常無限止的亂吃。以致而生出種種的弊病。所以一般的家長多數戒備着不使多吃。或竟禁止採食。也有因恐桑實上經過毒虫等染跡。而留有毒素。更再傳與吃食桑子的人。不過我這裏所說的當然是潔淨而不含毒素的桑子。並且須要適當與合法的進食。桑椹在新本草綱目內。是列入強壯劑。性質是甘酸温。含有葡萄糖。蘋果酸。色素。粘液質等成分。能補肝腎。潤五臟。聰耳明目。安魂鎮神。止渴生津。烏髮消腫。通關節。順慣性便秘。解酒毒等。對於目症尤其特效。更是壯水的妙品。

民間的補品當然還有很多很多。我上面所敘述的六條。可說大都是冷門貨。其他如童鷄汁。牛肉汁。烏骨鷄。甲魚肉等。在民間非常普遍。而報章上常常也有廣見。更有豆乳等類的經濟補品。也早已深入民間了。

寫到這裏。我對民間普遍的補品。以及進補的人們。有一個小小的感慨。我先要問。終年離不了補品的人。和終年不吃補品的人。身體比較那種人來得好。終年離不了補品的人。身體的健康一定不大好。而要依靠補品來補助不足。換句話說。平常的生活條律一定也不規則。所以體質衰弱。要進補品。終年不吃補品的人他對於日常的飲食。必定可以應付人身所需要的營養。毋須再要其他物質的補品。也就是他的生活條律有規則的緣故。最明顯的例子拿農村裏的人和都市中的人來比。就可以得到準確而詳細的答案。所以我說有規律的農村生活。才是「民間眞正的補品。」因爲農村有唯一的新鮮空氣這一門已與現在的，孤島生活大大的不同。其他如早睡早起充分的勞作等等。還有吃的方面是粗茶淡飯。蔬菜等大都是以天然食物爲原則。不如都市中件件是精製的更加環境幽美。對於名利的爭奪很少所以農村人民比都市人民康健而多壽。也就是他們日常的在吃「民間眞正的補品。」關係所以我希望無法脫離都市的人民。至少他的飲食起居要農村化那末比天天的進食「所謂的補品」還要好得多呢。

病人之衣食住行

袁正剛

病人每遇疾病之來。輒驚惶恐懼。手足無措。莫不以其生命倚諸醫生。其視醫生有若死生吉凶之主宰。是則醫者責任之鉅。被視之重。從可知焉。顧醫之所用。藥物也。醫之所憑。診斷也。診斷明晰。用藥準確。其爲醫者則曰吾心盡焉。吾力竭焉。對病家既無愧恧之可言。而自心亦怡然若得矣。但事有出人意表者。即變端百出。朝夕迥異。甚至將一可治之病。而卒變爲不可救藥。究其眞相。幷非由於藥誤。乃由病者飲食起居不能適合疾病之環境。遂致整個病程蒙受打擊。此在病家方面往往易於疏忽。而醫生亦有昧於囑咐者。爰將病期中飲食起居所應注意之處。分衣、食、住、行、四項。臚述於後。以供病家之參考焉。

衣 衣服除作爲裝飾品外。其最大之作用。卽爲「調節體温。」隨四季氣候之轉移。而有單、夾、棉、皮之設備。初原為適合身體之需要。不獨審美已也。若在病人。則對於衣服尤應隨時加以注意。以人體一經受病。其自然抵抗機能必形減退。偶一忽於調整。禍變起於俄頃。嘗見病人不明利害。恣意貪涼。或病家妄加衣被。既不適應病體之需要。又增病人無端之痛苦。嘗見一般無知家庭。對於病人在痧子將透時所生之煩亂。原屬應有之現象。而病家在求減輕病人之痛苦。或將衣被敞開。或將門窗四啓。致遭寒冷空氣之刺激。而痧點反形隱沒。甚至陷逆瀕於險途。此皆因缺乏病人看護常識所致。良可慨也。

食　飲食一事。對於病人誠處於一至要之地位。一則關乎病人之營養。一則關乎病程之吉凶。是以病中之飲食。病家於看護病人時。絕應加以選擇。否則稍一疏忽。即能直接影響病體。而使之發生枝節。大凡病人之腸胃。其運化功能多不健全。所謂消化與吸收作用減退是也。故進病人以飲食。必須詳審食物飲料之性質與成分。是否有益病人身體。再則病者之進量。是否適合病體之需要。在在皆當消息權變。謹愼節制。庶可護益普通。對於病人之食品。類多宜擇易於消化而含有養分者為良。飯粢湯、粥湯、米粥、此通常所用者也。牛奶、麥片（或麥片水）其所含養分較多。病人之腸胃薄弱。流質品嘗較有渣滓者易於消化。至於魚肉葷腥。頗足滯膩腸胃。阻礙消化。故須絕對禁止。但病之後期及末期而感覺其營養缺乏之時。新鮮鷄湯及火腿湯、（去却浮油。）亦可酌量與之。此外關於飲料方面。普通多用茶及白開水。茶葉我國醫書謂其能利小便、去痰熱、清頭目、止渴。但不可多飲與濃煎。普通所習用者則以開水為多。殆嫌茶葉有刺激性也。日本大阪醫科大學小東博士。曾以實驗證明茶有撲滅室扶斯菌之能力。是則腸熱病中用作飲料。亦有利焉。捨茶水之外。花露亦屬有益飲料之一。通常習用者。有銀花露、青蒿露、野薔薇露、菊花露、藿香露、佩蘭露、荷葉露等。將其各個之特長。用在適應之病症上。自有意外之收獲也。又濕溫病人。咸知其爲一纏綿難愈之症。藥物之療治固屬緊要。而飲食之應當審愼。尤屬要務也。此病自始至終。祇可進以流質食品。不油膩固質切忌爲要。偶一不愼。每能使病生變增劇。馴至不治。即使痊愈。亦須謹愼旬餘始可隨意進餐。不然食復之患亦屬匪淺。鄉間之愚夫愚婦。每見患此病者十數日不食。間食亦是流質。遂衷心惴惴於病人原力之不足。而潛進他種禁品。致滋禍端。而不自知者。豈醫者之過歟。

住　病者所居之房屋。亦即病人之環境也。其良窳頗足影響病體之療治。普通病人居處必備之要點。約之凡四。（一）新鮮之空氣。（二）充足之陽光。（三）寬舒之床鋪。（四）周圍之安靜。病人如能在具此四點之環境中療病。其過程必能縮短。經過亦必良好。若在鄉間此四點實屬天然之設備。無須另行設法改善。都市中則較爲困難。若以目前之海上言。除却郊外之大醫院外。病家之能具此四點者。可謂絕無僅有。甚至有不堪之狹窄。與異常之喧囂。病人欲獲安心靜療。不可得矣。

行　安靜本屬病中之首要條件。故於病中行路者絕少。此處所言。乃指將愈及初愈之體。蓋病人經過多日或長時期之睡臥。其體內各部組織皆缺乏適當之運動。使之促進新陳代謝。故於將愈或初愈時。在室內以及園圃中作一徐緩之散步。既可幫助體工增加代謝作用。並能使鬱悶已久之胸腔得一舒展機會。但須依照彼時體力之強弱而定時間之久暫。務求不生疲憊之現象爲要。至於因經濟環境不良。被迫勉力行走。而勞動過度者。頗易成爲勞復而危及生命。要亦不可不知也。

臨床實錄摘要

中醫療養院醫務部

熊克強君　年卅八住賈西義路九五三號三樓

初診　身熱甚熾。不爲汗解。欬嗽氣分喘急。口乾舌苔糙膩。温邪化火。耗氣爍津。防其昏痙。亟與清解。

鮮沙參　生石膏　知母　前胡　杏仁　貝母　竹葉　竹茹　帶心翹　益元散　枇杷葉　鮮蘆根

二診　身熱較低。氣喘稍平。欬嗽口乾。夜不安寐。舌苔黃膩。脈濡滑數。肺胃鬱熱。續與清解。

生石膏　知母　益元散　牛蒡　樸花　杏仁　竹葉　竹茹　帶心翹　浙貝　赤苓　黃芩

三診　身熱退。氣喘平。欬嗽不暢。口乾舌苔黃膩。脈尚滑數。其退也速。慮再復燃。

牛蒡　樸花　杏仁　滑石　黃芩　連翹　竹茹　貝母　赤苓　佩蘭　活蘆根

四診　欬嗽持續。掣動胸腹頸項。痦佈。便閉未行。脈數苔膩。再與宣泄伏邪。

桑葉　佩蘭　青蒿　牛蒡　杏仁　貝母　枳殼　連翹　鬱金　橘紅　通草　瓜蔞

五診　脈數平。苔膩淨。佈痦透。身熱退。欬嗽便結。肛頭灼熱。接與清理肺腸。

桑葉　牛蒡　杏仁　貝母　銀花　連翹　條芩　枳實（玄明粉拌）　郁李仁　瓜蔞　青寧丸

（按）温邪上受。蘊於肺胃。耗氣劫津。已肇燎原之端。欬逆喘急。更見肺炎之象。主用人參白虎。不三劑而一鼓蕩平者。邪熱去而中上得清也。繼之以痦佈。繼之以便結。肛熱餘氛被遏。是用分頭出路耳。

魏鴻祥君　年三十住東自來火街一三六號

初診　時症兩候。痦佈不稠。體温反降。胸悶欬嗽。便薄。脈軟數。苔黃膩。正衰邪戀。極慮滋變。

太子參　原金斛　青蒿　佩蘭　連翹　樸花　益元散　赤苓　扁豆衣　貝母　鬱金

二診　投扶元達邪。痦佈漸稠。悶悶欬不爽。便瀉已止。脈轉濡滑。舌苔黃膩。轉與清透泄化。

青蒿 藿佩 雞蘇散 橘紅 連翹 枳殼 貝母 蔻衣 鬱金 杏仁 梗通

三診 全身倦怠神疲力乏。脈絡走竄掣痛。欬嗆僅有。溲黃苔膩。濕熱內伏。氣化流行不利也。

藿佩 連翹 樸花 橘紅 枳殼 杏仁 蔻仁 苡仁 赤苓 秦艽 桑枝

四診 脈趨濡緩。舌苔滑潤。欬嗽肢楚均已。便行溲溺漸長。乍思納食。擬方以善其後。

白朮 陳皮 枳殼 佩蘭 蔻衣 苡仁 砂仁 彩芸麴 穀芽 梗通

（按）營養失調之質。抗力不足之體。病菌潛伏。一發便呈不能 持之象。養正則礙邪。袪邪則傷正。扶元達邪。斯爲得之。一劑而瘖稠脈振。再劑而大勢向平。再劑而餘氛肅清。再劑而病痊復元。恢復常態。

意外收穫。私心竊喜。

施笑梅小姐 年廿三住東新橋三晶按摩院

初診 濕溫匝月。瘖佈胸尚窒塞耳聾欬嗽。入夜讝語。脈濡數。苔淡黃。邪戀不澈。姑與清泄肺胃。

銀柴胡 青蒿 焦梔皮 佩蘭 連翹 鬱金 杏仁 黃芩 滑石 通草

二診 白瘖佈後。續出紅疹。痰紅鼻衄。溲短。譫語。脈濡滑數。舌苔黃膩質紅。氣營兩燔。仿玉女煎法。

鮮生地 豆卷 生石膏 鮮沙參 牛蒡 銀花 連翹 知母 茅根 藕節 燈心

三診 紅白疹透後。猝然汗多肢清。便瀉似醬。脈象細軟。邪氣留連。眞元大傷。虛脫堪慮。

太子參 龍骨 牡蠣 棗仁 茯神 浮小麥 扁豆衣 赤石脂 御米殼 臟連丸

四診 投扶元固脫。症情好轉。汗泄便瀉俱止。肢溫神亦振作。脈 滑數。舌苔黃膩。接與扶元清化。

太子參 冬朮 佩蘭 橘白 連翹 枳殼 竹茹 苡仁 茯神 通草

五診　脈漸平。苔膩化。神情爽朗。體力覺疲。胸腹寬舒。乍思穀食。正回邪去。擬善後方。

人參鬚　金石斛　冬朮　佩蘭　連翹　橘白　蔻衣　苡仁　竹茹　香穀芽

（按）本年濕温。初起則風起雲湧。傳變則急轉直下。療治必須推陳出新。隨機巧變。倘執成法而膠柱鼓瑟。往往一瀉千里。不可收拾。以視本病初診二診之時。誠是濕熱兩盛。化熱入營。大有傷津劫液之患。而猝然汗多肢冷。便瀉脈軟。亡陽虛脫。第二節之轉變。迥然不同。此時而非心靈眼快。改變初衷。不致人於枉死城中者亦幾希矣。夫病轉如是速。方亦突然變驟。視之前後不侔。上下不續。似無法度可循者。審察之苦心孤詣。疑似獨明。有無數法門。與人焉。此可爲知者道。難爲淺人言也。

徐郁氏　年廿一　住愛多亞路均樂村十二號

初診　濕温一候。身熱膚燥。頭脹胸悶。欬嗽口乾。脈浮滑數。舌苔黃糙。病勢方張。深慮變遷。

豆豉　鮮沙參　牛蒡　雞蘇散　連翹　枳殼　鬱金　杏仁　貝母　硃赤苓　生梔皮　活蘆根

二診　投存津清解。汗泄熱淡。頭脹胸悶俱鬆。脈滑數。苔黃糙。從原旨出入。

豆卷　鮮沙參　牛蒡　雞蘇散　佩蘭　連翹　枳殼　杏仁　鬱金　通草　活蘆根

三診　身熱解而小腹疼痛。腰痠欬嗆。口乾。懷孕三月。頗慮損胎。接與清化而固胎元。

冬朮　子芩　佩蘭　生梔皮　青蒿　連翹　橘白　竹茹　川仲　浙貝　茯神　人參鬚

四診　外來大邪。早經撤退。內動胎氣。亦得奠定。脈緩。苔薄糙。可與清養方。

冬朮　佩蘭　石斛　橘白　連翹　竹茹　桑寄生　茯神　杜仲　香穀芽

（按）懷孕得時症。邪勢正方張。二診後而邪去胎動。即用丹溪芩朮。復入參仲安胎。母子兩全。曷勝忻圭。考孕婦患病。最宜審愼。因病動胎者。先當治病。胎動而病者。專與固胎。倘不分本因標末。一意袪邪却病。或專事牢固胚胎。是則胎本安定者。因走逐而動搖。邪尙留戀者。因蠻補而不撤。究其果。不動而動。動而竟殞。知者察同。愚者察異。吾人當三復斯言。

編後

本刊第二期又告出版矣。根據創辦意旨。斟酌讀者意見。對於質量方面。縱然不敢自豪。但以目前而論。未見有能抗衡。此出於主辦者縝密計劃。亦諸同道協助促成之力。有十餘年未撰稿者。有消極而不願投稿者。有終日栗六而無暇屬稿者。今應本刊之請。均賜宏著。且因蘊蓄於胸中者、久。故宣發於筆墨者尤精。說者謂本刊宗旨純正。不含任何派別觀念。更處處以實事求是爲前提。有以致之。眞編者之幸。亦讀者之福也。

除療治之外。能注意於調養之文字。惟本刊爲最富。上期中之病人粥菜問題。病中飮食宜忌。夏令適宜飮料。傷寒療養。肺病攝生。水果等。本期所載之食養研究。臟器療法。易地療養。酒的問題。民間補品。關於蔬菜牛乳等。均與平時生活暨病中調攝。有重要之意義。蓋本刊始終以療養並重也。

本期材料增加。分類仍循前例。無形中次第如下。先時病。次雜病。再次兒婦外眼各科。再次食養。再次攝養。而以短篇雜著附之。並爲便利檢閱計。就目錄內添註頁數。

在百物騰貴之時。紙張印刷費用。隨之增漲。本刊既不願偷工減料。縮短篇幅。亦不願因陋就簡。敷衍塞責。但在事實上極難維持。爰於定價方面。暫略增加。尙希愛讀諸君諒之。（董漱六）

中華民國二十八年九月一日出版

中醫療養專刊

第一卷第二期（實售國幣四角）

主辦人 秦伯未

助理 邵德沛 張守中

編輯 董澈六

廣告 陸鳳翔

出版兼發行 中醫療養院 中醫書局

寄售處 千頃堂書局 五洲書報社

松江百七十年老店

上海愛多亞路七三四號（即共舞台對面）

余天成堂藥號

自運各省道地藥材　參燕銀耳

遵古法製飲片　虔修丸散膏丹

秘製實驗良藥　**經衛生署審查給證**

杜煎虎鹿龜驢諸膠　四時沙甑花露

各種瘋濕藥酒　光明眼藥　萬應膏藥

接方送藥

代客煎藥

電話　九一七二七
　　　九三五八八

常日雙九扣朔望及一日十五日三個九扣優待現金顧客

久負聲譽

人參再造丸

首烏延壽丹

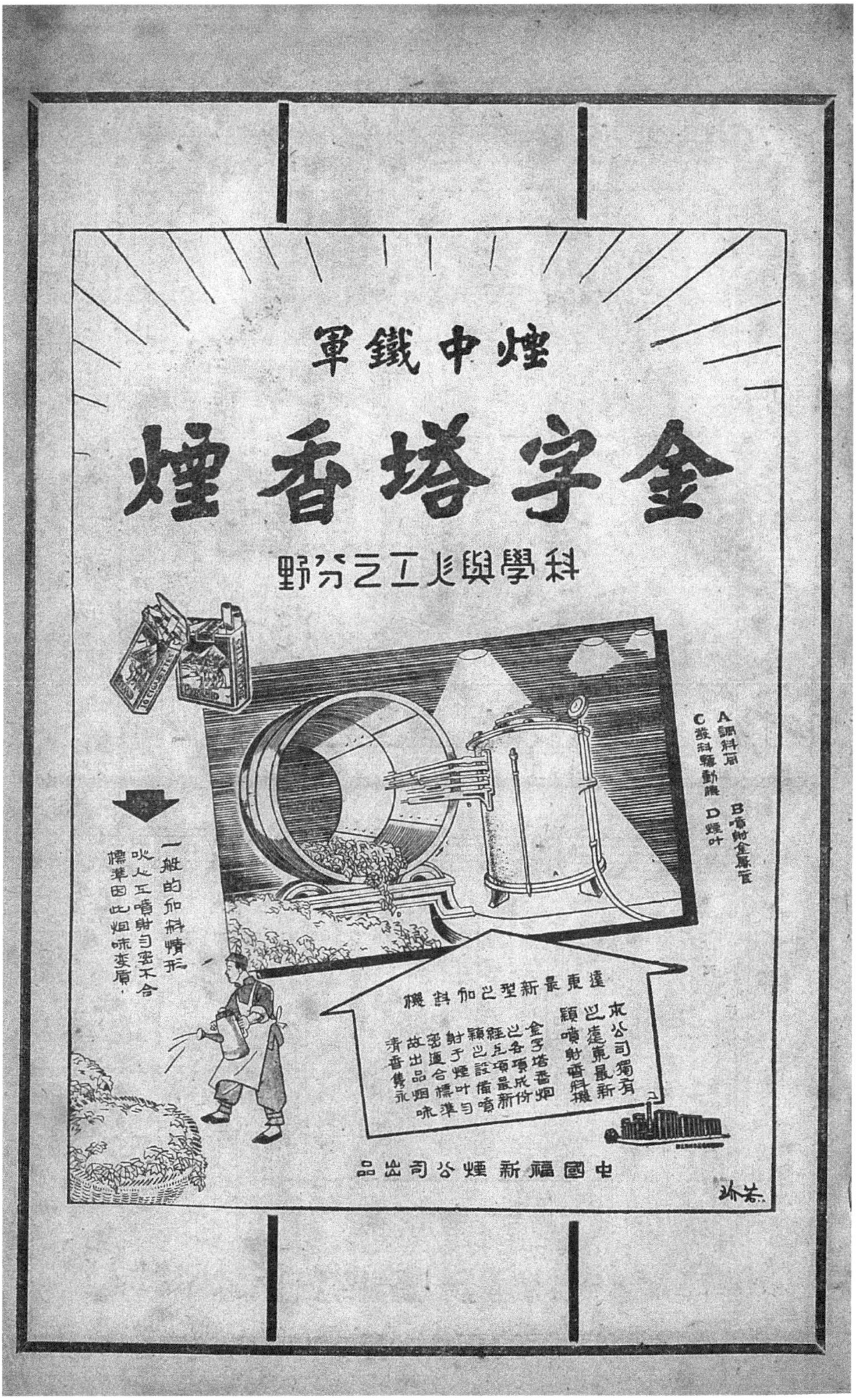
煙中鐵軍
金字塔香煙
科學與人工之分野
A 調料筒
B 噴射金屬管
C 攪料轉動機
D 煙叶
一般的加料情形
以人工噴射匀密不合
標準因此烟味变質
遠東最新型之加料機
本公司獨有之遠東最新顯噴射香料機
金字塔香烟之各項成份經最新穎之設備噴射于煙叶匀密適合標準故出品烟味清香隽永
中國福新煙公司出品

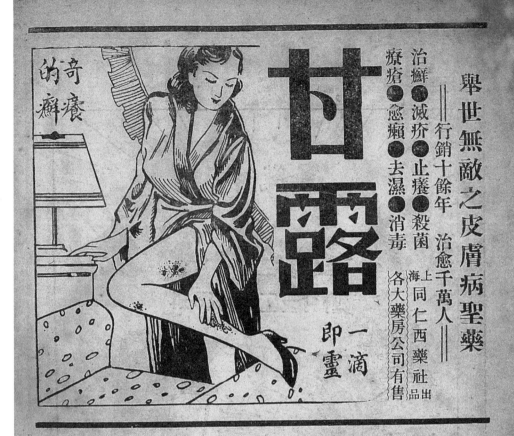

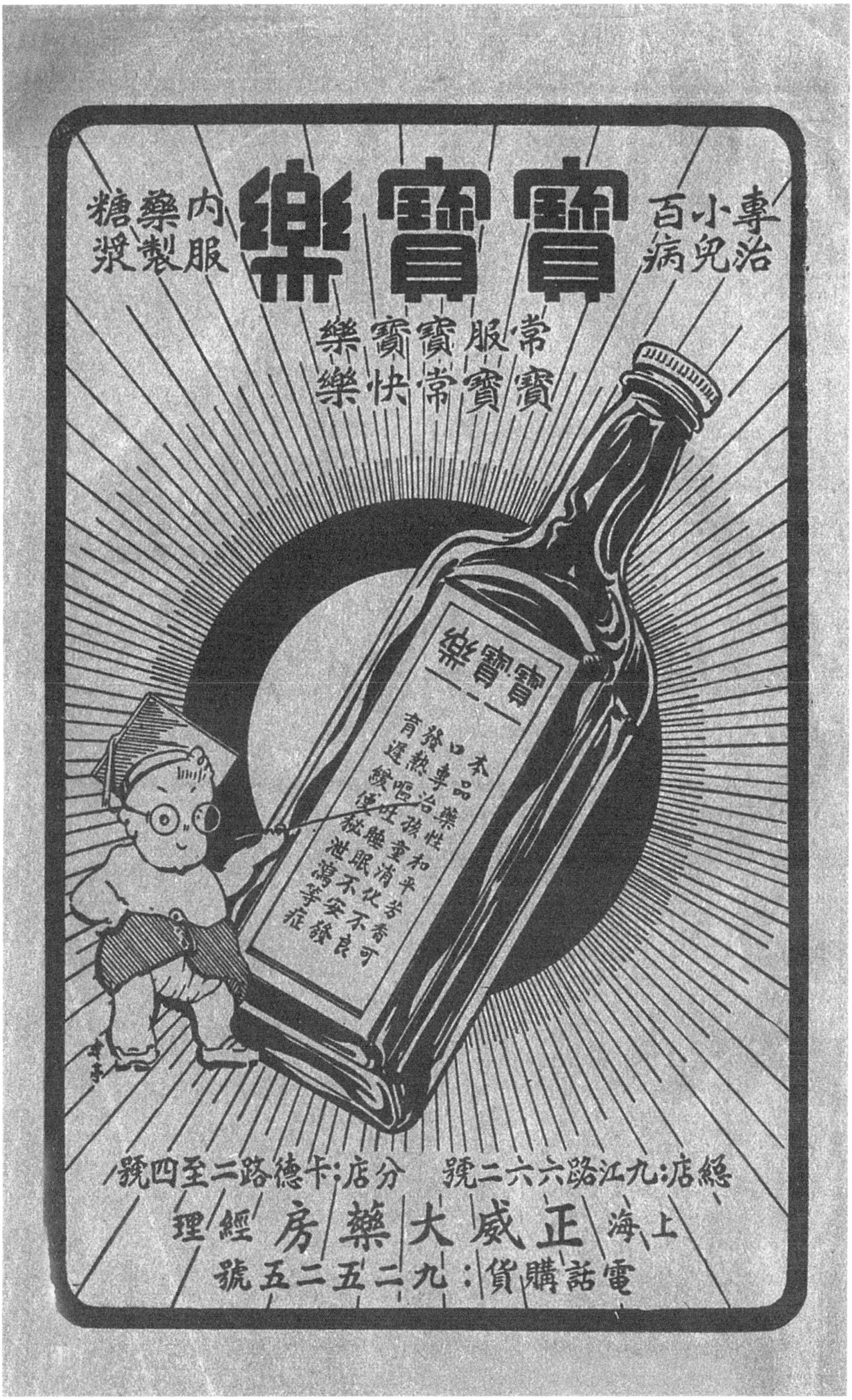
寶寶樂
内服藥製糖漿
專治小兒百病
常服寶寶樂
寶寶常快樂
寶寶樂
本品藥性和平苦香可
口專治孩童消化不良
發熱嘔吐睡眠不安發
育遲緩便秘泄瀉等症
總店:九江路六二號
分店:卡德路二至四號
上海
正威大藥房
經理
電話購貨:九二五二五號